キラル医薬品・医薬中間体の研究・開発

Research and Development of Chiral Drugs and its Intermediates

監修：大橋武久

シーエムシー出版

は じ め に

　近年，医薬品・医薬中間体分野において光学活性有機化合物（エナンチオマー）の需要が高まり，光学活性体を製造・供給しようとする工業技術"キラルテクノロジー"が注目されている。
　1983年から2003年までの21年間に世界で新しく上市された医薬品は830品目で，そのうち合成医薬品は603品目約73％を占めている。合成医薬品のうちキラルな構造を持つ医薬品は330品目と半分以上を占めており，またその半分弱の159品目が光学活性医薬品となっている。しかし，キラルな構造を持つ医薬品の中で光学活性医薬品の占める割合は年々高まっており，最近の3年間では86％に達している。
　こうした医薬品業界の動向に対応して，キラル医薬品・医薬中間体の研究・開発は重要な課題となり，国内の医薬品メーカー・化学メーカー・中間体メーカーさらに外資系メーカーまでを巻き込んだ開発競争が進められている。キラルテクノロジーの技術は日本が世界の技術をリードしている分野であるといえる。
　弊社では，これまで『キラルテクノロジーの工業化』（初版1998年・普及版2004年），『キラルテクノロジーの新展開』（初版2001年）と2冊のレポートを発行してきたが，ここにシリーズ第3弾として『キラル医薬品・医薬中間体の開発』をお送りする。
　本レポートでは「不斉合成技術の展開」「バイオ法によるキラル化合物の開発」「光学活性体の光学分割技術」「キラル医薬中間体の開発」それぞれの項目につき，わが国の大学・企業の最先端で研究・開発に取り組んでおられる方々39名にご執筆いただいた。
　キラル医薬品・医薬中間体の開発に携われるすべての研究者・技術者，今後中間体開発分野に参入を計画される化学・食品関連分野の方々に本レポートをおすすめする。

2005年7月

㈱シーエムシー出版　編集部

普及版の刊行にあたって

本書は2005年に『キラル医薬品・医薬中間体の開発』として刊行されました。普及版の刊行にあたり，内容は当時のままであり加筆・訂正などの手は加えておりませんので，ご了承ください。

2010年7月

シーエムシー出版　編集部

―― 執筆者一覧(執筆順) ――

大 橋 武 久	㈱カネカ　研究開発本部　常務理事
	(現)奈良先端科学技術大学院大学　バイオサイエンス研究科　客員教授
齊 藤 隆 夫	(現)高砂香料工業㈱　営業本部　ファインケミカル事業部　事業部長
鈴 木 謙 二	日産化学工業㈱　物質科学研究所　合成研究部　主席研究員
	(現)日産化学工業㈱　小野田工場　工場次長
古 川 喜 朗	ダイソー㈱　研究開発本部研究所　研究所長
	(現)サンヨーファイン㈱　常務取締役
井 澤 邦 輔	味の素㈱　アミノサイエンス研究所　理事
井 上 健 二	㈱カネカ　精密化学品事業部　精密化学品研究グループ　グループリーダー
山 田 正 彦	(現)㈱カネカ　フロンティアバイオメディカル研究所　上席幹部
宮 本 憲 二	(現)慶應義塾大学　理工学部　生命情報学科　准教授
太 田 博 道	慶應義塾大学　理工学部　生命情報学科　教授
福 田 秀 樹	(現)神戸大学　学長
上 松 　 仁	メルシャン㈱　生物資源研究所　主任研究員
	(現)秋田工業高等専門学校　物質工学科　教授
三 村 　 孝	(現)協和発酵バイオ㈱　山口事業所　品質保証部　マネージャー
上 田 　 誠	(現)㈱三菱化学科学技術研究センター　バイオ技術研究所　研究所長

(つづく)

安田　磨理	(現)㈱エーピーアイコーポレーション　ヘルスケア事業部　部長代理
八十原　良彦	㈱カネカ　精密化学品事業部　精密化学品研究グループ　基幹研究員
	(現)㈱カネカ　フロンティアバイオ・メディカル研究所　基幹研究員
長谷川　淳三	(現)㈱カネカ　フロンティアバイオ・メディカル研究所
酒井　健一	山川薬品工業㈱　取締役　研究開発部　部長
牧野　成夫	ダイセル化学工業㈱　CPIカンパニー　企画開発室　副室長
樋口　亜紺	成蹊大学　理工学部　物質生命理工学科　教授
	(現)国立中央大学（台湾）　工学部　化学工学・材料工学科　講座教授
永瀬　良平	関西学院大学大学院　理工学研究科　化学科　博士後期課程
御前　智則	関西学院大学大学院　理工学研究科　化学科　博士研究員
	(現)兵庫県立大学大学院　物質理学研究科　助教
田辺　陽	(現)関西学院大学　理工学部　化学科　教授
西　剛秀	(現)第一三共㈱　機能分子第一研究所　所長
満田　勝	(現)㈱カネカ　フロンティアバイオ・メディカル研究所　基幹研究員
佐藤　耕司	(現)第一三共㈱　プロセス技術研究所　合成研究第一グループ長
吉岡　龍藏	(現)田辺三菱製薬㈱　CMC研究センター　主席研究員
村上　尚道	元・山川薬品工業㈱　顧問

執筆者の所属表記は，注記以外は2005年当時のものを使用しております。

目　　次

序論　キラル医薬品，医薬中間体の開発　　大橋武久

1　キラル化合物の医薬用途 …………… 1
2　その他用途 …………………………… 3

第1章　不斉合成技術の展開

1　SEGPHOS（不斉還元）触媒の開発
　　……………………齊藤隆夫　7
　1.1　はじめに ………………………… 7
　1.2　不斉配位子の設計 ……………… 8
　1.3　SEGPHOS配位子の合成 ……… 11
　1.4　高活性錯体触媒の調製 ………… 13
　1.5　置換ケトン類の不斉水素化反応への応用 ……………………………… 13
　1.6　SEGPHOS配位子の進化：カルバペネム系抗生物質鍵中間体の合成 … 15
　1.7　おわりに ………………………… 18
2　不斉エポキシ化反応の工業化
　　………………………鈴木謙二　20
　2.1　はじめに ………………………… 20
　2.2　香月Sharpless酸化反応の工業化
　　………………………………………… 20
　　2.2.1　香月Sharpless酸化 ………… 20
　　2.2.2　プロスタグランジン類の製造技術
　　………………………………………… 22
　　2.2.3　各種アリルアルコールの不斉エポキシ化 ………………………… 25
　2.3　Mn-サレン錯体触媒による不斉エポキシ化反応の工業化 …………… 26
　　2.3.1　Mn-サレン錯体触媒による不斉エポキシ化 ………………………… 26
　　2.3.2　アミノインダノールの製造技術
　　………………………………………… 27
　　2.3.3　シクロペンテンエポキシドの合成
　　………………………………………… 30
　2.4　おわりに ………………………… 31
3　触媒的光学分割法による医薬中間体の生産
　　………………………古川喜朗　33
　3.1　速度論的光学分割法とは ……… 33
　3.2　酒石酸ジエステル-Ti(IV)錯体を用いる2級アルコールの速度論的光学分割法 ……………………………… 34
　3.3　Ru-BINAP触媒を用いるα-置換-β-ケトカルボン酸エステルの動的速度論的光学分割法 …………………… 35
　3.4　Jacobsen触媒を用いるエポキシ化合

物の速度論的光学分割法 ………… 36
　3.5　シンコナアルカロイド系触媒を用いるアミノ酸誘導体の速度論的光学分割法 ……………………………… 37
　3.6　まとめ ……………………………… 41
4　アミノ酸の不斉を利用した光学活性医薬中間体の開発：HIVプロテアーゼ阻害剤中間体の製法開発を例にして
　　　………………………井澤邦輔… 43
　4.1　はじめに …………………………… 43
　4.2　Amprenavir中間体の合成 ……… 43
　　4.2.1　ジアゾメタン法によるアミノエポキシドの合成 ………… 44
　　4.2.2　Beaulieuらの方法 ………… 44
　　4.2.3　Barrishらの方法 ………… 45
　　4.2.4　ケトエステルルート ……… 46
　　4.2.5　井上らの方法 ……………… 48
　　4.2.6　大西らの方法 ……………… 48
　4.3　おわりに …………………………… 52
5　キラルテクノロジーにおけるキラルプールの有効活用……井上健二，山田正彦… 55
　5.1　はじめに …………………………… 55
　5.2　モノハロゲン化メチル化反応の開発とキラルエポキシド型HIVプロテアーゼ阻害剤中間体の製法開発 …… 55
　5.3　ジハロメチルケトン誘導体の合成とキラルフェニルノルスタチン型HIVプロテアーゼ阻害剤中間体の合成
　　　………………………………………… 57
　5.4　ジハロメチルケトン誘導体を経由するα-アミノ酸誘導体のβ-アミノ酸誘導体への変換 ………………… 59
　5.5　L-α-ヒドロキシ-γ-アミノ酪酸を利用した光学活性α-ヒドロキシ-γ-ブチロラクトン両エナンチオマーの合成
　　　………………………………………… 60
　5.6　光学活性α-フェネチルアミンのダイナミック型マイケル付加反応によるホモフェニルアラニン誘導体の合成
　　　………………………………………… 60
　5.7　クロロアラニンを利用するセリンβ位への位置選択的炭素−炭素結合形成反応 ………………………………… 63
　5.8　おわりに …………………………… 65

第2章　バイオ法によるキラル化合物の開発

1　生体触媒による光学活性カルボン酸の創製 ………………宮本憲二，太田博道… 67
　1.1　酵素および酵素反応の特徴―何を有機合成に生かすか ………………… 67
　1.2　ES錯体形成と結合エネルギー …… 68
　1.3　酵素の官能基選択性―ニトリルの加水分解 ………………………………… 69
　1.4　アルコールの酸化反応 …………… 70
　1.5　疎水性反応場としての酵素 ……… 72
　　1.5.1　エノールエステルの面選択的加水分解反応 ……………… 72
　　1.5.2　アリールマロン酸脱炭酸酵素
　　　………………………………………… 73
　1.6　デラセミ化反応 …………………… 75

1.7 おわりに ………………………… 75
2 アーミング酵母による酵素的光学分割法
 ……………………福田秀樹… 77
 2.1 はじめに ……………………… 77
 2.2 Flo1pによるリパーゼの表層提示システム ……………………………… 78
 2.3 アーミング酵母の酵素活性特性 … 79
  2.3.1 実験方法 ………………… 79
  2.3.2 実験結果 ………………… 80
 2.4 (R)-1-phenylethylacetate(R-1-PEA)の生産 …………………… 82
  2.4.1 反応スキームおよび実験方法 ………………………………… 82
  2.4.2 実験結果 ………………… 83
  2.4.3 結論 ……………………… 84
 2.5 (S)-1-benzyloxy-3-chloro-2-propyl succinate[(S)-1-BCPS]の生産 ……………………………… 85
  2.5.1 反応スキームおよび実験方法 ………………………………… 85
  2.5.2 実験結果 ………………… 85
  2.5.3 結論 ……………………… 86
 2.6 おわりに ……………………… 87
3 微生物変換法によるL-2-アミノアジピン酸とL-ピペコリン酸の製造
 …………………………上松 仁… 89
 3.1 はじめに ……………………… 89
 3.2 微生物変換法によるキラル化合物の製造 ……………………………… 89
 3.3 L-2-アミノアジピン酸の製造 … 90
  3.3.1 L-2-アミノアジピン酸の従来の製造法 ……………………… 90
  3.3.2 L-リジンをL-2-アミノアジピン酸に変換する微生物の探索 ………………………………… 91
  3.3.3 L-2-アミノアジピン酸の生合成遺伝子のクローニング …… 91
  3.3.4 L-2-アミノアジピン酸生産菌の構築 ……………………… 92
  3.3.5 L-2-アミノアジピン酸の生産条件の最適化 ……………… 93
  3.3.6 L-2-アミノアジピン酸の高生産 ………………………………… 95
 3.4 組換え大腸菌によるL-ピペコリン酸の製造 ……………………… 96
  3.4.1 L-ピペコリン酸の従来の製造法 ………………………………… 96
  3.4.2 P6CをL-ピペコリン酸に還元する酵素の発見 …………… 97
  3.4.3 L-ピペコリン酸を生産する組換え大腸菌の構築 …………… 98
  3.4.4 組換え大腸菌によるL-ピペコリン酸の生産条件の最適化 …… 98
 3.5 おわりに ……………………… 100
4 ヒドロキシプロリンの製造と医薬品への応用 ……………………三村 孝… 102
 4.1 ヒドロキシプロリンとは ……… 102
 4.2 協和発酵のヒドロキシプロリン製造法 ……………………………… 103
 4.3 3-ヒドロキシプロリンおよびその他の反応生産物 ……………………… 104
 4.4 医薬品合成原料としてのヒドロキシプロリン ………………………… 104
 4.5 その他の応用例 ……………… 106

4.6 まとめ …………………… 108	6 新規バイオリアクター開発によるキラルアルコールの工業生産
5 L-リボースおよびD-スレイトールの製造と応用……… 上田 誠, 安田磨理… 110	……… 八十原良彦, 長谷川淳三… 121
5.1 はじめに …………………… 110	6.1 はじめに …………………… 121
5.2 発酵および微生物変換法によるグルコースからのL-リボースの製造… 111	6.2 実用的不斉還元酵素の探索 ……… 121
5.2.1 リビトール発酵技術の開発 … 111	6.2.1 バイオ不斉還元反応について …………………… 121
5.2.2 工業生産可能なプロセスの構築 …………………… 112	6.2.2 クロロアセト酢酸エチルの還元酵素 …………………… 122
5.3 微生物変換法によるエリスリトールからのD-スレイトールの製造 … 113	6.2.3 アセチルピリジン類の還元酵素 …………………… 124
5.3.1 スレイトール生産菌の発見 … 114	6.2.4 フェナシルハライド類の還元酵素 …………………… 126
5.3.2 培養検討 …………………… 115	6.3 補酵素再生系との共役システム化 …………………… 127
5.3.3 反応検討 …………………… 116	
5.3.4 生産検討 …………………… 117	6.4 還元酵素の機能改変 ……… 128
5.3.5 スレイトールの潜熱蓄熱材への応用 …………………… 117	6.5 おわりに …………………… 130
5.4 おわりに …………………… 119	

第3章 光学活性体の光学分割技術

1 ジアステレオマー塩形成法光学分割のサイエンス―キラル識別反応を制御する新しい分割法― ……… 酒井健一 … 131	1.3.1 最適分割剤の検索 ……… 136
	1.3.2 Space Filler法の考案 ……… 140
	1.3.3 Duloxetine鍵中間体の分割 … 140
1.1 はじめに …………………… 131	1.3.4 分子長差の補償：結晶構造からの検証 …………………… 141
1.2 Tailored Inhibitorによる塩結晶の形状制御 …………………… 131	1.4 DCR法によるキラリティー制御 … 142
1.2.1 光学純度低下の原因 ……… 132	1.4.1 DCR現象の発見 …………… 142
1.2.2 結晶形状変化の原因 ……… 132	1.4.2 DCR現象のメカニズム … 145
1.2.3 結晶形状変化のメカニズム … 133	1.4.3 その他のDCR現象の例 … 146
1.2.4 現場生産への応用 ………… 135	1.5 おわりに …………………… 148
1.3 Space Filler法の試み ……… 136	2 クロマト法（SMB/SFC法）による光

学活性体の分離・生産 …… **牧野成夫**… 150
　2.1　はじめに ……………………………… 150
　2.2　光学異性体分離用カラム ………… 150
　2.3　SMB法による光学活性体の生産 … 153
　2.4　SFC法について ……………………… 159
　2.5　高生産性CSPについて …………… 164
　2.6　おわりに ……………………………… 166
3　高分子膜を用いた医薬品の光学分割

　　　……………………………… **樋口亜紺**… 169
　3.1　はじめに ……………………………… 169
　3.2　従来の光学異性体分離方法 ……… 169
　3.3　高分子膜を用いた光学異性体分離
　　　………………………………………… 171
　3.4　DNA固定膜を用いた光学異性体分離
　　　………………………………………… 174
　3.5　おわりに ……………………………… 179

第4章　キラル医薬中間体開発の最前線

1　Ti-クライゼン縮合の開発と1β-メチル
　カルバペネムの実用的合成への応用
　　　…… **永瀬良平，御前智則，田辺　陽**… 181
　1.1　序論 …………………………………… 181
　1.2　Ti-クライゼン縮合の開発 ………… 182
　　1.2.1　はじめに ………………………… 182
　　1.2.2　端緒 ……………………………… 182
　　1.2.3　Ti-クライゼン縮合の基本的プ
　　　　　ロファイル ……………………… 183
　　1.2.4　自己Ti-クライゼン縮合を利用
　　　　　する天然大環状ムスク香料合成
　　　　　………………………………… 184
　　　(1)　Z-シベトンの実用合成 … 184
　　　(2)　シベトンの実験室的短段階合
　　　　　成 ……………………………… 185
　　　(3)　自己Ti-アルドール直接付加
　　　　　を用いるR-ムスコンの実用
　　　　　的短段階合成 ………………… 186
　　　(4)　交差Ti-アルドール型付加を
　　　　　用いるcis-ジャスモンのラク
　　　　　トンアナログの創製と合成
　　　　　………………………………… 186
　　　(5)　交差Ti-アルドール縮合を用
　　　　　いる三置換フラノンの一段階
　　　　　合成と天然ミントラクトンの
　　　　　合成への応用 ………………… 186
　　1.2.5　交差型Ti-クライゼン縮合の開
　　　　　発とその応用 …………………… 187
　　　(1)　2-tert-ブチルフェニルエス
　　　　　テルとアシルイミダゾール間
　　　　　での高選択的交差型Ti-クラ
　　　　　イゼン縮合 …………………… 187
　　　(2)　メチルエステルと酸クロリド
　　　　　間での高選択的交差型Ti-ク
　　　　　ライゼン縮合 ………………… 188
　　　(3)　カルボン酸とエステル間での
　　　　　交差型Ti-クライゼン縮合
　　　　　………………………………… 189
　　　(4)　交差型Ti-クライゼン縮合を
　　　　　利用する天然物香料の効率的
　　　　　短段階合成 …………………… 190
　　　(5)　新規脱水型Ti-ディークマン

　　　　環化を用いる1β-メチルカル
　　　　バペネムの短段階・実用的合
　　　　成 ……………………… 191
　　(6) 脱水型Ti-ディークマン環化
　　　　の一般化 ………………… 193
　　(7) α,α-ジアルキル置換エステ
　　　　ルのクライゼン縮合 …… 193
　　(8) 不斉交差型Ti-クライゼン縮
　　　　合への展開 ……………… 194
2　キラル医薬品の重要鍵中間体の開発と応
　　用 ………………………… 西　剛秀 … 198
　2.1　はじめに ……………………… 198
　2.2　アスパラギン酸プロテアーゼ阻害剤
　　　の鍵中間体 …………………… 198
　　2.2.1　cis-4-アミノアリルアルコール
　　　　　類の立体選択的エポキシ化によ
　　　　　る合成 …………………… 199
　　2.2.2　β-ケトエステルの不斉水素化反
　　　　　応による合成 …………… 200
　2.3　1β-メチルカルバペネム抗生物質の
　　　鍵中間体 ……………………… 201
　2.4　ニューロキニン受容体拮抗薬の鍵中
　　　間体 …………………………… 202
　2.5　おわりに ……………………… 206
3　キラルテクノロジーの使い分けによる光
　　学活性医薬中間体のプロセス開発
　　……………………………… 満田　勝 … 208
　3.1　はじめに ……………………… 208
　3.2　効率的合成プロセス ………… 208
　3.3　実用的合成プロセス ………… 209
　3.4　プロセス開発のブレークスルーポイ
　　　ント …………………………… 209

　3.5　キラルテクノロジーの比較 …… 210
　　3.5.1　光学分割法 ……………… 210
　　3.5.2　キラルプール法 ………… 210
　　3.5.3　酵素法 …………………… 211
　　3.5.4　不斉合成法 ……………… 212
　　　(1) 量論的不斉合成法 ………… 212
　　　(2) 触媒的不斉合成法 ………… 214
　　　(3) 重複不斉誘導 ……………… 216
　3.6　おわりに ……………………… 217
4　合成抗菌剤レボフロキサシンの新規プロ
　　セス探索 ………………… 佐藤耕司 … 219
　4.1　はじめに ……………………… 219
　4.2　開発ステージの製造法～光学分割法
　　　の開発～ ……………………… 221
　4.3　工業化ルートの開発～光学活性プロ
　　　パンジオール法～ …………… 222
　4.4　何故，第二世代プロセスの探索な
　　　のか？ ………………………… 223
　4.5　合成戦略～二つのアプローチ～ … 225
　4.6　アプローチAを経る第二世代プロセ
　　　スの探索 ……………………… 225
　4.7　アプローチBを経る第二世代プロセ
　　　スの探索 ……………………… 227
　4.8　おわりに ……………………… 232
5　キラルテクノロジーによるジルチアゼム
　　の製法開発 ……………… 吉岡龍藏 … 234
　5.1　はじめに ……………………… 234
　5.2　物理・化学的光学分割 ……… 235
　　5.2.1　優先晶析光学分割 ……… 235
　　5.2.2　ジアステレオマー光学分割 … 237
　5.3　合成―酵素ハイブリッドプロセス
　　　………………………………… 239

5.3.1 不斉加水分解によるグリシッド酸エステルの工業的酵素分割 …… 239
5.3.2 グリシッド酸エステルのアミド化と酵素的不斉アミド化 …… 241
5.3.3 酵素的不斉エステル交換によるグリシッド酸エステルの製法 …… 242
5.4 不斉合成—不斉還元・不斉酸化 … 244
5.4.1 不斉還元による光学活性ベンゾチアゼピン誘導体の製法 …… 245
5.4.2 パン酵母不斉還元による光学活性ベンゾチアゼピン誘導体の製法 …… 248
5.4.3 不斉酸化による光学活性グリシッド酸エステルの製法 …… 249
5.5 おわりに ……………………… 252

展望：光学活性医薬品—20年の歩み　　村上尚道

1 はじめに ……………………… 255
2 新薬の上市状況と光学活性な合成品の動向 ……………………… 255
3 国別および企業別の創薬状況 ……… 257
4 薬効からみた光学活性医薬 ……… 258
5 光学活性体の構造上の特徴 ……… 260
　5.1 不斉中心の数 ……………… 260
　5.2 分子量 ……………………… 261
6 光学活性体の製法 ………………… 262
　6.1 不斉中心1個の光学活性体の製法 ……………………… 262
　6.2 複数の不斉中心をもつ光学活性体の製法 ……………………… 264
7 ジアステレオ選択的反応および異性化晶析の例 ……………………… 265
　7.1 HIVプロテアーゼ阻害薬 Indinavir（Crixivan^{TM}）……………… 265
　7.2 制吐薬（NK$_1$受容体拮抗剤）Aprepitant（Emend^{TM}）……… 266
　7.3 PDE$_5$受容体拮抗薬 Tadalafil（Cialis^{TM}）……………… 267
8 おわりに ……………………… 268

序論 キラル医薬品，医薬中間体の開発

大橋武久*

　キラル化合物の研究開発の今後につき概論を述べる。医薬品中間体やバルクの低分子化合物については安定的に市場は継続する。タンパク関連市場は伸びていく。他のキラル化合物は医薬品以外で発展できる可能性が機能性材料や環境関連材料分野にあるが，これらの分野での機能性の差別化がポイントとなる。本書で紹介されるキラル化合物の革新的技術が広く拡大利用されることを期待したい。

1 キラル化合物の医薬用途

　2003年から2004年の医薬品開発情報については，IMSデータでは以下のようである。

　2003年の全世界の医薬品売上は4918億ドルで，2004年は4966億ドルと推測されている。米国の売上はその内46％で日本は11％，独・仏・英・伊・スペイン等が21％，中国は1.3％である。今後は中国，インドが伸張していくことが予想される。

　ミーツーの薬ではない新薬の研究開発では2003年には30種類の新薬が上市され，2004年は8月迄に14種が上市されているが2003年よりも大幅に増加する傾向ではない。2003年上市の30種の内バイオテクノロジー由来のものは8種であり，2001年程度のレベルに回復している。

　バイオ関連医薬の研究開発については増加傾向である。製薬業界のR&Dの27％がバイオ関連の新薬プロジェクトであり，これからのバイオ新薬の増加が期待される。

　表1，2にあるように，全医薬の中で光学活性体の占める割合は売上高からみても高く，期待される市場といえる。また，プロテオミックスが進歩し発病に関するレセプターや抗体に関する知識が明確になれば，これらと特異的に反応する医薬品は，効果および安全性からキラリティーが要求されるものが多くなると考えられる。キラル医薬品を構成する中間体の光学活性化合物の発展も期待される。さらに低分子以外に抗体医薬としてのタンパク医薬などの需要の増加も予想されていることから，タンパク，抗体医薬の高分子キラル化合物も，今後市場として大いに期待できる。

---

　* Takehisa Ohashi　㈱カネカ　研究開発本部　常務理事

キラル医薬品・医薬中間体の開発

抗体医薬としては約11品目が上市されていて，約150品目が治験段階にあるとされている。現在1900億円程度の抗体医薬市場は，2010年には10兆円規模への拡大が期待できるとの予想もある。またタンパク性医薬品については，従来上市されてきたタンパク性医薬品のジェネリック化が進行し，低分子医薬品と同様な規制でジェネリック化が拡大する可能性も予測される。たと

表1 医薬品売上高

(単位：百万ドル)

薬効別売上げ	全医薬		光学活性医薬		
	1999年	2000年	1999年	2000年	2005年
鎮痛剤	21,500	23,000	1,173	1,291	1,395
抗生物質	29,300	31,700	24,918	26,140	29,747
抗ウイルス剤	17,700	19,100	6,717	8,820	12,201
抗癌剤	13,700	15,600	8,891	10,690	13,605
心臓病薬	42,700	46,600	24,895	27,650	34,627
中枢神経薬	47,700	53,900	8,439	9,094	14,700
皮膚用薬	17,900	18,400	16,202	1,272	1,540
胃腸薬	43,900	47,200	1,970	4,033	6,590
血液用薬	16,500	15,400	7,405	8,879	11,295
ホルモン剤	20,000	22,000	14,510	15,384	19,790
眼用薬	7,100	7,400	1,270	2,265	2,705
呼吸用薬	36,500	40,500	5,696	6,615	9,620
ワクチン	6,500	7,300	2,503	3,349	4,320
その他	39,000	41,900	6,248	7,032	9,730
総計	360,000	390,000	130,837	132,514	171,865

(テクノロジーキャタリスト社 (C&EN, Oct. 1, 2001))

表2 中間体・バルク売上高

(単位：百万ドル)

薬効別売上げ	中間体			バルク		
	1999年	2000年	2005年	1999年	2000年	2005年
抗炎症，鎮痛	150	156	168	200	223	241
抗ウイルス	794	830	1,643	983	1,180	2,054
抗癌	892	1,073	1,297	1,783	2,146	2,593
心臓病用	1,133	2,281	3,269	1,889	3,802	5,449
中枢神経用	1,038	1,142	1,821	1,483	1,632	2,602
皮膚用	82	85	106	164	170	212
胃腸用	251	331	649	413	567	1,082
眼用	238	284	401	340	405	573
呼吸器用	576	656	914	1,151	1,511	2,287
その他	140	170	356	315	426	891
総計	5,294	7,008	10,624	8,721	12,062	17,984

(テクノロジーキャタリスト社 (C&EN, Oct. 1, 2001))

えば本来タンパク性医薬のジェネリック市場は表3に示される規模となるが，世界的なタンパク性ジェネリック医薬に関する規制の動向に依存する。

いずれにしろ，プロセス的には，バイオタンパク，抗体などの効率の良い生産プロセスの開発が今後重要視されるとともに，低分子化合物の生産プロセスと異なり，微生物，動物細胞，植物，動物などでの生産プロセスの多様化およびタンパク精製技術の高度化などが要素技術として必要となるであろう。

2　その他用途

医薬，農薬以外に機能性材料，たとえば液晶や光学活性ポリマー，機能性食品素材，香料なども，光学活性であることで機能に効果を寄与できれば，さらにもっと伸びる展開が期待できる。

生分解性ポリマーの中で，光学活性のバイオポリマーについて述べる。図1に光学活性ヒドロキシ酪酸とヒドロキシヘキサン酸の共重合バイオポリマーを示す。本ポリマーは油脂を炭素源として，微生物菌体内にバイオポリマーとして蓄積される光学活性ポリマーである。同様な光学活性ポリマーのポリL—乳酸とは，物性面および生分解性で差別化点を有するとともに，ポリマー合成関連遺伝子の操作や培養条件により共重合比をコントロールできる可能性を有する。

このように，光学活性バイオポリマーまたは光学活性生分解性ポリマーは，他の生分解性ポリマーと異なる機能性がさらに明確になれば，種々の用途に応用されていく可能性がある。生分解性ポリマーの世界の市場規模は5万トン程度であるが，グリーンサステイナブルケミストリーに対応するポリマー（資源リサイクル，環境調和型ポリマー）として伸展が期待される。

この中で，光学活性生分解性ポリマーが，グリーンサステイナブルポリマーであるとともに，

表3　バイオジェネリックスのマーケット（2005年までに特許切れになる主なバイオ医薬）

バイオ医薬品名	適応症	2000年度売上げ（億円）	特許切れ年（年）
EPO	貧血症	3,754	2004
ヒト成長ホルモン	GH欠損症	1,529	2003
インスリン	糖尿病	1,397	2002
G-CSF	好中球減少症	1,370	2006
α-インターフェロン	肝炎，白血病など	1,361	2002
β-インターフェロン	多発性硬化症	761	2003
セレザイム	ゴーシェ病	537	2001
抗RSV抗体	幼児ウイルス感染症	420	2005
TPA	心筋梗塞，肺塞栓	206	2005
合計		11,335	

*2006年までに特許切れになるバイオ医薬は1兆円（2000年売上げ換算）

さらなる付加価値（生体適合性など）を発揮できると考えられる。

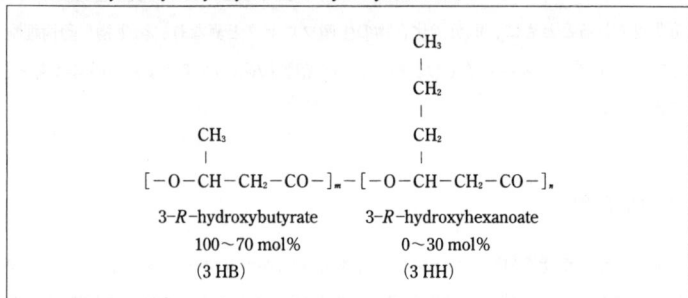

図1　PHBHの分子構造

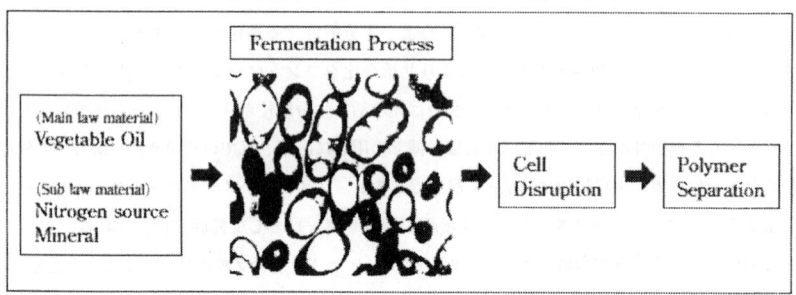

PHBH is fermented with microorganism from vegetable oil and accumulated in microorganism. PHBH polymer is separated and purified from microorganism by chemical and mechanical treatment.

図2　PHBHの特長
・Fermented with microorganism from biomass (vegetable oil)
・Excellent biodegradability under natural environment and anaerobic condition
・Applicable to wide variety of applications by changing hexanoate content

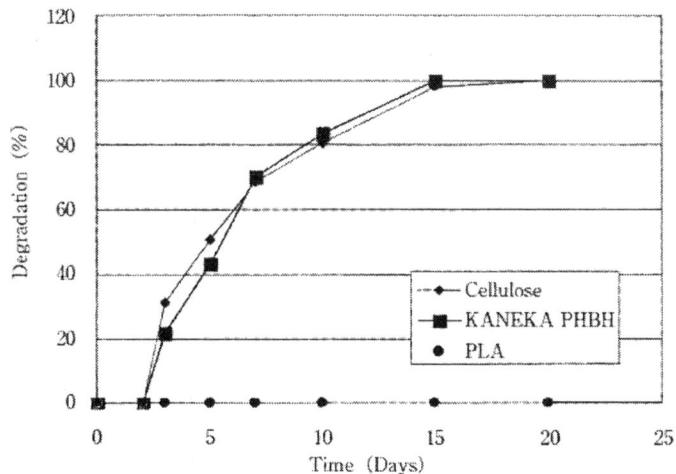

DIS 14853 (Plastics-Determination of the ultimate anaerobic biodegradability in an aqueous system-Method by measurement of biogas production)

図3　嫌気性微生物分解

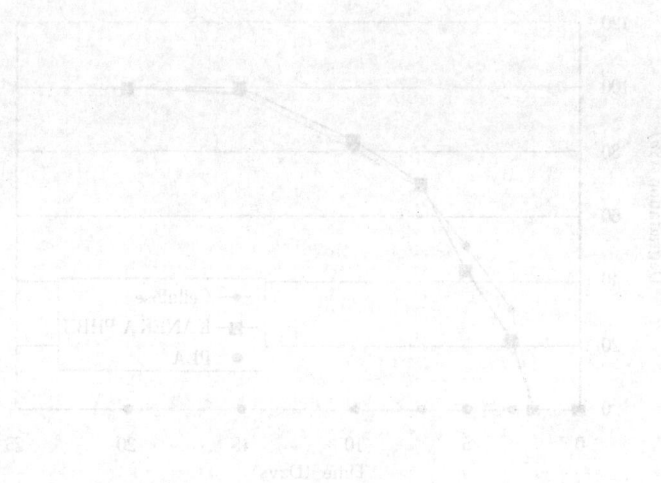

第1章　不斉合成技術の展開

1　SEGPHOS（不斉還元）触媒の開発

齊藤隆夫[*]

1.1　はじめに

　かつて触媒は「魔法の石」ともいわれ、反応を促進する特異な物質とされていた。しかし、触媒の魔術的機能が理論的に解明されるに従い、触媒研究の中心課題は触媒を分子レベルでいかに設計しうるかという点に集中している。触媒は有用な物質生産の促進に役立ってこそ触媒であり、存在価値が認められる。たといいかなる賞賛を得ようとも、実験室の中でしか機能しえないものは、単なる化石にすぎない。触媒的不斉合成はごく少量の触媒分子から意のままに望みうる一方のみの不斉分子を多量に生産でき、廃物のきわめて少ない理想的な省資源型合成手法の一つである。そして近年、光学活性医薬品の開発が加速され、光学活性体の果たす役割がより重要性を増すに従い、真に効率的な不斉触媒は「輝石」として、その期待は高まり続けている。

　遷移金属錯体触媒を用いる不斉合成は、指揮者としての中心金属、オーケストラの役割を果たす不斉配位子によって奏でられる交響曲に例えることができる。奏でられるハーモニー、すなわち最高度の不斉制御は、中心金属と不斉配位子との完全なる調和によってのみ現実のものとなる。ゆえに、不斉認識能、活性、そして広範な基質適応性を備えた有効な新規不斉配位子を創製することこそが、不斉合成の成否を決める鍵と言っても過言ではない。1972年、Kaganらにより創製された不斉ホスフィン配子、DIOP（2,3-O-Isopropylidene-2,3-dihydroxy-1,4-bis (diphenylphosphino) butane）は触媒的不斉合成飛躍の引き金となった配位子であり、混沌とする水素化反応に規律を与えた[1]。そして、DIOP配位子により証明された分子触媒設計における C_2 シンメトリー理論の卓越した遺伝情報は野依・故高谷らによるBINAP（2,2′-Bisdiphenylphosphino-1,1′-binaphthyl）(1) へと受け継がれ、これを契機に不斉ホスフィン配位子を用いる触媒的不斉合成は実用レベルへと画期的な進歩を遂げている[2]。BINAPはきわめて有効であり、現在もなお不斉合成における指標ホスフィンとされる。

　しかしながら、BINAPとてすべてにおいて磐石とはいえず、これをしのぐより優れた新規不斉配位子の開発が望まれていた。BINAPはその能力の高さと分子の美しさを蝶に例えられる。ゆえに、われわれは蝶よりも高く、そして速く、分子から分子へと滑空する「かもめ（SEGPHOS

---

[*]　Takao Saito　高砂香料工業㈱　総合研究所　部長

触媒)」へと BINAP 化学の進化をめざした。

1.2 不斉配位子の設計

BINAP を含む遷移金属錯体のモデルを図1に示した。リン原子上に置換した4つのフェニル基のうち，2つがビナフチル骨格に積み重なり，もはやその一部であるかのように同化されている。残されたフェニル基(不斉を決定づける立体因子)は，同化されたフェニル基により所在を限定され，光学活性ビナフチル骨格の優れた不斉認識能がみごとに伝播されている。不斉分子触媒の設計において優れた不斉環境を演出するため，ビナフチルを含めたビフェニル骨格が，不斉の骨組みに多用されている理由が容易に理解されるであろう。不斉ビアリール骨格を活用して成功を収めている代表的な配位子を図2に示した[3]。

光学活性ビナフトールの不斉配位子骨格への応用の根源は，Cram らの光学活性ビナフチルクラウンエーテルによるアミノ酸の光学分割に起源をなすと考えられる。これにより，ビナフチル骨格がきわめて優れた不斉認識能を有することが世界に示された。これと，DIOP 配位子により導かれた C_2 シンメトリー理論との2つの源流が重なり，本流となりBINAP が誕生したものと推察される。

遷移金属錯体触媒において立体環境，あるいは電子的な効果の変化は，立体選択性や反

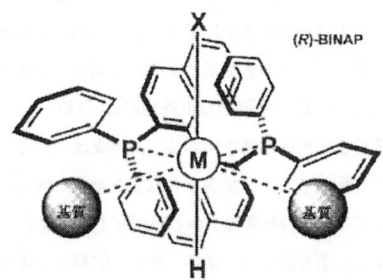

図1 (R)-BINAPを含む遷移金属錯体触媒のモデル

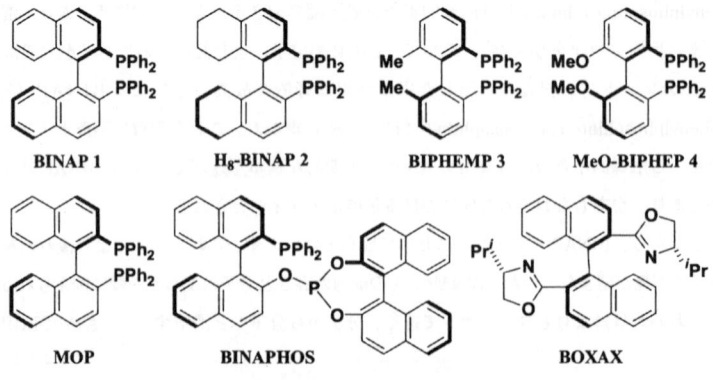

図2 不斉ビアリール骨格を有する不斉配位子

第1章 不斉合成技術の展開

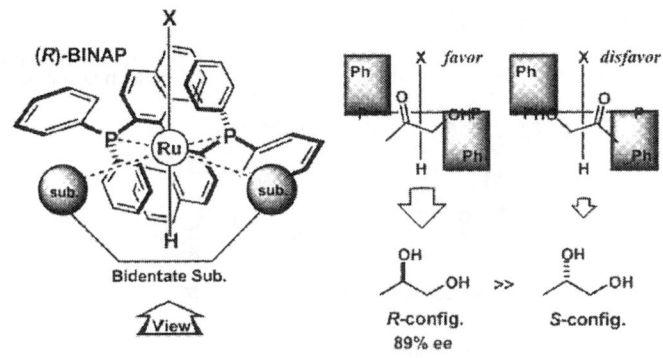

図3 (R)-BINAP-Ru触媒による不斉制御のイメージ

応活性に著しい影響を与えることが知られている。特に不斉配位子の基本骨格は，エナンチオ選択性のみならず，反応活性にまで影響を及ぼす場合がある。たとえば，BINAP(**1**)，H8-BIANP(**2**)，BIPHEMP(**3**)，MeO-BIPHEP(**4**) などの配位子を用いてある種の基質に対して不斉水素化を行うと，与える結果はすべて異なる。すなわち，2-oxo-1-propanol(**5a**) の水素化において，得られる生成物 (2R)-1,2-propanediol(**6a**) の不斉収率は配位子の選択により著しく変化する (BINAP **1** (89.0%ee), BIPHEMP **3** (92.5% ee), MeO-BIPHEP **4** (96.0% ee))。この差異は何に由来するのであろうか。基本骨格の何がそれらの影響を支配しているのだろうか？

2-oxo-1-propanol (**5a**) の不斉水素化を例に，(R)-BINAP-Ru 触媒がいかにして不斉環境を制御しているのか，確固たる論証はないが，図3に示すようなイメージを示した。2つのリン原子を通る水平な直線とX-M-H 結合を垂直とする直線で，錯体触媒の環境を4つの象現に分割すると，(R)-BINAP の張り出した2つのフェニル基は第2象現と第4象現を遮へいすることになる。アセトール**5a**の不斉水素化では，このフェニル基との立体反発を避けるように基質が錯体触媒に接近し，左側のような配位が優先されると考えられる。よって水素は基質の裏側から添加されることになり，(R)-体が優位に生成される。実際，(R)-BINAP-Ru 触媒の不斉収率は89% ee である。したがって，この反応において，(R)-BINAP の張り出した2つのフェニル基とアセトール**5a**のメチル基との立体的な相互作用には，まだまだ改善の余地があることを意味している。

配位子制御理論の展開においては，Tolman らの「corn angle」，あるいは Casy らの「natural biteangle」による立体化学的な効果の解説が知られている[4]。不斉制御機構における十分な知見はないが，不斉ホスフィン配位子の系統的な研究開発を通じて，われわれはビアリール骨格における2つのアリール基が織り成す二面角の効果に着目し，不斉骨格における二面角の変化が不

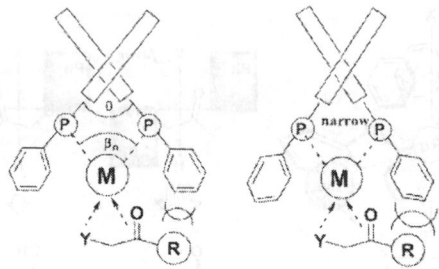

図4 立体化学的考察に基づく二面角制御

斉収率を左右する一つの重要な要因であろうという作業仮説を立てた。そして，図4に模式的に示すように，ビナフチルあるいはビフェニルシステムにおける二面角を狭くすることにより，ホスフィン上の置換基の立体障害を増幅させることが可能であろうと推測した。すなわち，BINAP を超えるためには，「二面角を狭くする（あるいは広くする）」という概念が配位子設計方針となった。なお，この作業仮説は立体化学的考察のみによるものであり，電子的な影響を考慮に入れていない。

　この概念（作業仮説）は実際の実験結果とコンピューター上での構造解析との相関関係からも支持される。CAChe を用いた MM2 計算では，ルテニウム錯体におけるおのおのの配位子のもつ二面角の大きさと不斉収率は反比例する（BINAP（89.0% ee，73.49°），BIPHEMP（92.5% ee，72.07°），MeO–BIPHEP（96.0% ee，68.56°））。すなわち，この触媒的不斉水素化反応においては，光学活性ビアリール骨格における二面角が狭ければ狭いほど不斉収率が高くなるということが示唆される。では，どれほど二面角を狭くすれば目的に達するのであろうか？　コンピューター上での CAChe–MM2 計算により図5に示すように，理想とする二面角をシミュレーション実験により求めた。まず，BINAP（二面角：73.49°）では，*si-face* model と *re-face* model 間での自由エネルギーの差（$\Delta\Delta G$）は 2.15 kcal／mol と見積もられた。次いで，ビナフチル骨格の二面角を 2°強制的に狭くし，同様の計算を行ったところ，$\Delta\Delta G$ は 3.82 kcal／mol と顕著な差を示した。さらに少しずつ二面角を変化させてシミュレーションを重ねていくと，BINAP より 10°（63.49°）狭くした場合，$\Delta\Delta G$ は 4.52 kcal／mol とほぼ最高値が得られた。ゆえに，配位子設計における二面角 64°が，望みうる不斉制御を得るための主題となった。

　MeO–BIPHEP では，6,6′位にヘテロ原子が導入されたことによって，6,6′位間の立体反発が軽減され，二面角が約 5°狭くなっていると考察された。これをさらに狭くするためにはメトキシ基の自由回転を制限すればよく，環状に固定することが考えられた。そこで，BINAP 配位子におけるビナフチル基より 10°狭い二面角をもつホスフィン配位子を創製するために，bi-1, 3-

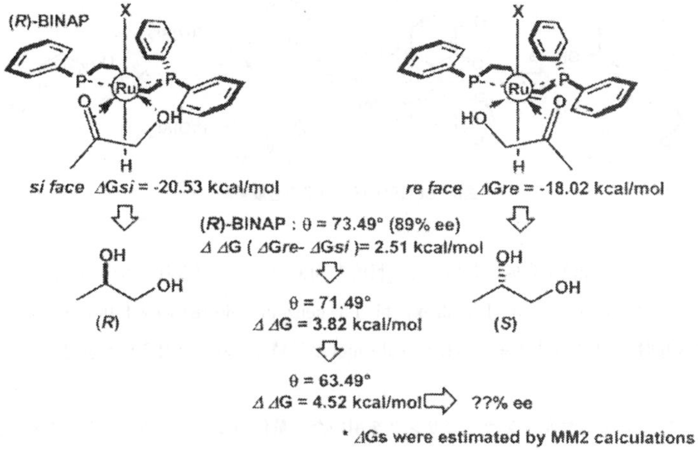
(R)-BINAP
X
P
Ru
P
O
OH
H
si face ΔGsi = -20.53 kcal/mol
OH
OH
(R)
X
P
Ru
P
HO
O
H
re face ΔGre = -18.02 kcal/mol
OH
OH
(S)
(R)-BINAP : θ = 73.49° (89% ee)
ΔΔG (ΔGre- ΔGsi)= 2.51 kcal/mol
θ = 71.49°
ΔΔG = 3.82 kcal/mol
θ = 63.49°
ΔΔG = 4.52 kcal/mol
??% ee
* ΔGs were estimated by MM2 calculations

図5　コンピューター上での不斉制御のシミュレーション

benzodioxole基を基本骨格として選択した。ゆえに，われわれは新規光学活性ホスフィン配位子として（4,4′-bi-1,3-benzodioxole）-5,5′-diylbis（diarylphosphine）（**7a–c**）を考案し，これをめざした合成研究を開始した。われわれの目的をその名に残すべく，この配位子をSEGPHOS（sea gullphosphine）と称した[5]。CAChe システムを用いたMM 2計算では，SEGPHOS-Ru 錯体における bi-1,3-benzodioxole 骨格のなす二面角は，64.99°と見積もられた。

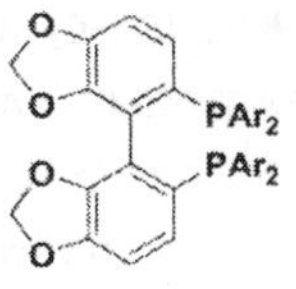
PAr₂
PAr₂

a: SEGPHOS; Ar = Ph
b: DM-SEGPHOS; Ar = 3,5-Me_2-Ph
c: DTBM-SEGPHOS; Ar = 4-MeO-3,5-*t*Bu-Ph

7

1.3　SEGPHOS 配位子の合成

SEGPHOS 配位子の合成戦略は，大まかに2経路に大別される（図6）。一つは経路Aで示されるように，5,5′-Dihydroxy-bi-1,3-benzodioxole (**8**) を合成し，トリフラートなどによる活性化を経てホスフィノ基を導入する方法である。もう一方は，ホスフィンオキシドをあらかじめ調製し，4位における二量化を行う手法である。

経路A は，一般的にBINAP のような二座ホスフィン配位子を合成する際にきわめて有効な手

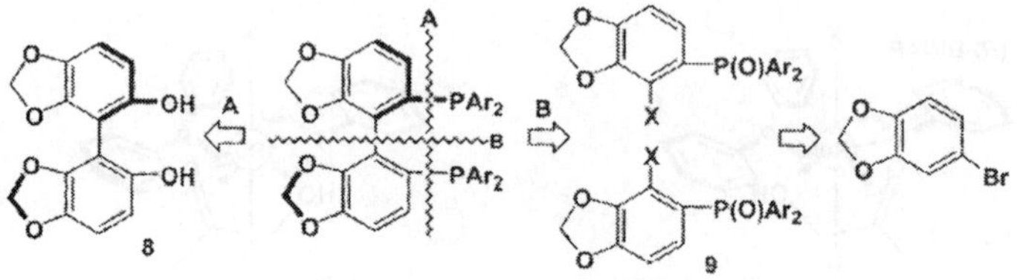

キラル医薬品・医薬中間体の開発

図6 SEGPHOS配位子の合成戦略

法ではあるが，本配位子合成においては，目的のSEGPHOSは得られたものの，残念ながらラセミ化が進行していた。5,5′-Dihydroxy-bi-1,3-benzodioxole (8) のジトリフラートにおける4,4′-軸の回転障害のエネルギーは15.9 kcal／molと見積もられ，ラセミ化が容易であることが理解される。

一方，経路Bではウルマンカップリングを用いた二量化が多用される。しかしながら，ウルマンカップリング反応はビアリール骨格構築にはきわめて有効であるが，量論反応であるため大量のハロゲン化銅を排出し，高温を必要とするなど工業的には問題があった。

検討の結果，SEGPHOS配位子の合成は，5-diarylphosphinyl-1,3-benzodioxole(9)のC-4位におけるアリールメタルの酸化的二量化反応を用いることにより達成された[6]。実際のSEGPHOS (7a) の合成方法をスキーム1に示した。同様の手法により類縁体も合成可能である。

絶対配置はジオキシド(＋)-12と(2S,3S)-(＋)-O,O′-dibenzoyltartaric acid((－)-DBT)とから生成されるコンプレックスのX線結晶解析により，(＋)－SEGPHOS((＋)-12)はRの立体配置であると決定した。実際の遷移金属錯体間における比較はなしえていないが，注目すべきは，2つの1,3-benzodioxole 基のなす二面角(θ)が71.65°であり，(S)-Cy-BINAPOと(－)-DBTとが形成するコンプレックスにおいて観測されたビナフチル基の79.4°より，予想どおり狭

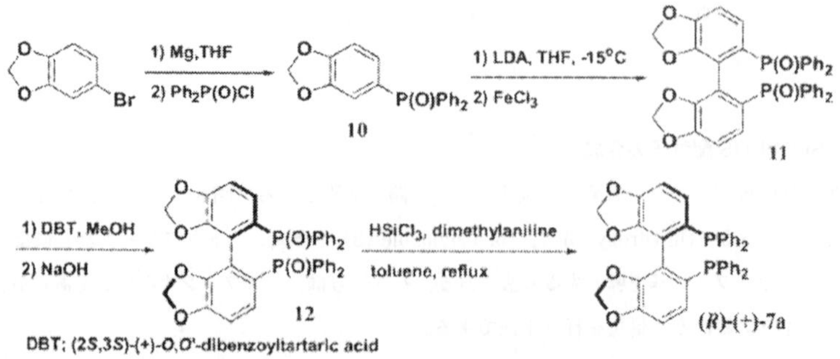

スキーム1　(R)-(＋)-SEGPHOS配位子の合成

いという点である[7]。その他の SEGPHOS 類の絶対配置については，詳細な説明はここでは避けるが，共通中間体への誘導により，(R)-(+)-DM-SEGPHOS(**7b**)，(R)-(−)-DTBM-SEGPHOS(**7c**)であると決定した。

1.4 高活性錯体触媒の調製

最近，多数の単核型あるいは複核型 BINAP-Ru 錯体が合成され，不斉水素化においてきわめて有効であることが示されている。これと同様の手法により，カチオン性 BINAP-Ru 錯体は容易に調製でき，簡便に用いることができる。代表的な触媒前駆体を図7に示した。すなわち，[Ru(p-cymene)Cl$_2$]$_2$(**13**)と(R)-SEGPHOS **7a** とを dioxane 中で室温にて1時間撹拌することにより，茶褐色の固体としてそのカチオン性錯体**14**が定量的に得られる。さらに，このカチオン性錯体をジメチルアミン塩酸塩とトルエン中で16時間還流することにより，複核型の錯体**15**が得られる。このアニオン性錯体**15**は，カルボニル化合物の不斉水素化反応においてきわめて有効である。なお，ここに示した錯体はほんの一部にすぎず，基質に応じて最適な前駆体が選ばれる。現在，不斉水素化に使用する錯体触媒の選定は経験によるところが大きいが，筆者らは，水素化基質800種類以上に及ぶ不斉水素化データベースから推察することにより，最適な触媒型を短時間で探索可能である。

1.5 置換ケトン類の不斉水素化反応への応用

本 SEGPHOS 配位子は，ルテニウム触媒を用いる不斉水素化反応においてきわめて有効である。特に，これらの SEGPHOS-Ru(Ⅱ)錯体触媒は表1に示すように，カルボニル化合物につ

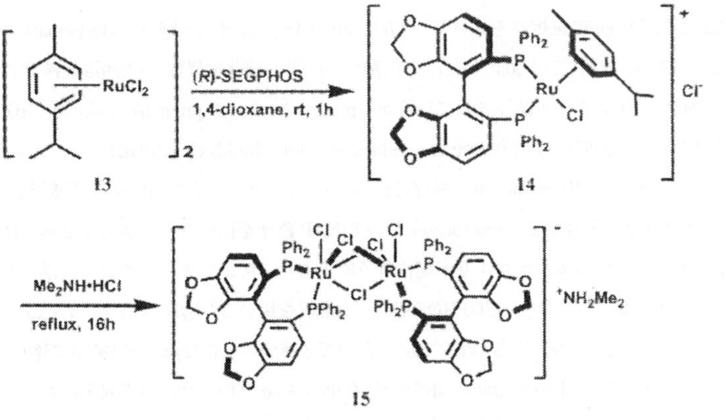

図7 SEGPHOS-Ru錯体触媒前駆体の調製

表1 (R)-SEGPHOS-Ru(II)触媒を用いるカルボニル化合物の不斉水素化反応[a]

$$\underset{5}{R^1\text{-CO-}R^2}$$

a: $R^1 = CH_3$, $R^2 = CH_2OH$
b: $R^1 = C_6H_5(CH_2)_2$, $R^2 = CO_2C_2H_5$
c: $R^1 = (CH_3)_3C$, $R^2 = CO_2C_2H_5$
d: $R^1 = C_6H_5$, $R^2 = CH_2CO_2CH_3$
e: $R^1 = ClCH_2$, $R^2 = CH_2CO_2C_2H_5$
f: $R^1 = C_6H_5CH_2OCH_2$, $R^2 = CH_2CO_2C_2H_5$
g: $R^1 = CH_3$, $R^2 = (CH_2)_2CO_2C_2H_5$

$$\underset{6}{R^1\text{-CH(OH)-}R^2}$$

compound	S/C	H_2 (kg/cm^2)	solvent	temp. (°C)	time (h)	conv. (%)	% ee
5a	3,000	30	methanol	65	7	100	99.5
5a	10,000	30	methanol	65	7	100	98.5
5b	1,500	50	ethanol	50	17	100	93.7
5c	1,000	50	ethanol	70	17	99	98.6
5d	10,000	30	methanol	80	6	100	97.6
5e	2,500	30	ethanol	90	2	100	98.5
5f	10,000	10	ethanol	95	8	100	99.4
5g	1,000	50	ethanol	50	20	100	99.0

[a] [NH$_2$Me$_2$][RuCl((R)-segphos)$_2$(μ-Cl)$_3$] was used as a catalyst.

いては広範な適応範囲を有し、かつ、きわめて高い不斉収率が得られる。まず、アセトール5aの水素化では、基質/触媒比（S／C）10000で、98.5%ee の対応するアルコール（2R）-6aが得られる（S／C＝3000では99.5% ee が得られる）。現在、工業的に稼働している（R）-Tol-BINAP-Ru（II）錯体触媒を用いる本系の水素化では、S／C＝3000では89% ee が得られている[8]。

SEGPHOS-Ru（II）錯体触媒は、α-ketoesters類の水素化においても同様に効果的であり、基質5b は 93.7% ee の選択性をもって（2R）-ethyl 4-phenyl-2-hydroxybutanoate（6b）へと還元される（BINAPでは90.0% ee）。BINAP-Ru（II）錯体触媒はβ-ketoesters類に対して優れた触媒システムとして認知されているが、methyl 3-oxo-3-phenylpropionate（5d）の還元では残念ながら不斉収率は87.0% ee と、さほど高くない（cf.MeO-BIPHEP, 93.5% ee）[9]。これに比べ（R）-SEGPHOS-Ru（II）錯体触媒は97.6% ee というきわめて高い不斉認識能を示した。γ-位にヘテロ原子を有するβ-ketoester類のBINAP錯体を用いる不斉水素化反応では、ヘテロ原子とエステル中のカルボニル基が配位競争的であり、満足できる不斉収率は得られていなかった。しかしながら、（R）-SEGPHOS-Ru（II）触媒を用いるethyl 4-chloro-3-oxobutanoate（5e）の水素化反応では90℃、30 kg／cm^2 において2時間の反応で添加率100%に達し、（3R）-ethyl 4-chloro-3-hydroxybutano-ate（6e）を98.5% ee という高い不斉収率をもって与える（cf. BINAP, 95.9% ee）[10]。さらに、ethyl 4-benzyloxy-3-oxobutanoate（5f）の場合では、（R）

第1章 不斉合成技術の展開

-6f の不斉収率は 99.4% ee に達した（(R)-Tol-BINAP-Ru（II）：97.4% ee）。さらなる有効性を示すために，γ－ketoester 類への展開を試みた。その代表例として，ethyl levulinate (5g) は (R)-SEGPHOS-Ru（II）触媒により水素化され，対応する (R)-ethyl 4-hydroxypentanoate (6g) を 99.0% ee で与える[11]。

1.6 SEGPHOS 配位子の進化：カルバペネム系抗生物質鍵中間体の合成

われわれは，1990 年代初期にカルバペネム系抗生物質鍵中間体 16 の工業化に成功し，現在年産60トンスケールで稼働している[12]。本合成プロセスは，スキーム2に示すように，連続する2点の不斉炭素構築において Tol-BINAP-Ru 触媒を用いた動的速度論分割を鍵反応としている[13]。しかしながら，本プロセスにおける不斉水素化のエナンチオ選択性は満足するものの，ジアステレオ選択性においては十分とはいえなかった。もし，本反応でエナンチオ選択性を損なうことなく，ジアステレオ選択性が 93% de を超えれば，最終工程まで特別な再結晶工程を必要とせず，容易に高純度の目的物が得られることが示唆されていた。すなわち，プロセス稼働当初から，理想のグリーンケミストリーをめざすべく，＞93% de，＞98% ee の不斉認識能を有する触媒が渇望され続けていた。

このジアステレオおよびエナンチオ選択的反応の効率（転化率，選択性）や生成する不斉中心の立体化学は，基質の構造，配位子の構造，そして反応条件などに著しく影響される。もし，前述の触媒開発と同様に遷移状態をシミュレーションすることが可能であれば，より複雑ではあるが求められる配位子の設計は可能であると考えられる。まずは，二面角制御に基づく設計コンセプトが本反応系にも適応可能であろうと考え，二面角とジアステレオ選択性（実験値）との相関を求めた。表2に示すように，BINAP，BIPHEMP，MeO-BIPHEP と二面角が狭くなるほど syn-model と anti-model 間の自由エネルギーの差は大きさを増し，二面角が重要な因子であることが示唆された。しかしながら，SEGPHOS では，予想に反し ΔΔG は小さく見積もられ，得られたアミドアルコール 18 のジアステレオ選択性についても4種の配位子の中で最も低い結果

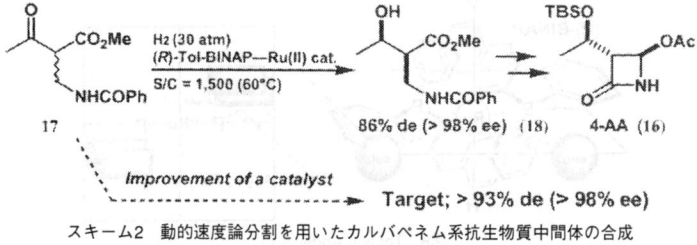

スキーム2　動的速度論分割を用いたカルバペネム系抗生物質中間体の合成

表2 不斉配位子における二面角とジアステレオ選択性の相関

Ligand	ΔΔG (ΔGsyn-ΔGanti) (kcal/mol)	Dihedral Angle (calcd.)	% de of 18 (experimental)
BINAP	1.49	73.49°	84
BIPHEMP	1.59	72.07°	87
MeO-BIPHEP	3.00	68.56°	90
SEGPHOS	1.25	64.99°	80

となった。

　では実際，二面角の変化は何を意味するのであろうか？　コンピューターシミュレーションにおける構造の細部についての変化を再考したところ，二面角の変化はリン原子－中心金属－リン原子を含む面に対するフェニル基の円錐角（torsionangle）の変化を引き起こしていると推察された（図8，BINAP：35°，SEPHOS：38°）。このtorsionangleは不斉配位子の立体環境を特徴づけるための立体的なかさ高さが「どこにあるか」を意味するものであると考えられる。

　一方，経験的に，この反応ではホスフィン上のフェニル基の3,5位にメチル基を導入し，かさ高さを増すことによりジアステレオ選択性が改善されることが知られている。したがって，「どこに（torsion angle）」に加えて「どれだけ（protrusionangle）」という概念を加味しなければ，望みうる不斉認識能を有する配位子は設計しえないと考えられた。ここでは，「どれだけ」に相当するprotrusionangleを配位子上最も張り出した2つの炭素原子と中心金属の織りなす角と定義した（図9）。優れた不斉認識能を有するBIANPでさえ，このprotrusion angleは203°と見積もられ，2つの張り出したフェニル基は，決して中心金属より基質側には張り出してい

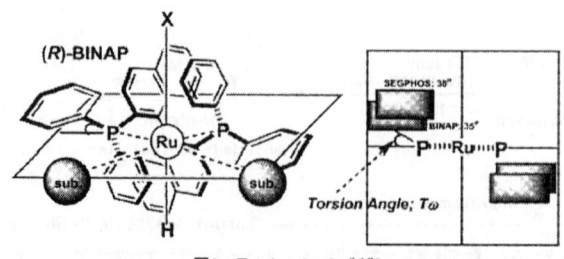

図8　Torsion Angle 制御

第1章　不斉合成技術の展開

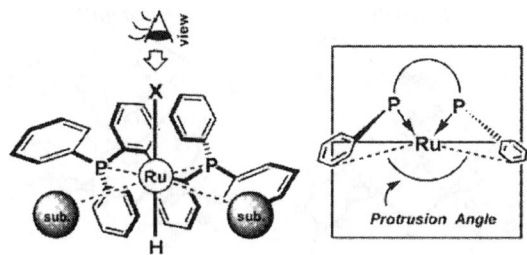

図9　Protrusion Angle の定義

ないことに驚かされる。3,5位にジメチル基を導入したDM-SEGPHOS をコンピューター上でシミュレーション実験すると，$\Delta \Delta G$ は，3.15 kcal／mol と見積もられ，十分な syn 選択性（ジアステレオ選択性）が得られるものと推察された（protrusion angle：180°）。したがって，DM-SEGPHOS が次いで求められる進化型である。前述の合成経路に従って合成された (R)-$(+)$-DM-SEGPHOS **7b**-Ru（Ⅱ）触媒では予測どおりの進歩が得られた。すなわち，methyl 2-benzamidomethyl-3-oxobutanoate（**17**）の水素化において，(R)-$(+)$-DM-SEGPHOS-Ru（Ⅱ）触媒を用いると93.5% de，>98% ee で望みうる立体化学を有する光学活性アルコール，（2S, 3R）-methyl 2-benzamidomethyl-3-hydroxybutanoate（**18**）が得られた。さらに，3,5-位に t-ブチル基を導入し，より protrusion angle を減じた (R)-$(-)$-DTBM-SEGPHOS-Ru（Ⅱ）錯体を触媒として用いると，98.6% de，99.4% ee と，きわめて理想値に近い選択性をもって syn 一体のアミドアルコール **18** が得られた（cf. Tol-BINAP：86.0% de，99.0% ee）[13]。一般に配位子のかさ高さを増すと反応性が低下する傾向が認められるが，DTBM-SEGPHOS-Ru（Ⅱ）錯体触媒を用いる本反応系では逆に，触媒活性はTol-BINAP の2倍に達している（スキーム3）。

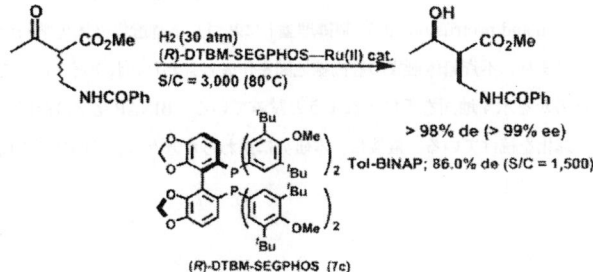

スキーム3　(R)-DTBM-SEGPHOS-Ru（Ⅱ）触媒を用いる動的速度論分割

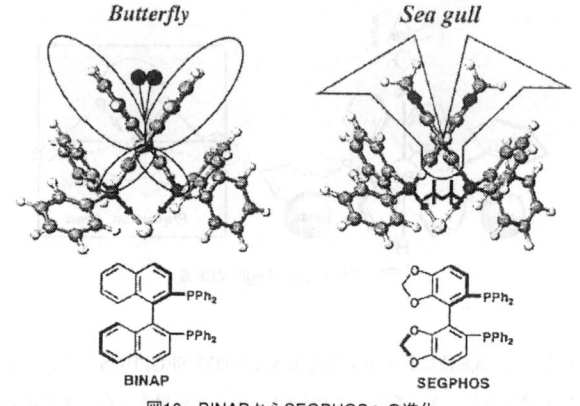

図10 BINAPからSEGPHOSへの進化

　本編の最後に，SEGPHOS の名の由来を示す 2 つのモデルを図 10 に示した。蝶よりも高く，そして速く，分子から分子へと滑空する「かもめ SEaGull」の両翼のイメージをメチレンジオキシ基に重ね，不斉触媒開発の目的をその名に残すべく SEGPHOS と命名した。

1.7　おわりに

　二面角の制御という作業仮説に立った新規配位子（SEGPHOS）の開発と応用について述べてきたが，不斉制御の機構はより複雑であることは容易に推察される。現在の触媒的不斉合成反応における不斉配位子の役割が，安易に「かさ高い」という理解だけでは今後の進展は図れない。そこで，二面角制御をさらに展開させ，どこにどれだけかさ高いのか？ を定量的に理解するために，どこに「torsion angle」，どれだけ「protrusion angle」という概念を導入した。ある基質に対して最適な torsion angle はそれぞれに固有値をもつと考えられるが，protrusion angle，203°以下は不斉配位子開発において高選択性を得るための必須の設計指針と考えられる。現在，筆者らは，この「torsion and protrusion angle 制御理論」に基づく不斉触媒立体化学的マッピングをめざしている。つまり，不斉錯体触媒の等高線地図を作成し，われわれがどこにいて何をめざせば山頂に立てるのかを示す地図を手に入れようと試みている。BINAP 化学の遺伝子は受け継がれ，今もなお，進化を続けている。最後に，本研究に携わった方々に，この誌面を借りて感謝の意を表す。

第1章 不斉合成技術の展開

文　献

1) H. B. Kagan, T. -P. Dang, *J. Am. Chem. Soc.*, **94**, 6429(1972)
2) a) A. Miyashita, A. Yasuda, H. Takaya, K. Toriumi, T. Ito, T. Souchi, R. Noyori, *J. Am. Chem. Soc.*, **102**, 7932-7934(1980) ; b) K. Toriumi, T. Ito, H. Takaya, T. Souchi, R. Noyori, *Acta Crystallogr., Sect. B*, **38**, 807-812(1982) ; c) A. Miyashita, H. Takaya, T. Souchi, R. Noyori, *Tetrahedron*, **40**, 1245-1253(1984) ; d) H. Takaya, K. Mashima, K. Koyano, M. Yagi, H. Kumobayashi, T. Taketomi, S. Akutagawa, R. Noyori, *J. Org. Chem.*, **51**, 629-635(1986) ; e) R. Noyori, H. Takaya, *Acc. Chem. Res.*, **23**, 345-350(1990)
3) a) X. Zhang, T. Uemura, K. Matsumura, N. Sayo, H. Kumobayashi, H. Takaya, *Synlet*, **1994**, 501-503 ; b) Y. Uozumi, H. Kyota, E. Kishi, K. Kitayama, T. Hayashi, *Tetrahedron: Asymmetry*, **7**, 1603-1606(1996) ; c) R. Schmid, M. Cereghetti, B. Heiser, P. Schönholzer, H.-J. Hansen, *Helv. Chim. Acta*, **71**, 897-929(1988) ; d) N. Sakai, S. Mano, K. Nozaki, H. Takaya, *J. Am. Chem. Soc.*, **115**, 7033-7034(1993)
4) a) C. P. Casey, G. T. Whiteker, *Israel Journal of Chemistry*, **30**, 299-304(1990) ; b) C. P. Casey, G. T. Whiteker, *J. Org. Chem.*, **55**, 1394-1396(1990) ; c) C. P. Casey, G. T. Whiteker, M. G. Melville, L. M. Petrovich, J. A. Gavney, D. R. Powell, *J. Am. Chem. Soc.*, **114**, 5535-5543(1992)
5) a) T. Saito, T. Yokozawa, T. Ishizaki, T. Moroi, N. Sayo, T. Miura, H. Kumobayashi, *Advanced Synthesis & Catalysis*, **3**, 264-267(2001) ; b) H. Kumobayashi, T. Miura, N. Sayo, T. Saito, X. Zhang, *Synlett*, **2001**, 1055-1064
6) a) S. P. Artz, D. J. Cram, *J. Am. Chem. Soc.*, **106**, 2160-2171(1984) ; b) M. Sainsbury, *Tetrahedron*, **36**, 3327-3359(1980)
7) X. Zhang, K. Mashima, K. Koyano, N. Sayo, H. Kumobayashi, S. Akutagawa, H. Takaya, *J. Chem. Soc. Perkin Trans. 1*, **1994**, 2309-2322
8) M. Kitamura, T. Ohkuma, S. Inoue, N. Sayo, H. Kumobayashi, S. Akutagawa, T. Ohta, H. Takaya, R. Noyori, *J. Am. Chem. Soc.*, **110**, 629-631(1988)
9) R. Noyori, T. Ohkuma, M. Kitamura, H. Takaya, N. Sayo, H. Kumobayashi, S. Akutagawa, *J. Am. Chem. Soc.*, **109**, 5856-5858(1987)
10) M. Kitamura, T. Ohkuma, H. Takaya, R. Noyori, *Tetrahedron Lett.*, **29**, 1555-1556(1988)
11) T. Ohkuma, M. Kitamura, R. Noyori, *Tetrahedron Lett.*, **31**, 5509-5512(1990)
12) a) S.-I. Murahashi, T. Naota, T. Kuwabara, T. Saito, H. Kumobayashi, S. Akutagawa, *J. Am. Chem. Soc.*, **112**, 7820-7822(1990) ; b) S.-I. Murahashi, T. Saito, T. Naota, H. Kumobayashi, S. Akutagawa, *Tetrahedron Lett.*, **32**, 2145-2148(1991)
13) R. Noyori, T. Ikeda, T. Ohkuma, M. Widhalm, M. Kitamura, H. Takaya, S. Akutagawa, N. Sayo, T. Saito, T. Taketomi, H. Kumobayashi, *J. Am. Chem. Soc.*, **111**, 9134-9135 (1989)

2 不斉エポキシ化反応の工業化

鈴木謙二*

2.1 はじめに

　日産化学では研究開発におけるコア技術の一つとしてキラルテクノロジーの基盤強化に力を注いできた。1985年，当時相模中央化学研究所の柴崎正勝教授（現・東京大学教授）からのカルバサイクリン合成技術導入をきっかけにプロスタグランジン分野へ参入し，1986年からは更に東京工業大学佐藤史衛教授（現・名誉教授）との共同研究によりプロスタグランジン類の新規製造法の開発に集中的に取組み，現在では当社小野田工場（山口県）においてプロスタグランジン化合物の工業的規模での生産を実施している。

　一方プロスタグランジン類の開発研究と並行して，光学活性体の自社開発農薬原体タルガ™の開発やプロフェン系医薬品のゾロ開発において光学分割技術の展開を実施してきた。

　その後1994年に九州大学の香月勗教授から新規な不斉エポキシ化技術を導入し，光学活性アミノインダノールの工業的製造法を確立した。その間大学から種々の不斉合成技術導入を積極的に行い，日産化学のキラルテクノロジーとして活用・確立してきた。

　本稿では日産化学がこれまでに取組んできたキラルテクノロジー分野の研究開発の中から，特に「香月Sharpless酸化反応」と「Mn-サレン錯体触媒による不斉エポキシ化反応」について，前者はプロスタグランジン化合物，後者は光学活性アミノインダノールの製造検討を中心にそれぞれの当社に於ける不斉エポキシ化技術の工業化検討について紹介する。尚，本稿は既に筆者が雑誌「ファインケミカル」に寄稿させて頂いた『チタン-酒石酸エステル錯体触媒／「香月Sharpless酸化反応」の技術展開』（2003年12月1・15日合併号）及び『不斉エポキシ化反応の工業化』（2004年9月号）をまとめたものである。

2.2 香月Sharpless酸化反応の工業化

　日産化学は日本国内で「香月Sharpless酸化反応」の不斉エポキシ化技術を工業化している唯一の企業である。Sharpless教授（現・スクリプス研究所教授）が2001年ノーベル化学賞を受賞したことでも非常によく知られるこの不斉エポキシ化反応について，当社におけるプロスタグランジン類のプロセス検討を中心に紹介する。

2.2.1 香月Sharpless酸化

　1980年に発見されたこの画期的な不斉エポキシ化法[1]は，チタン化合物とキラルな酒石酸エステルの錯体を用いることによりさまざまな置換様式のアリルアルコールから，対応する光学活

---

* Kenji Suzuki　日産化学工業㈱　物質科学研究所　合成研究部　主席研究員

第1章　不斉合成技術の展開

性エポキシアルコールを高い不斉収率で合成することができる。更に1986年にはモレキュラーシーブを共存させることにより触媒量のチタン－酒石酸エステル錯体でも反応が円滑に進行することが見出され[2]、実用化へ大きく飛躍することができた。

　この反応の大きな特徴は、既に良く知られている様に生成物の立体化学が用いるキラルな酒石酸エステルから予測できることと、更に二級アリルアルコールが基質の場合は基質の光学分割が起こること[3]である（図1）。

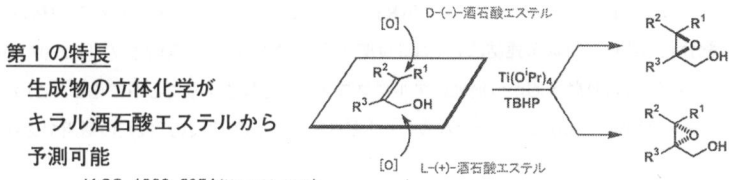

第1の特長
生成物の立体化学が
キラル酒石酸エステルから
予測可能
JACS, 1980, 5974 (Katsuki et al.)

第2の特長
二級アリルアルコールの
速度論的光学分割が
可能
JACS, 1981, 6237 (Martin et al.)

図1　香月 Sharpless 酸化反応の特長

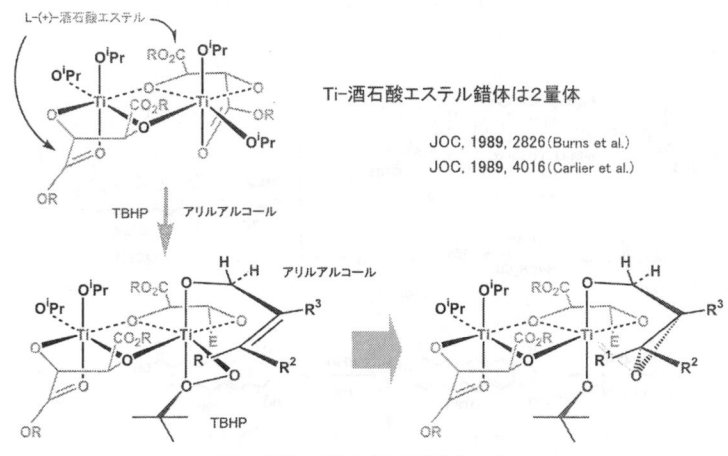

Ti-酒石酸エステル錯体は2量体
JOC, 1989, 2826 (Burns et al.)
JOC, 1989, 4016 (Carlier et al.)

図2　不斉エポキシ化の遷移状態モデル

チタン-酒石酸エステル錯体についてはSharplessらによりX線構造解析が行なわれ，その結果を基に反応機構が詳細に検討[4]されている。不斉エポキシ化反応における錯体の遷移状態は二量体であると推定され，そこに酸化剤と基質のアリルアルコールが配位して立体選択的に反応が進行すると推定されている（図2）。

2.2.2 プロスタグランジン類の製造技術

日産化学では1986年から行っている東工大佐藤研究室との共同研究で「2成分連結法」というプロスタグランジン類の新規製造法を開発し（図3），各種プロスタグランジン類の工業的製造法を確立[5]した。当社プロスタグランジン類製造法として代表的なアルプロスタジル（PGE_1）の製造法を示す（図4）。「2成分連結法」では5員環部分の〔NF-24〕，ω鎖部分の〔NF-07〕及びα鎖部分の〔AIH〕より効率的かつ簡便にアルプロスタジルを製造することができる。このプロスタグランジン類新規製造法のキーとなるのが「香月Sharpless酸化反応」技術の活用であり，5

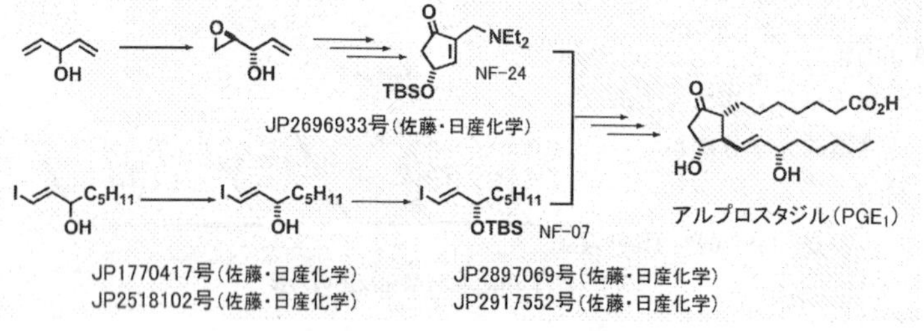

図3　日産化学のプロスタグランジン類製造技術

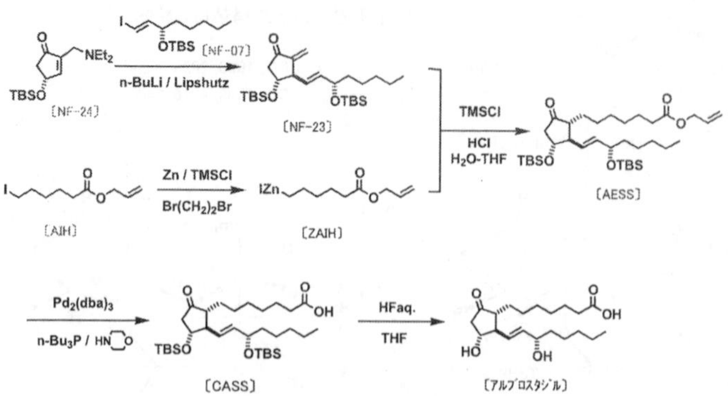

図4　2成分連結法によるアルプロスタジルの合成

第1章 不斉合成技術の展開

員環部分の〔NF-24〕及びω鎖部分の〔NF-07〕の製造において光学純度の高い化合物を得る有力な手法となっている。

5員環部分の〔NF-24〕は、ジビニルカルビノールの「香月Sharpless酸化反応」により得られる光学活性エポキシビニルアルコールから数工程を経て合成[5b,f)]される（図5）。

図5　5員環部分〔NF-24〕の合成

ここで鍵反応となるジビニルカルビノールの不斉エポキシ化反応は1985年に高野らにより初めて検討[6)]され、その後Schreiberらが詳細に速度論的考察[7)]をしている。反応は最初のエナンチオ面選択的な反応と続くジアステレオ面選択的な反応の速度差により速度論的分割が起こり、アキラルな化合物からの「メソトリック法」による効率的方法である（図6）。高野及びSchreiberらは反応時間を長くする事により収率は低下するもののエポキシアルコールの光学純度が極めて高くなることを報告している。最初の高野らの結果は1.0当量の触媒量で3日間反応させ収率60％程度で、光学純度は記載はないがSchreiberらの報告と合わせると約97％eeであると思われる。プロスタグランジン化合物の製造においては一般的に高い光学純度（99.5％ee以上）が要求されるため、我々は高光学純度の光学活性エポキシビニルアルコール製造の工業化にあたっ

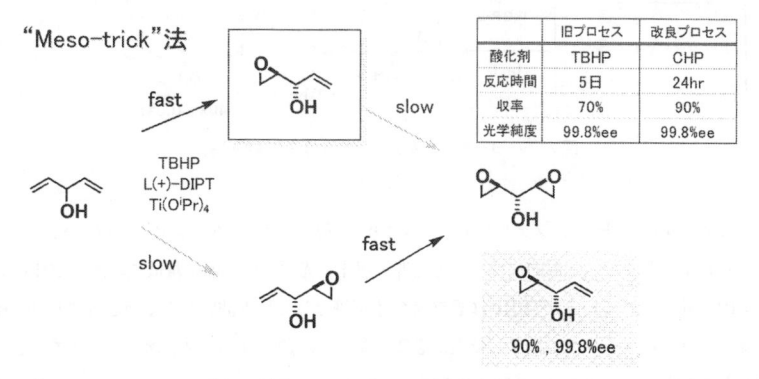

	旧プロセス	改良プロセス
酸化剤	TBHP	CHP
反応時間	5日	24hr
収率	70％	90％
光学純度	99.8％ee	99.8％ee

図6　ジビニルカルビノールの不斉エポキシ化

て再度,「香月Sharpless酸化反応」条件下での触媒種類・量,溶媒種類・量,酸化剤種類・量,反応温度,後処理条件等詳細な検討を実施した。我々は収率の向上,触媒量の低減はもちろん反応時間の短縮も目指して検討を行ない,酸化剤としてTBHP (t-ブチルヒドロペルオキシド) の替わりにCHP (クメンヒドロペルオキシド) を使用する事により触媒量もかなり低減でき,反応時間も約1/3〜1/5に短縮できた非常に光学純度の高いエポキシアルコールが高収率で得られる効率的な手法を確立した。また一般的にチタンの処理が煩雑と言われる後処理に関しても我々は効率的な手法を確立し,ジビニルカルビノールの不斉エポキシ化は安全かつ再現性良い製造プロセスとして現在でも1000Lのスケールでの製造を実施している。

ω鎖部分の〔NF-07〕はγ-ヨードアリルアルコールの速度論的分割により製造している。従来のアリルアルコールの速度論的分割では鏡像体間の速度比が50〜100であるため,光学的に純粋（100%ee）な目的物を得ることが非常に困難である。東京工業大学佐藤教授はビニル位末端にヨウ素を持った2級のアリルアルコールがエポキシ化において鏡像体間の速度比が圧倒的に異なり（速度比は10^4〜10^5と推定）高効率的に速度論的光学分割が起こることを見出し[8],我々はこれをω鎖合成に応用した（図7）。〔NF-07〕製造に関して触媒量の低減,反応時間の短縮を目的に検討の結果,反応溶媒をトルエンに変えることにより触媒量の低減と反応時間の短縮に成功した。酸化剤としてはTBHP／トルエン溶液を使用しており,これは日本油脂で調製,市販している。

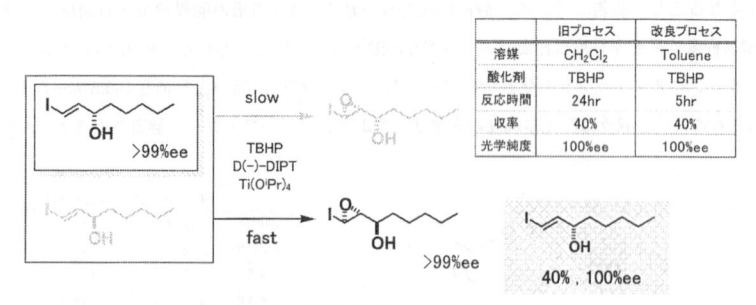

	旧プロセス	改良プロセス
溶媒	CH_2Cl_2	Toluene
酸化剤	TBHP	TBHP
反応時間	24hr	5hr
収率	40%	40%
光学純度	100%ee	100%ee

図7 γ-ヨードアリルアルコールの速度論的分割

ここで酸化剤のTBHP (t-ブチルヒドロペルオキシド) とCHP (クメンヒドロペルオキシド) について若干説明する。一般的には,反応速度,収率,光学純度,触媒量低減の面でCHPの方がTBHPに比べ優れている。TBHPは通常69%水溶液として日本油脂から市販されており,使用に際しては塩化メチレンで抽出し乾燥が必要となる。CHPは80%クメン溶液としてこれも日本油脂から市販されていて,これは水分をほとんど含んでいない為に一般的にはそのまま使用す

第1章 不斉合成技術の展開

る事が可能である。但しCHPを使用した場合は反応後にクミルアルコールが副生してくるため，それがそのまま有機層に残り一般的に生成物との分離が問題になる。以上の点を考慮して，目的物の物性や単離精製等を考え総合的に判断して使い分けが必要になる。

2.2.3 各種アリルアルコールの不斉エポキシ化

日産化学では「香月Sharpless酸化反応」のその他の化合物への技術展開として各種アリルアルコールの不斉エポキシ化も手懸けており，現在工業的規模で製造又は検討しているのは，メタリルアルコール，クロチルアルコール，3-シクロヘキシル-2-プロペン-1-オール，シンナミルアルコール等の不斉エポキシ化で，それぞれプロセス確立を行っている（図8）。

	酸化剤	Ti/酒石酸	収率(%)	光学純度(%ee)
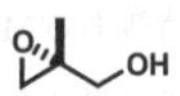	CHP	Ti/D-DIPT	90〜95	92
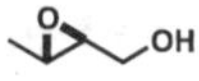	TBHP	Ti/L-DIPT	95	92
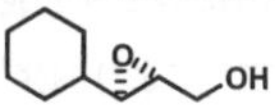	CHP	Ti/D-DIPT	97	92
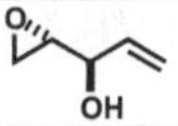	CHP	Ti/D-DIPT	90	99
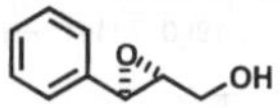	TBHP	Ti/D-DIPT	90	95

図8 各種アリルアルコールの不斉エポキシ化

五員環中間体	NF-24		NF-22	
	NF-26		NF-27	
ω鎖ユニット	NF-07		NF-09	
	NF-18		NF-11	
原体	Alprostadil		Limaprost	

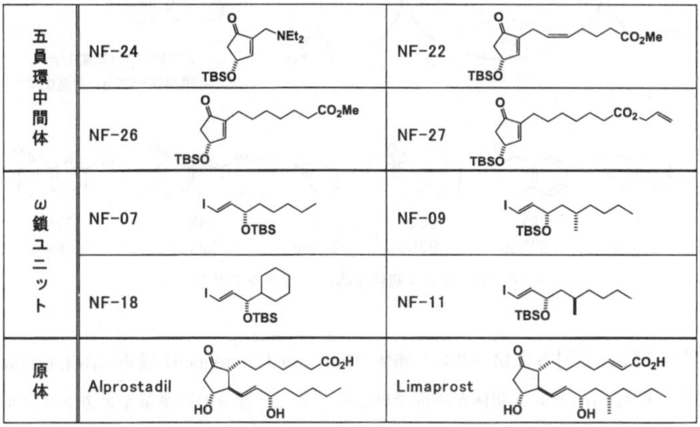

図9 日産化学のプロスタグランジン化合物

更に我々は〔NF-24〕製造技術及び「2成分連結法」の技術確立によるプロスタグランジン類5員環骨格部分の各種中間体,並びにω鎖の新規製造法の技術確立による各種ω鎖ユニットを,いずれも高い光学純度(99%ee以上)で大量供給が可能である。加えてプロスタグランジン原体であるアルプロスタジル及びリマプロストも高品質で供給可能である(図9)。

2.3 Mn-サレン錯体触媒による不斉エポキシ化反応の工業化

次に工業化検討を実施し量産可能な技術として確立している「Mn-サレン錯体触媒による不斉エポキシ化反応」について,光学活性アミノインダノールのプロセス検討を中心に,加えて光学活性シクロペンテンエポキシド合成についても紹介する。

2.3.1 Mn-サレン錯体触媒による不斉エポキシ化

本反応は1990年に九州大学香月䂖教授により開発[9]された非常に特徴あるMn-サレン錯体を触媒に用いて共役オレフィンを不斉エポキシ化する方法である。共酸化剤によりMn-サレン錯体がオキソ体となりそれがオレフィンを触媒的に酸化するもので,インデンやシクロペンタジエン,ジヒドロピラン誘導体から高光学純度を有するエポキシ化合物がほとんど定量的に得られる(図10)。時を同じくしてJacobsen教授(現・ハーバード大学教授)により開発[10]された同様の触媒に比べても,本反応触媒は一般的に高活性で反応が早く収率及び光学純度の面で優れている。

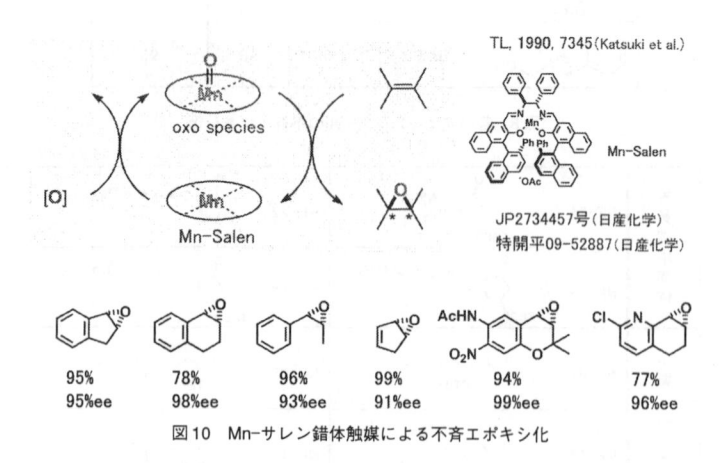

図10 Mn-サレン錯体触媒による不斉エポキシ化

不斉誘起に関して香月らはMn-サレン錯体の折れ曲がり(stepped)構造に由来した仮説を唱えている[11]。即ちMn-サレン錯体が平面ではなくジアミン部分の置換基がエカトリアル位を占めたstepped conformationをとるために,基質のオレフィンはサレン配位子との反撥が小さい側

第1章 不斉合成技術の展開

からナフチル基との立体障害を避けるような配向をもって接近すると想定されている（図11）。

◆ ジアミン部分の立体でエポキシドの立体が制御

図11 不斉誘起のメカニズム

得られるエポキシドの立体化学はすべてこの仮説で説明することができる。更に香月らは不斉誘起メカニズムの検証としてMn-サレン錯体のX線構造解析も行なっており、Mn-サレン錯体が折れ曲がり構造をとっている事やMnを含む5員環キレート構造が半椅子型配座でジアミン部分の置換基はエカトリアル位を占めている事等、仮説通りの結果を得ている。

2.3.2 アミノインダノールの製造技術

日産化学は1994年に「Mn-サレン錯体触媒による不斉エポキシ化反応」技術を導入し、光学活性アミノインダノールの合成に活用しその工業的製造法を確立した。光学活性アミノインダノールはHIVプロテアーゼ阻害剤の原料であり従来は光学分割法で製造されてきた（図12）。

我々はMn-サレン錯体触媒によるインデンからの不斉エポキシ化反応を利用して、得られた

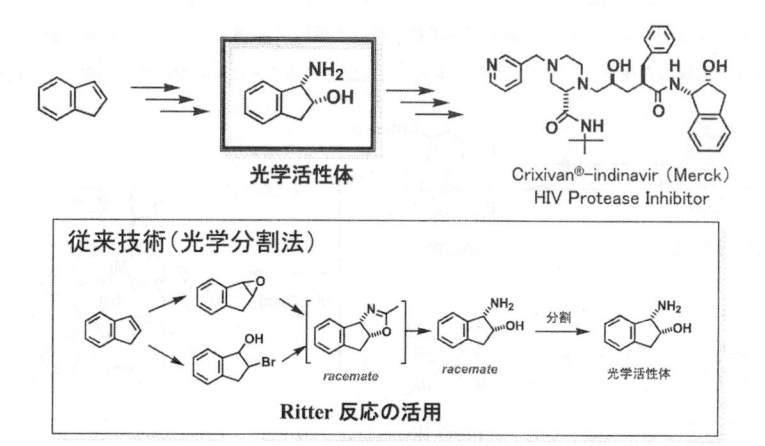

図12 光学活性アミノインダノール

キラル医薬品・医薬中間体の開発

光学活性インデンエポキシドをオキサゾリジノン誘導体へ導き加水分解して光学活性アミノインダノールへと導く製造技術を確立[12]した（図13）。

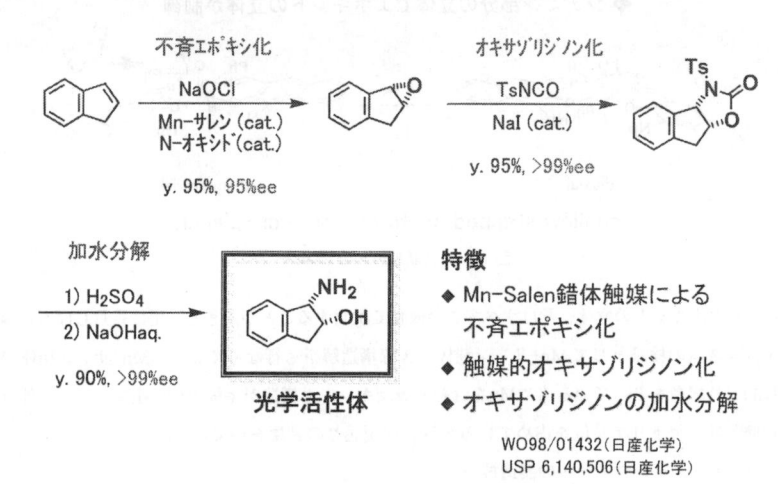

図13 日産化学のアミノインダノール製造技術

不斉エポキシ化: NaOCl, Mn-サレン (cat.), N-オキシド (cat.), y. 95%, 95%ee

オキサゾリジノン化: TsNCO, NaI (cat.), y. 95%, >99%ee

加水分解: 1) H₂SO₄, 2) NaOHaq., y. 90%, >99%ee → 光学活性体

特徴
- ◆ Mn-Salen錯体触媒による不斉エポキシ化
- ◆ 触媒的オキサゾリジノン化
- ◆ オキサゾリジノンの加水分解

WO98/01432（日産化学）
USP 6,140,506（日産化学）

インデンの不斉エポキシ化に関してはMn-サレン錯体触媒のデザイン，酸化剤，溶媒，反応温度，後処理等を種々検討し，酸化剤として次亜塩素酸，溶媒として酢酸エチル，軸配位子として4-フェニルプロピルピリジン-N-オキサイドを用いることにより，低触媒量で収率95％，光学純度95％eeで光学活性インデンエポキシドが得られる技術として確立した。

オキサゾリジノン化反応は大阪大学馬場章夫教授の技術[13]を導入し，エポキシ環に対し金属ハライド触媒の存在下でトシルイソシアネートと反応させることにより選択的，高収率で目的物

図14 Mn-サレン錯体合成

rac. BINOL → SAL-Ph
Benzaldehyde → (-)DPEDA
→ Mn(OAc)₂ → Mn-サレン錯体

第1章　不斉合成技術の展開

が得られるとともに，得られたオキサゾリジノン誘導体での精製がかかり，この時点で光学純度99％ee以上の化合物が得られ非常に高純度の光学活性アミノインダノールの製造プロセスとして出来上がった。

　我々はまたその反応の触媒となるMn-サレン錯体自体の製造検討も行い，入手容易なBINOLとベンズアルデヒドを出発とした効率的な製造法を確立した（図14）。詳細な説明は割愛させていただくが，ビナフチル部分〔SAL-Ph〕合成[14]（図15）及びジアミン部分合成[15]（図16）ともに量産可能である。

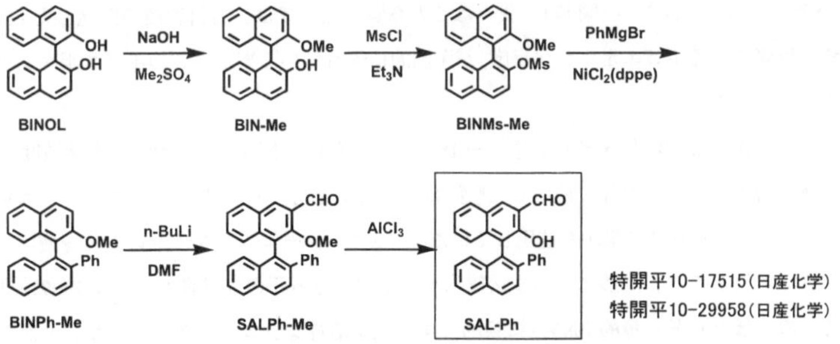

図15　SAL-Ph合成法

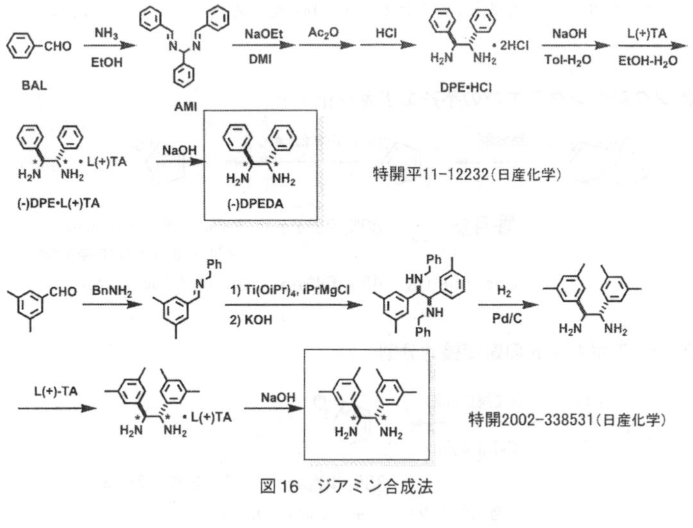

図16　ジアミン合成法

2.3.3 シクロペンテンエポキシドの合成

それでは次に、「Mn-サレン錯体触媒による不斉エポキシ化反応」の展開として、シクロペンテンエポキシドの合成に関して紹介する。

光学活性シクロペンテンエポキシドは種々の光学活性化合物の原料として幅広く用いられているものの、その合成法はほとんど報告されていない。香月教授の開発したMn-サレン錯体触媒を使ったシクロペンタジエンの不斉エポキシ化は非常に良好な結果で目的物が得られてくる[16]。Jacobsen教授の開発した錯体触媒を使用しても同様に得られる[17]が、収率及び光学純度ともに満足できる結果ではない。その他の方法としてラセミエポキシドの速度論的分割が報告されている[18]が全く実用的ではない(図17)。我々はこの基質に関しては、香月教授の開発した「Mn-サレン錯体触媒による不斉エポキシ化反応」が圧倒的に優れている事からこの不斉エポキシ化につき詳細に検討した。

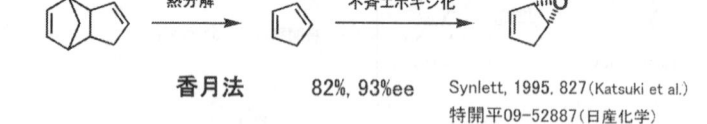

香月らの報告では重塩化メチレン中、−18℃で反応を行いNMR収率82%、光学純度93%eeで目的物を得ている。その際に使用した触媒はジアミン部分がビス-3,5-ジメチルフェニル体のものであるため、我々は従来から使用していたジフェニルエチレンジアミンの錯体を使用して再検討を行なったところ、酢酸エチルを溶媒にする事により若干の光学純度の低下(90%ee)は見られるもののほとんど定量的(99%)に目的とする光学活性シクロペンテンエポキシドが得られる事が解った。

またこの光学活性シクロペンテンエポキシドは化合物展開を行うことにより、種々の光学活性シクロペンテンアルコール誘導体が得られることが判っている。パラジウム触媒の存在下求核剤

◆ シクロペンタジエンの不斉エポキシ化

香月法	82%, 93%ee Synlett, 1995, 827 (Katsuki et al.) 特開平09-52887 (日産化学)
Jacobsen法	45%, 64%ee TL, 1994, 669 (Jacobsen et al.)

◆ rac-エポキシドの速度論的分割

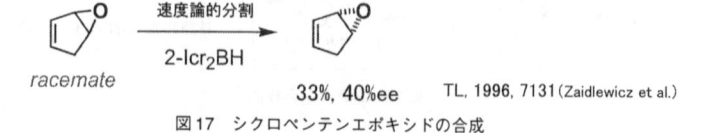

racemate → 速度論的分割 2-Icr₂BH → 33%, 40%ee TL, 1996, 7131 (Zaidlewicz et al.)

図17 シクロペンテンエポキシドの合成

第1章　不斉合成技術の展開

と反応させることにより1,4-付加化合物が、ベースの存在下で反応させることにより1,2-付加化合物が、アルキル金属試薬と反応させることにより1,2-付加化合物が、アルミナの存在下にアミン化合物と反応させることにより1,2-付加化合物がそれぞれ得られる(図18)。シクロペンテンエポキシドは非常に不安定であり単離が困難であるために、ここで単離精製を行なわずにこのような化合物展開を行なった後でその誘導体として単離する方がベターである。

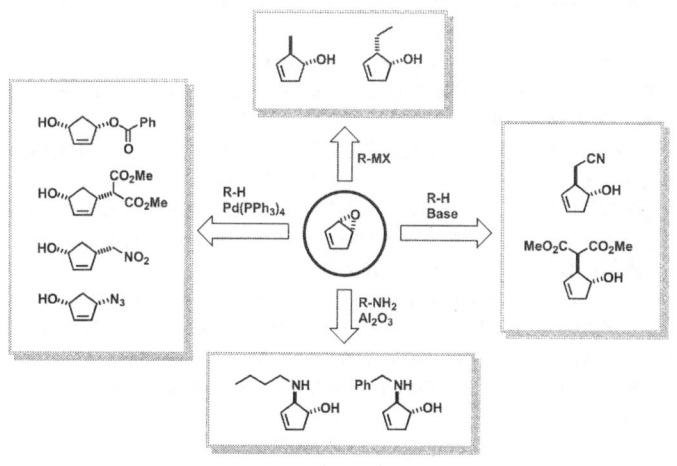

図18　シクロペンテンエポキシドの展開

2.4　おわりに

日産化学は20年近く前からキラルテクノロジーをコア技術とすべく研究開発に取組んできており、本稿で紹介した「香月Sharpless酸化反応」及び「Mn-サレン錯体触媒による不斉エポキシ化反応」の製造技術は他の追随を許さないものと自負している。

特に「香月Sharpless酸化反応」は発見されて25年を過ぎるが、この反応はこれまでに数多くの論文に引用されているだけでなくSharpless教授が2001年のノーベル化学賞を受賞したことでも明らかなように産業界へも計り知れない貢献をしている。東京工業大学佐藤研究室と日産化学はいち早くこの技術を工業生産へ活用しプロスタグランジン化合物の企業化に成功した。

日産化学は本稿で紹介した不斉エポキシ化のみならずキラルテクノロジーの工業化を積極的に進めており、新規不斉合成技術も含めキラルテクノロジーの基盤強化に努めている。

文　献

1) T. Katsuki, K. B. Sharpless, *J. Am. Chem. Soc.*, 1980, **102**, 5974
   Reviewとしては；T. Katsuki, V. S. Martin, *Org. React.*, 1996, **48**, 1；T. Katsuki, in *Comprehensive Asymmetric Catalysis II*, E. N. Jacobsen et al., Ed., Springer, 1999, vol.2, Ch.18.1；R. A. Johnson, K. B. Sharpless, in *Catalytic Asymmetric Synthesis*, I. Ojima, Ed., Wiley-VCH, Inc., 2000, Ch.6A
2) a) R. M. Hanson, K. B. Sharpless, *J. Org. Chem.*, 1986, **51**, 1922；b) Y. Gao et al., *J. Am. Chem. Soc.*, 1987, **109**, 5765
3) V. S. Martin et al., *J. Am. Chem. Soc.*, 1981, **103**, 6237
4) a) C. J. Burns et al., *J. Org. Chem.*, 1989, **54**, 2826；b) P. R. Carlier et al., *J. Org. Chem.*, 1989, **54**, 4016
5) a) 佐藤史衛, 岡本専太郎ほか, 有機合成化学協会誌, 1999, **57**, 422；b) S. Okamoto, F. Sato et al., *J. Org. Chem.*, 1988, **53**, 5590；c) N. Ono, F. Sato et al., *Chem. Lett.*, 1992, 2095；d) 佐藤史衛, 日産化学, 日本特許1770417号；e) 佐藤史衛, 日産化学, 日本特許2518102号；f) 佐藤史衛, 日産化学, 日本特許2696933号；g) 佐藤史衛, 日産化学, 日本特許2897069号；h) 佐藤史衛, 日産化学, 日本特許2917552号
6) S. Hatakeyama, S. Takano et al., *J. Chem. Soc. Chem. Commun.*, 1985, 1759
7) a) S. L. Schreiber et al., *J. Am. Chem. Soc.*, 1987, **109**, 1525；b) D. B. Smith et al., *Tetrahedron*, 1990, **46**, 4793；c) V. Jager et al., *Tetrahedron*, 1991, **47**, 2195
8) a) Y. Kitano, F. Sato et al., *Tetrahedron Lett.*, 1987, **28**, 6351；b) 佐藤史衛, 日本特許2518102号
9) T. Katsuki et al., *Tetrahedron Lett.*, 1990, **31**, 7345
10) E. N. Jacobsen et al., *J. Am. Chem. Soc.*, 1990, **112**, 2801
11) Y. Ito, T. Katsuki, *Bull. Chem. Soc. Jpn.*, 1999, **72**, 603
12) a) 日産化学, WO98/01432；b) 日産化学, USP 6,140,506
13) a) A. Baba et al., *Chem. Lett.*, 1986, 1963；b) A. Baba, et al., *J. Org. Chem.*, 1986, **51**, 2177
14) a) 日産化学, 特開平10-17515；b) 日産化学, 特開平10-29958
15) a) 日産化学, 特開平11-12232；b) 日産化学, 特開2002-29958
16) a) T. Katsuki et al., *Synlett*, 1995, 827；b) 日産化学, 特開平09-52887
17) E. N. Jacobsen et al., *Tetrahedron Lett.*, 1994, **35**, 669
18) M. Zaidlewicz et al., *Tetrahedron Lett.*, 1996, **37**, 7131

3 触媒的光学分割法による医薬中間体の生産

古川喜朗*

近年,医薬品分野を中心に光学活性化合物の需要が急速に伸びている。一方でまた,数多くの触媒的不斉合成反応が開発され,工業規模で実用化される例も増えてきた。

我々は,微生物を用いる立体選択的資化分割というバイオ法を用いる速度論的光学分割法で光学活性エピクロロヒドリンやグリシドールの前駆体である光学活性3-クロロ-1,2-プロパンジオールの生産を行なってきた(図1)[1]。さらに 2000 年からは,Jacobsen 触媒を用いるエポキシ化合物の速度論的光学分割法による生産をスタートさせ,バイオ・化学両光学分割法を駆使して光学活性原料の製造を行っており,さらにそれらを利用した医薬中間体の製造への展開も行っている。

本稿では実際に工業化されている触媒的光学分割法を紹介するとともに,我々が取り組んでいる光学分割法についてもあわせて紹介する。

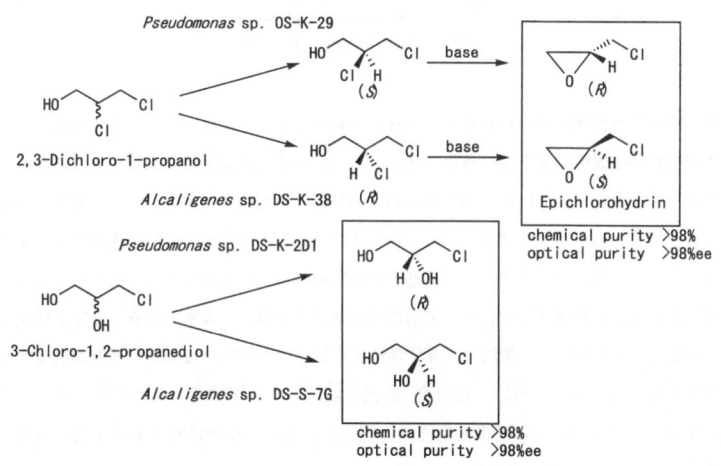

図1 Daiso's microbial resolution of C3 chiral building blocks.

3.1 速度論的光学分割法とは

光学分割法とは,化学的,物理的手法を用いて両エナンチオマーを分離する方法で,晶析法,液体クロマトグラフ法,速度論的光学分割法の3つに大別される。晶析法には,光学活性な種結晶を用いる優先晶析法や,光学分割剤の添加によりジアステレオマーの塩とした後,それらの溶

---

* Yoshiro Furukawa ダイソー㈱ 研究開発本部研究所 研究所長

解度の差を利用して分割，その後，分割剤を遊離させるジアステレオマー法がある。液体クロマトグラフ法は，光学活性な固定床をもったキラルカラムを用いて両エナンチオマーを直接分割する方法である。速度論的光学分割法とは，光学活性な触媒や試薬との反応において一方のエナンチオマーが他方に比べて優先的に反応する点を利用した方法である。図2にR-体の方がS-体より優先的に反応し，反応後，得られた光学活性な生成物と未反応のS-体を分離する場合を図示した。このように速度論的光学分割法では，出発物質であるラセミ体から得られる光学活性な生成物の最大収率は理論的には50%になる。

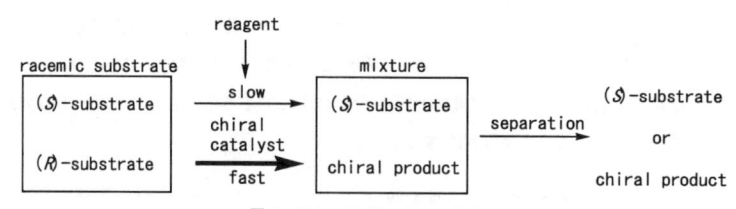

図2 Catalytic kinetic resolution.

速度論的光学分割法に用いられる光学活性な触媒や試薬としては，酵素や微生物などを用いるバイオ法と化学触媒や試薬を用いる化学法とがある。バイオ法は，古くから知られており，アミノ酸合成など工業化されているものも多いが，基質毎に分割種や反応条件などの最適化が必要であるため，基質の適用範囲が狭い。一方，化学法は最近の不斉合成反応の急速な進歩の中で発展してきたものであり，バイオ法に比べて基質の適用範囲が広い特徴をもつ。化学法は反応試薬自身が光学活性化合物の場合と触媒が光学活性化合物である場合に大別される。光学活性化合物は一般的に高価であるため，工業的には光学活性化合物を触媒量用いる触媒的速度論的光学分割法が有利なことは言うまでも無い。1981年Sharplessらによって開発された不斉エポキシ化反応を利用する2級アルコールの速度論的光学分割法が，実用的な触媒的光学分割法の出発点と言えよう[2]。

なお，速度論的光学分割法では，理論的に最大収率は50%であるため，半分は無駄になるのが最大の欠点であるが，速度論的光学分割と同時に，原料のラセミ化を行ういわゆるdynamic kinetic resolution（動的速度論的光学分割）は，理論収率100%で反応生成物のみを高い光学純度で無駄なく得る方法として近年注目を集めている[3]。この例についても後ほど紹介したい。

3.2 酒石酸ジエステル-Ti（IV）錯体を用いる2級アルコールの速度論的光学分割法

1980年，当時Stanford大にいたSharpless（現Scripps研），香月（現・九大理）らは酒石酸ジ

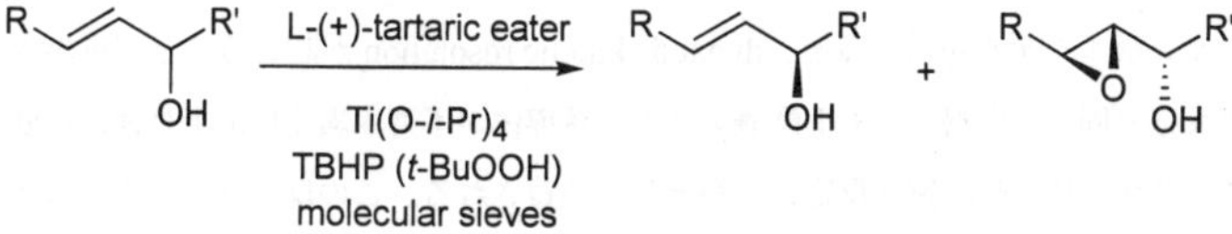

第 1 章　不斉合成技術の展開

図 3　Sharpless' kinetic resolution of allyl alcohols.

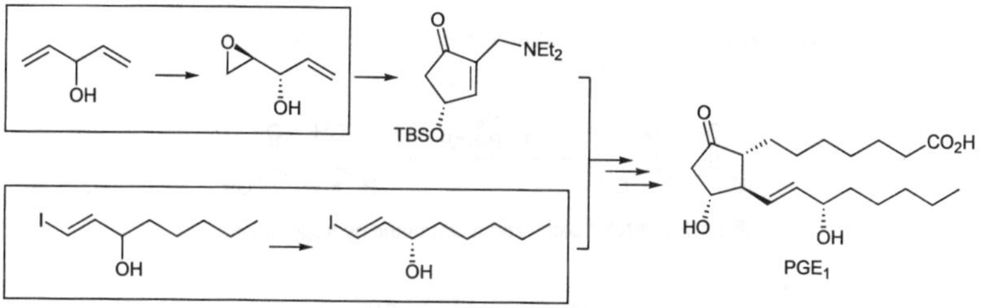

図 4　Industrial synthesis of prostaglandin.

エステル-Ti (IV) 錯体を用いるアリルアルコール類の触媒的不斉エポキシ化反応を開発[4]，翌年，この反応を用いた第二級アリルアルコールの光学分割法を報告した。基質として 1 位に置換基を有するラセミ体のアリルアルコールを用いて反応を行うと一方のエナンチオマーが他方に比べて早く反応し，光学活性なエポキシ化合物と未反応の光学活性第二級アリルアルコールが得られることを見出した（図3）[2]。本光学分割法は，使用する反応剤が入手容易な上，一般性が高く適応範囲も広いため，光学活性 2 級アルコールの入手法として天然物の全合成など広く利用されるようになった。日産化学では本光学分割法を用いてプロスタグランジンの合成を企業化している（図4）[5]。

本反応を工業生産の観点から見ると，触媒の負荷量，試薬の危険性，未反応原料と反応生成物との分離などの問題があり，プロスタグランジンといった比較的少量生産の工業化に限られている。

3.3　Ru-BINAP 触媒を用いる α-置換-β-ケトカルボン酸エステルの動的速度論的光学分割法

大規模工業生産が初めて実施された触媒的速度論的光学分割法は，高砂香料で工業化されたカルバペネム系抗生物質の合成中間体である 4-acetoxyazetidin-2-one の生産であろう。

1987 年，野依（名大理）らにより Ru-BINAP 錯体を用いる 3-オキソブタン酸メチルのような近傍に官能基を有するケトン類の不斉水素化反応が報告されるようになり，広範囲なケトン類が

高い不斉収率で水素化されることが明らかになった（図5）[6]。さらに，基質としてα-置換-β-ケトカルボン酸エステルを用いると，dynamic kinetic resolution が起こることが見出された。不斉水素化反応と同時に原料のアセト酢酸エステル誘導体が不斉水素化反応より速い速度でラセミ化反応を起こすため，順次還元反応の原料として消費される。この反応は，カルバペネム系抗生物質の合成中間体である4-acetoxyazetidin-2-oneの工業化に用いられている。BINAPのフェニル基の4位にメチル基を導入した配位子TolBINAP-Ru（II）錯体を触媒に用いてラセミ体2-amidomethyl-3-oxobutanoateから出発して収率95％，syn/anti = 93：7，光学純度98％eeの選択性でvicinal位の二つの不斉中心を一挙に構築することができる（図6）[7]。

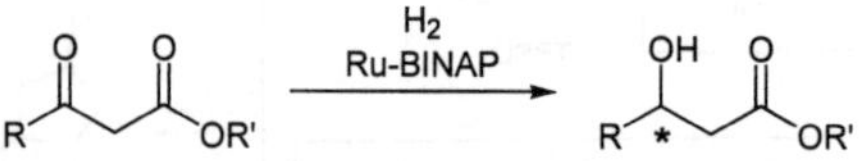

図5　Ru-BINAP catalyzed asymmetric hydrogenation.

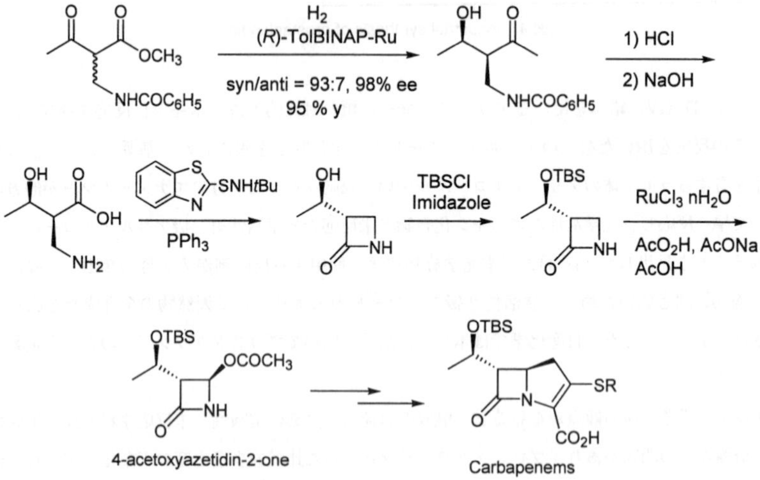

図6　Industrial synthesis of 4-acetoxyazetidin-2-one.

3.4　Jacobsen触媒を用いるエポキシ化合物の速度論的光学分割法

　ラセミ体エポキシ化合物の触媒的速度論的光学分割法は，1995年Jacobsen（Harvard大）らによりはじめて報告された。彼らは，ラセミ体のエポキシ化合物とアジ化トリメチルシリル（TMSN$_3$）とを，光学活性 trans-シクロヘキシルジアミンと2,4-ジ-tert-ブチルサリチルアルデヒドからなるsalen配位子を有するCr（III）錯体を触媒として反応させることにより，光学活性

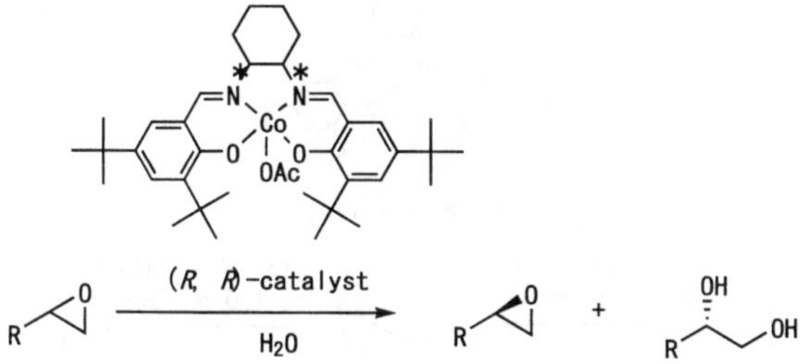

第1章　不斉合成技術の展開

図7 Jacobsen's hydrolytic kinetic resolution of terminal epoxides.

エポキシ化合物を得る方法を見出した[8]。しかしながら、アジ化トリメチルシリルの価格と安全性、また、Cr触媒の毒性の点で、すぐには実用化に結びつかなかった。

さらに改良を重ね、1997年、今度は同一の配位子からなるsalen-Co (III) 錯体を触媒として用いて、水を求核剤として光学分割が行なえることを見出した（図7）[9]。本反応は無溶媒でも反応が進行する上、触媒も再利用可能な工業的に非常に有用な反応である。本反応は、ChiRex社（現Rhodia社）が世界独占的実施権を有しており、我々は2000年6月に光学活性エピクロロヒドリンの合成法としてサブライセンス（日本国内においては独占的実施権）を受け、8月から本格生産をスタートさせ、バイオ法からコスト競争力の高いJacobsen法に切り替え、年間250トンの生産体制を確立した。

Jacobsen法では光学活性エピクロロヒドリンと共に水和開環した光学活性3-クロロ-1,2-プロパンジオールが併産される。反応率を調整し、収率40%、光学純度95%eeで得ることは可能であるが、高い光学純度の3-クロロ-1,2-プロパンジオールを得るには本反応で得られた高光学純度のエピクロロヒドリンを、そのエピクロロヒドリンを得た触媒と反対の立体配置を有する触媒を用いて高レジオ選択的に水和開環反応を行う、いわゆるdouble kinetic resolutionによって得られる（図8）[10]。

また、Jacobsenらは触媒をポリスチレンやシリカゲルに担持させ、触媒を容易にリサイクルできることも示している。まだラボ実験の段階であるが、カラムに充填して連続的に反応させる方法も報告している[11]。さらに最近、より高活性なオリゴマー触媒の開発が報告されている[12]。

このようにして得られた光学活性エピクロロヒドリンは、降圧剤、抗ウイルス剤、抗菌剤、抗アレルギー剤、高脂血症治療剤などの医薬品原料として広く用いられている。

3.5　シンコナアルカロイド系触媒を用いるアミノ酸誘導体の速度論的光学分割法

シンコナアルカロイドを用いた不斉反応の研究は古くより行われており[13]、Sharplessらによ

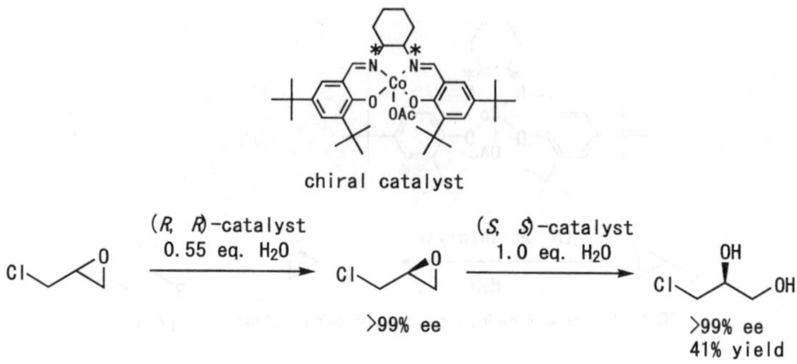

図8 Double hydrolytic kinetic resolution of epichlorohydrin.

る Os 触媒不斉ジオール化反応[14]，Merck 社の Dolling らによる相間移動触媒を用いた α-アリールインダノン誘導体の不斉メチル化反応を利用した (+)-indacrinone の鍵中間体合成[15]，O'Donnel らによる相間移動触媒を用いたグリシン schiff 塩基の不斉アルキル化を利用した α-アミノ酸合成[16] などの反応は，生成物の収率・光学純度，基質の適用範囲の広さなど実用的に満足できる水準に到達している。最近，Deng (Brandeis 大) らは，シンコナアルカロイドを触媒とする新たな不斉合成反応を精力的に展開している。

2001年，Deng らは，Sharpless 不斉ジオール化反応における不斉配位子であるシンコナアルカロイド誘導体 (DHQD)$_2$AQN を触媒として用いてラセミ体アミノ酸から二段階で誘導したウレタン保護 N-カルボキシアミノ酸無水物 (UNCA) のアルコリシスによる速度論的光学分割を行い，光学活性 N-保護アミノ酸を効率よく得る方法を見出した (図9)[17]。

光学分割終了後，未反応の UNCA を加水分解し，N-保護アミノ酸に誘導すると，反応混合物は塩基性の触媒 (DHQD)$_2$AQN，中性の N-保護アミノ酸エステルおよび酸性の N-保護アミノ酸となるため，抽出操作だけでそれぞれを容易に分離精製することができ，さらに，触媒の再利用が可能である (図10)。

本反応は基質の適用範囲が極めて広く，アルキル・アリール基を問わず，また，ヘテロ・ハロゲン原子などを含む種々の α-アミノ酸の高選択的光学分割が可能である。また，アミノ基の保護基は Z-基に限らず，Alloc 基，Fmoc 基，Boc 基などでも同様に光学分割することができる。さらに，キニジンの擬エナンチオマーであるキニンをベースとした (DHQ)$_2$AQN を触媒とすることで，天然型 L-アミノ酸と非天然型 D-アミノ酸を容易に作り分けることができる。

また，本反応においても，フェニルグリシンなどアリール基が α 位に置換したアミノ酸の UNCA では，dynamic kinetic resolution が行えることが報告された[18]。この場合，(DHQD)$_2$AQN は，UNCA の α-水素引き抜きによるラセミ化と速度論的光学分割アルコリシスの二つの

図9 Deng's kinetic resolution of UNCA via(DHQD)$_2$AQN-catalyzed alcoholysis.

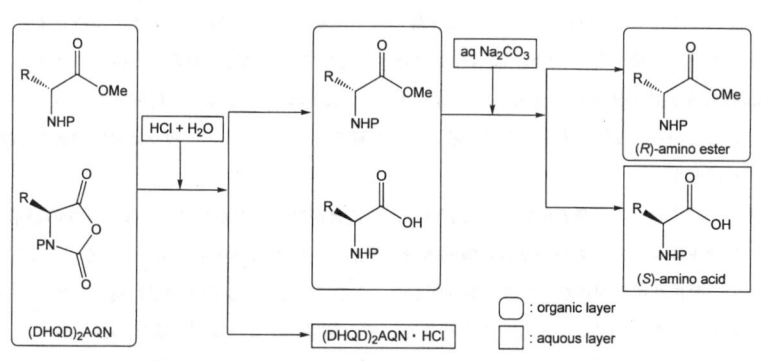

図10 Separation of amino ester, amino acid, and catalyst.

反応の触媒として作用している。α-アリール置換アミノ酸は，すでに実用化された野依らによるRh-BINAP触媒によるデヒドロアミノ酸の不斉水素化反応[19]や，実用化レベルにある相間移動触媒を用いたグリシンschiff塩基の不斉アルキル化反応[20]では合成できない型のアミノ酸であり，本反応の有用性を示すものである。

さらに本反応は，2-ヒドロキシカルボン酸から一段階で誘導される1,3-ジオキソラン-2,4-ジオンの速度論的光学分割にも適用できることが報告された（図11）[21]。アミノ酸の速度論的光学分割と同様，基質の適用範囲が広範であり，アリール基がα位に置換したものではdynamic kinetic resolutionを行うことができるなど，光学活性2-ヒドロキシカルボン酸の新たな製造法として注目される。

光学分割法とは異なるが，Dengらによりシンコナアルカロイド系触媒を用いる触媒的不斉合成反応としてプロキラルな環状酸無水物の非対称化反応[22]，ケトンの不斉シアノ化反応[23]，チ

図11 Dynamic kinetic tesolution of 5-aryl-1,3-dioxolane-2,4-diones

オールの環状エノンへの不斉共役付加反応[24]も報告されている。

我々は2001年4月にBrandeis大学から本光学分割法のライセンス（世界独占的実施権）を受け，非天然型アミノ酸および2-ヒドロキシカルボン酸の本格生産に注力している。

まず，工業化で一番問題になったのは触媒の入手性である。本触媒はもともと不斉ジオール化反応における配位子としてSharplessらが開発したものでありMITが特許を取得し，フランスのRhodia社が独占的実施権を所有している。さらに，試薬レベルでは入手可能であるが，合成が難しいことから，安価に大量に入手することが困難であった。そこで，我々は触媒の新たな探索に乗り出した。

キニンやキニジン自身も触媒として有効であることが判明したが，スケールアップの段階で，キニンやキニジンの水酸基が基質の酸無水物と反応し，付加物が少量生成してくることが判り，触媒の回収再利用に問題があることが判明した。そこで，キニジンの水酸基に種々のアルキル化剤を導入し，触媒のスクリーニングを行った。その結果，プロパルギル基と tert-ブトキシカルボニルメチル基で置換した触媒が（DHQD)$_2$AQN や（DHQ)$_2$AQN より高い選択性を示すことが判明した。特に，プロパルギル基を導入した触媒（図12）は合成のしやすさや触媒の安定性の点で優れており，本触媒を用いた本格生産に向け，現在検討を行っている[25]。

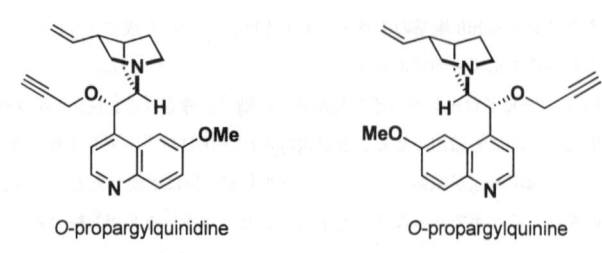

図12 New catalysts for Deng's kinetic resolution

第1章 不斉合成技術の展開

3.6 まとめ

最後に触媒的速度論的光学分割法の特徴と工業化のポイントをまとめてみた。

(a) 選択性が多少悪くても，収率を少し犠牲にし，反応率を上げれば光学純度を高くすることができる。したがって，基質の適用範囲が広い。
(b) 光学分割剤が少量で済む点で，晶析法と異なる。また，触媒が安価であるか容易に回収でき再利用可能であればなお良い。
(c) 反応試薬が安価で，安全な反応に適用できる。
(d) 光学分割法の宿命であるが，最大収率は50%である。したがって，ラセミ体が安価に入手可能でなければならない。さもなくば不要のエナンチオマーのラセミ化や，所望の立体のエナンチオマーへの変換が必要である。また，光学分割中にラセミ化を起こすことができれば，理論的に100%収率となり動的速度論的光学分割法が可能になる。
(e) 原料と生成物の分離が必要である。例えば沸点差が大きく蒸留で分離できることや酸塩基抽出で容易に分離できることが必要である。

従来は酵素や微生物といったバイオ触媒の独壇場であった光学分割法も，不斉合成技術の進歩とともに，化学触媒を用いる触媒的光学分割法が盛んに報告されるようになってきた。これらの中には工業的に有用な反応もあり，今後も，触媒的光学分割法は光学活性化合物の工業的製法のひとつとして確固たる地位を占めていくであろう。

文　献

1) N. Kasai, T. Suzuki, "Asymmetric Catalysis on Industrial Scale" ed. by H. -U. Blaser, E. Schmidt, WILEY-VCH, Weinheim (2004) p 233.
2) V. S. Martin, S. S. Woodard, T. Katsuki, Y. Yamada, M. Ikeda, K. B. Sharpless, *J. Am. Chem. Soc.*, **103**, 6237 (1981).
3) 最近の総説：F. F. Huerta, A. B. E. Minidis, J.-E. Backvall, *Chem. Soc. Rev.* **30**, 321 (2001).
4) T. Katsuki, K. B. Sharpless, *J. Am. Chem. Soc.*, **102**, 5974 (1980).
5) Y. Kitano, T. Matsumoto, T. Wakasa, S. Okamoto, T. Shimazaki, Y. Kobayashi, F. Sato, K. Miyaji, K. Arai, *Tetrahedron Lett.*, **28**, 6351 (1987).
6) R. Nyori, T. Ohkuma, M. Kitamura, N. Sayo, H. Kumobayashi, S. Akutagawa, *J. Am. Chem. Soc.*, **109**, 5856 (1987).

7) H. Kumobayashi, T. Miura, N. Sayo, T. Saito, *J. Syn. Org. Chem., Jpn.*, **57**, 387(1999).
8) L. E. Martinez, J. L. Leighten, D. H. Carsten, E. N. Jacobsen, *J. Am. Chem. Soc.*, **117**, 5897(1995); J. F. Larrow, S. E. Schaus, E. N. Jacobsen, *J. Am. Chem. Soc.*, **118**, 7420 (1996).
9) M. Tokunaga, J. F. Larrow, F. Kakiuchi, E. N. Jacobsen, *Science*, **277**, 936(1997).
10) M. E. Furrow, S. E. Schaus, E. N. Jacobsen, *J. Org. Chem.*, **63**, 6776(1998); S. E. Schaus, B. D. Brandes, J. F. Larrow, M. Tokunaga, K. B. Hansen, A. E. Gould, M. E. Furrow, E. N. Jacobsen, *J. Am. Chem. Soc.*, **124**, 1307(2002).
11) D. A. Annis, E. N. Jacobsen, *J. Am. Chem. Soc.*, **121**, 4147(1999).
12) J. M. Ready, E. N. Jacobsen, *J. Am. Chem. Soc.*, **123**, 2687(2001); J. M. Ready, E. N. Jacobsen, *Angew. Cem. Int. Ed.*, **41**, 1374(2002); D. E. White, E. N. Jacobsen, *Tetrahedron: Asymmetry*, **14**, 3633(2003).
13) 最近の総説：K. Kacprzak, J. Gawronski, *Synthesis*, 961(2001).
14) R. A. Johnson, B. M. Sharpless, "Catalytic Asymmetric Synthesis 2nd ed." ed. by I. Ojima, WILEY-VCH, New York(2000) p 357.
15) U.-H. Dolling, P. Davis, E. J. J. Grabowski, *J. Am. Chem. Soc.*, **106**, 446(1984).
16) 最近の総説：M. J. O' Donnel, *Aldrichimica Acta*, **34**, 3(2001).
17) J. Hang, S.-K. Tian, L. Tang, L. Deng, *J. Am. Chem. Soc.*, **123**, 12696(2001).
18) J. Hang, H. Li, L. Deng, *Org. Lett.*, **4**, 3321(2002).
19) T. Ohkuma, M. Kitamura, N. Noyori, "Catalytic Asymmetric Synthesis 2nd ed." ed. by I. Ojima, WILEY-VCH, New York (2000) p 1.
20) 最近の総説：T. Ooi, K. Maruoka, *J. Syn. Org. Chem., Jpn.*, **61**, 1195(2003).
21) Y. Chen, S.-K. Tian, L. Deng, *J. Am. Chem. Soc.*, **122**, 9542(2000); Y. Chen, L. Deng, *J. Am. Chem. Soc.*, **123**, 11302(2001); C. Choi, S.-K. Tian, L. Deng, *Synthesis*, 1737 (2001).
22) L. Tang, L. Deng, *J. Am. Chem. Soc.*, **124**, 2870(2002).
23) S.-K. Tian, L. Deng, *J. Am. Chem. Soc.*, **123** , 6195(2001); S.-K. Tian, R. Hong, L. Deng, *J. Am. Chem. Soc.*, **125** , 9900(2003).
24) P. McDaid, Y. Chen, L. Deng, *Angew. Chem. Int. Ed.*, **41**, 338(2002).
25) Y. Ishii, Y. Miki, Y. Furukawa, WO 03/064420(2002).

4 アミノ酸の不斉を利用した光学活性医薬中間体の開発：
HIVプロテアーゼ阻害剤中間体の製法開発を例にして

井澤邦輔*

4.1 はじめに

アミノ酸は輸液などの医薬品として用いられるだけでなく，適当な構造修飾を受けて，抗生物質，血圧降下剤など多くの医薬品に用いられてきた[1]。特に，この10年余の間に種々の酵素阻害剤の骨格成分としてペプチドをミミックした医薬品の開発が進み，中でもHIVプロテアーゼは多くのエイズ患者に光明をもたらした。本稿では，HIVプロテアーゼ阻害剤の中でAmprenavir 2 (Fosamprenavir：2の水酸基をリン酸化したプロドラッグも開発されている) 中間体の製法について，種々の既存合成法と我々が行った研究の結果を紹介する。

4.2 Amprenavir中間体の合成

Amprenavir 2の中間体としては (S, S)-Boc-Epoxide 1 が使用されている（図1)[2]。その合成ルートには多くの例があり，フェニルアラニン誘導体の化学として重要なものが多いので，以下に代表的なものを取り上げ紹介する。なお，最近認可されたAtazanavir 4は (R, S)-Boc-Ep-

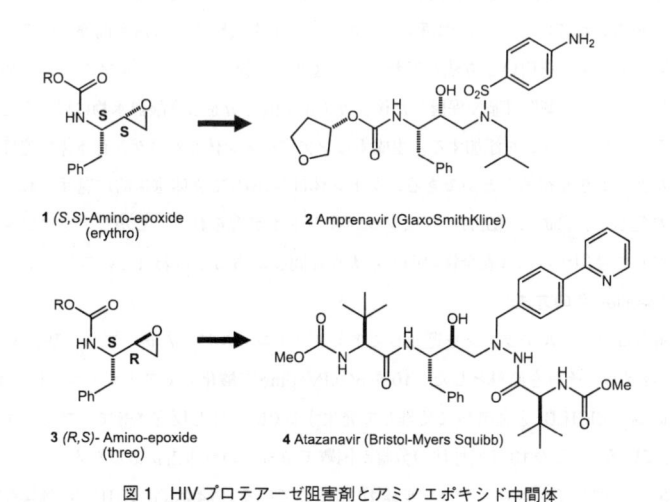

図1 HIVプロテアーゼ阻害剤とアミノエポキシド中間体

---

* Kunisuke Izawa 味の素㈱ アミノサイエンス研究所 理事

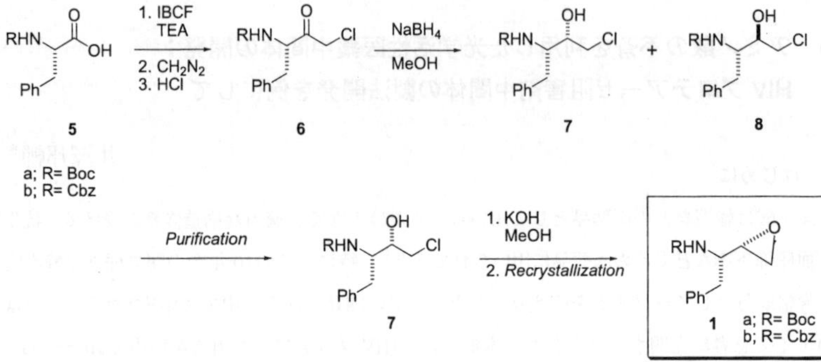

図2 ジアゾメタンを用いる(S, S)-アミノエポキシドの合成

oxide **3** を原料に合成されており，各異性体の選択的合成が求められている[3]。なお，本稿では紙数の関係で (S, S)-Boc-Epoxide **1**，Amprenavir **2** へのアプローチに関しての紹介にとどめ，(R, S)-Boc-Epoxide については別の機会に紹介したい。

4. 2. 1 ジアゾメタン法によるアミノエポキシドの合成

これまでレニン阻害剤など酵素阻害剤の開発の過程でペプチド結合をミミックしたヒドロキシエチレン Isostere の合成法が種々開発されている。その際，N-保護アミノエポキシドが有用であることが報告されている[4]。N-保護アミノエポキシドを実験室的に最も簡便に得る方法は図2に示すジアゾメタンを用いる方法と思われる（図2）[5]。即ち，フェニルアラニンを Boc 基や Cbz 基などのウレタン型保護基で保護した後，カルボン酸部分を混合酸無水物に導くことで活性化し，そこにジアゾメタンを添加する。生成するジアゾケトン体をハロゲン化水素で処理するとハロメチルケトン **6** を得ることができる。ケトン体は $NaBH_4$ で立体選択的に還元され，それをアルカリ処理して，目的の (S, S)-アミノエポキシド **1** が得られる。しかし，ジアゾメタンを工業的レベルで使用するには安全性の面から大きな問題があると言われている[6]。

4. 2. 2 Beaulieu らの方法[7]

Beaulieu らはフェニルアラニンを還元してアミノアルコールにした後，アミノ基を Bn で保護して **10** を合成し，それを原料とした。**10** を SO_3.Pyridine で酸化してアミノアルデヒド **11** に導いた後，低温下 $ClCH_2Br$ を金属 Li で処理して発生する $ClCH_2Li$ と反応させて，アミノエポキシド **13** を得ている[7]。この **13** は異性体の分離が困難であるという報告があるため[8]，単離することなく塩酸で処理してクロロアルコール体 **14** に導いている。**14** は Pd (OH)$_2$/C 触媒存在下に還元的に脱保護され，Boc 化，エポキシ化を経て目的とする (S, S)-Boc-Epoxide **1a** が合成された（図3）。金属 Li を15当量必要とする点とそのクロロメチル化の収率が38-45%と低いの

第1章　不斉合成技術の展開

が難点と思われる。

図3　Beaulieuらによる(S, S)-Boc-Epoxideの合成

4.2.3　Barrishらの方法[9]

BarrishらはN-Boc-Phe-OEt **16** への直接クロロメチル化を報告している (図4)。即ち，**16** を4当量のClCH$_2$I，5当量のLDAで処理することで，クロロメチルケトン体 **6a** を86%の収率で得ている。反応はClCH化経由で進むと考えられている。ClCH化体はもう一分子のClCHLiと反応して，ClCHI$_2$と目的物 **6a** を与える。NH基がLi化されるため，ラセミ化が防止されると考えられている。**6a** のNaBH$_4$による還元は通常4：1で起こるが，後処理によりSS：RS比が

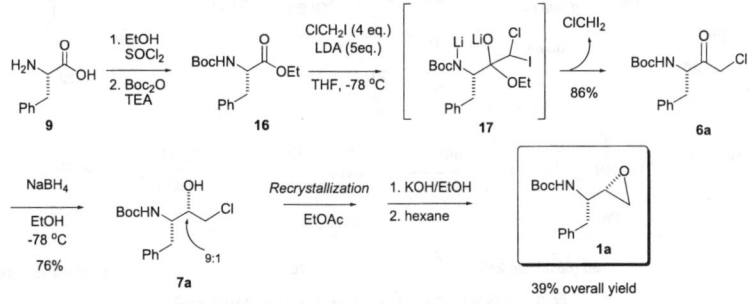

図4　Barrishらによる(S, S)-Boc-Epoxide(12a)の合成

9：1の生成物**7a**を76％収率で得ている．なお，**7a**は一回の再結晶で98％de，99％eeになることが報告されており，**16**から通して反応を行うことで，高純度の**1a**を39％の総収率で得ている．高価なClCH$_2$IやLDAの大量使用という経済的問題があるが，シンプルなプロセスである．

4.2.4 ケトエステルルート

アミノ酸のカルボキシル部分を1炭素増炭してできるハロメチルケトンはHIVプロテアーゼ阻害剤の重要中間体となりうる．Palmerはアミノ酸イミダゾリドにモノベンジルフルオロマロネートを反応させ，ケトエステル**18**に導いた後，エステルの脱保護と脱炭酸を同時に行い，目的のフルオロメチルケトン体**19**を得ている（図5）[10]．我々は，この方法にならい，アミノ酸をケトエステルに導き，ハロゲン化，脱炭酸することでハロメチルケトンに誘導できると考えた．

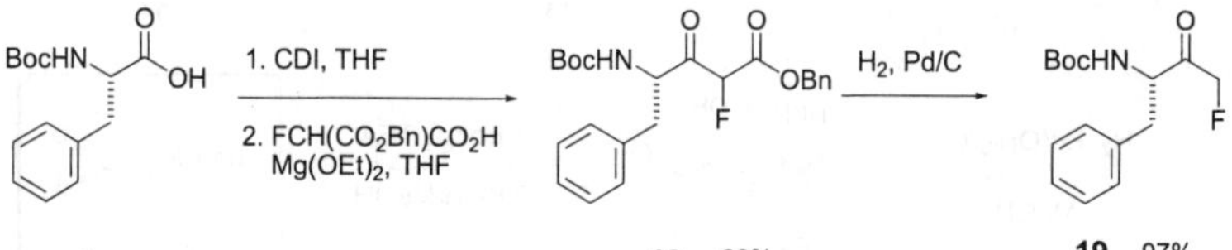

図5 ケトエステル法によるハロメチル化反応

そこで，まず単純なN-Cbz保護アミノ酸メチルエステル**20**の交叉クライゼン縮合を検討した．その結果，**20**と酢酸エステルのリチウムエノラートによりβ-ケトエステル**21**がほぼ定量的に合成されることを見出した（図6）[11]．一般に交叉クライゼン縮合では自己縮合物や求核剤が2分子反応したアルコール副生物が多く生成するため，エステル部分を活性型に変えて行うことが多い[12]．このような中でアミノ酸エステルとの反応が選択的に高収率で目的物を与えることは注

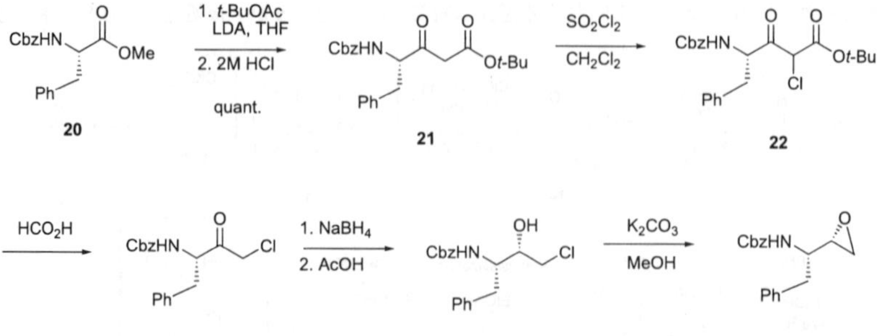

図6 本多らによる(S, S)-Cbz-Epoxide(**1b**)の合成

第1章　不斉合成技術の展開

図7　N-Me化の交叉クライゼン反応に及ぼす影響

目に値する。これはアミノ酸のNH基がリチオ化されて，副反応が抑制されたためと考えられる。NH基をメチル化すると，目的の反応以外に副反応が著しく増大することはこの考えを支持している（図7）[13]。21の活性メチレン部位の塩化スルフリルによるクロル化は高収率（95%）で進行した。また，t-ブチルエステルの加水分解・脱炭酸がギ酸を用いると良好に進行する条件を見出し，目的のハロメチルケトン 6b を合成する方法を確立した。得られた 6b は常法により，還元・エポキシ化を経て (S, S)-アミノエポキシド 1b に誘導された（図6）。1b はイソブチルアミンによるエポキシドの開環，NBS化した後，HBr/AcOHで脱保護され，最後に左側鎖であるテトラヒドロフラノキシカルボニル基を導入することで，Amprenavir 前駆体 29 の合成を完成した（図8）。この手法を応用して，HIVプロテアーゼ阻害剤 Amprenavir 中間体の短段階新規合成法を検討した。合成に際しては，左側鎖を最初から導入し，クロロメチルケトンからエポキシドに誘導する方法を採用した。側鎖を最初から導入しても我々が開発した全ての反応に耐えうることが判った。これによりステップ数を大幅に短縮し，脱保護における不純物生成などの問題も回避することができ，工業化プロセスとしての可能性が確認された（図9）[14]。

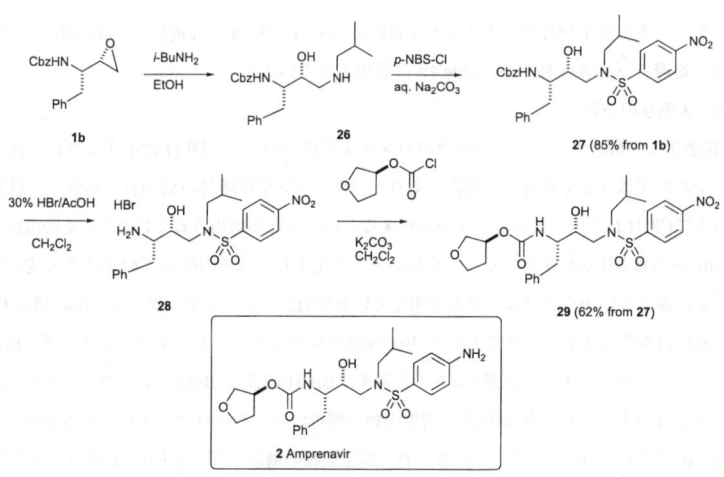

図8　Amprenavir 前駆体の合成

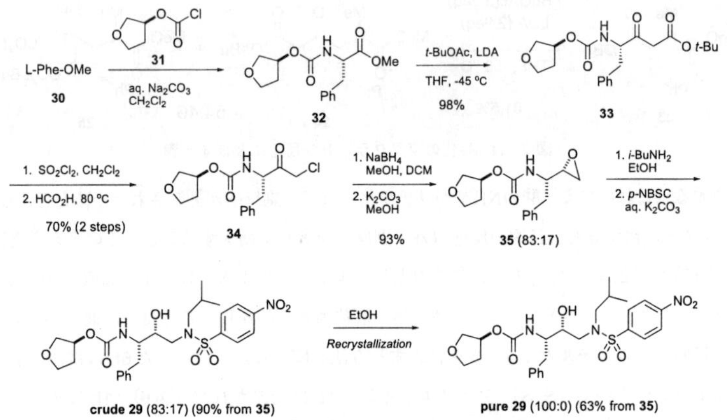

キラル医薬品・医薬中間体の開発

図9 ケトエステル法によるAmprenavir前駆体の短段階合成

4.2.5 井上らの方法

井上らはN-Boc-Phe-OMe 36を原料としたクロロメチル化において非常に優れた方法を開発している。即ち，エステル36をクロロ酢酸ナトリウムおよびMgCl$_2$の存在下BuMgBr・HN(i-Pr)$_2$と反応させ，反応後酸処理することで，一挙に脱炭酸を経由してクロロメチルケトン体6aに誘導している（図10）[15]。この方法は上記のケトエステル法に比べてクロル化工程，脱炭酸工程を省略できる点で優れている。また，低温反応を使用しなくて済むことも利点である。得られたケトン体は微生物酵素による還元で目的の(S, S)体7aを高選択的に87%収率で与え，アルカリ処理で(S, S)-Boc-Epoxide 1aに誘導されている[16]。

4.2.6 大西らの方法

N-保護アミノ酸エステル類の直接クロロメチル化については，図11に示すように，N, N-ジベンジル系ではうまく進行する報告があり[17]，ウレタン型保護基のMoc基の場合，一旦TMS化した上でClCH$_2$Liを用いてクロロメチル化するという方法が報告されていた[18]。その理由としてGoehringらはNH基が存在すると，それがリチオ化されて分子内反応で44のような安定型になり反応が進まないからではないかと説明している（図12）[19]。そこで，我々は，Boc-Phe-OMe 36にClCH$_2$Liを作用させて，直接的にN-Boc保護クロロメチルケトンを得る方法を深く検討することにした。その結果，予想通り4モル当量までBrCH$_2$Cl及び^{n}BuLiの量を増やしても収率は50%以上には向上しなかった（図13）。副生成物の解析から，やはりアミノ基に水素が残っている場合に副反応が多いことが明らかになった。副生成物の構造から，反応中ClCH$_2$Liだけでなく，ClBrCHLiも発生している事が強く示唆された。通常，BrCH$_2$ClとBuLiとの反応では約10%の

48

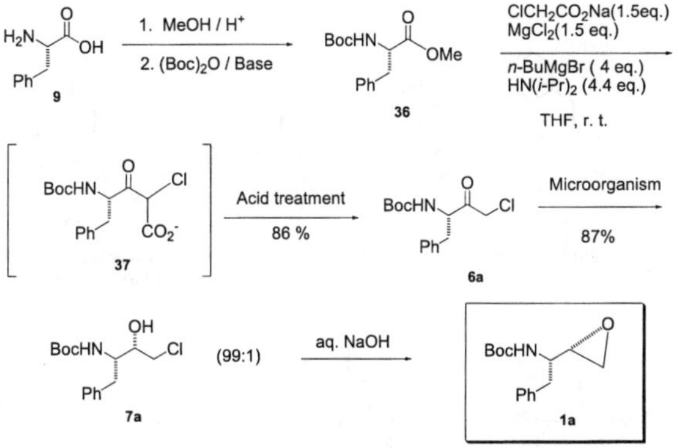

第 1 章　不斉合成技術の展開

図10　井上らによる(S, S)-Boc-Epoxideの効率的合成

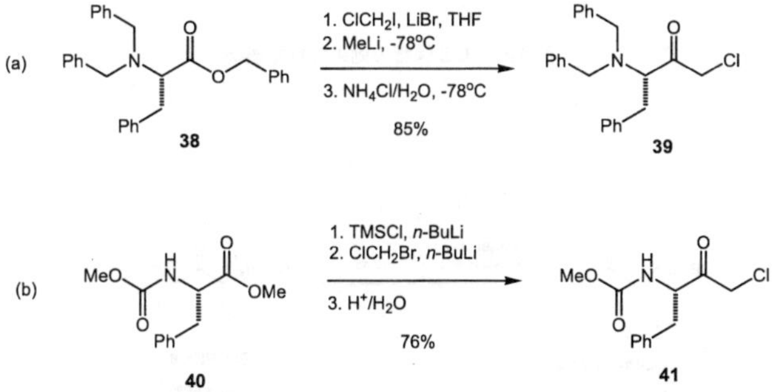

図11　N-保護アミノ酸エステルに対するクロロメチル化の先例

ClBrCHLi が生成するという報告があったが[20]，それでは全ての不純物の生成が説明できない。恐らくウレタン型保護基のNH基がリチオ化され，それがBrCH$_2$Clからプロトンを引く抜くことで副反応が起こっているものと思われる（図14）。我々も36のTMS化を行うことを検討したが，立体障害のためかTMS化はうまく進行しなかった。そこで，p-メトキシベンジル（PMB）基で保護を行い，得られた52をBrCH$_2$Cl/BuLiでクロロメチル化したところ，期待通り83%の収率でクロロメチルケトン53が得られた。しかし，CANによるPMB基の脱保護は54%と低収率であり，これ以上の検討は中止した（図15）。次に，Boc-Phe 5aとホルムアルデヒドから容易に合成されるオキサゾリジノン54を用いてクロロメチル化を検討した。この反応はBrCH$_2$Cl/BuLiがそれぞれ1.3当量で定量的に進行し，塩酸で処理することで無保護のアミノアルコール

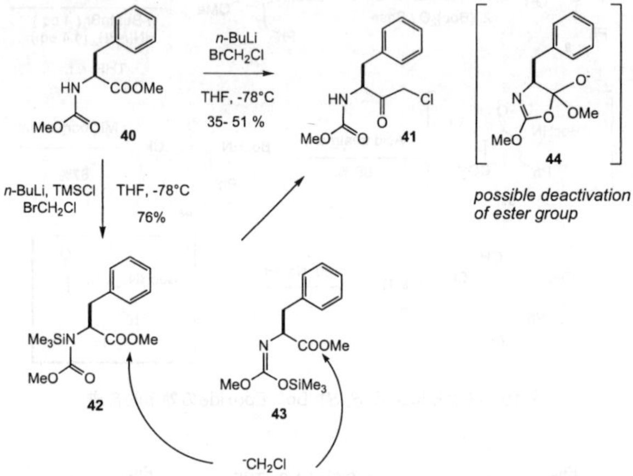

図12 TMS保護の効果と推定機構

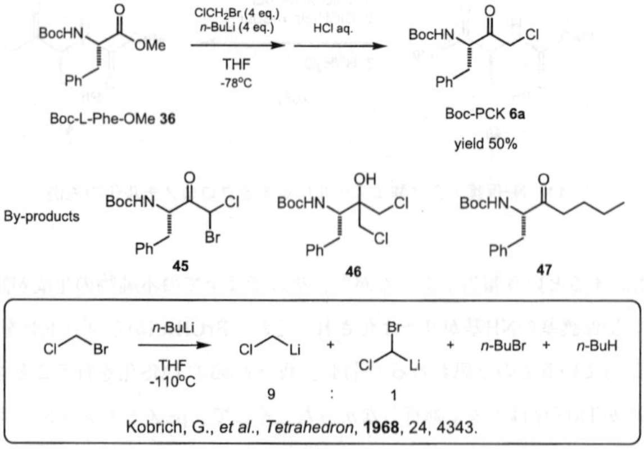

図13 Boc-Phe-OMeのクロロメチル化

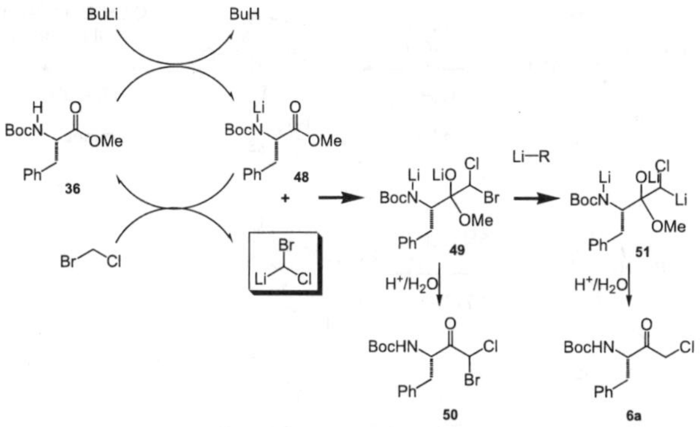

第 1 章　不斉合成技術の展開

図 14　BocNH基の及ぼす影響

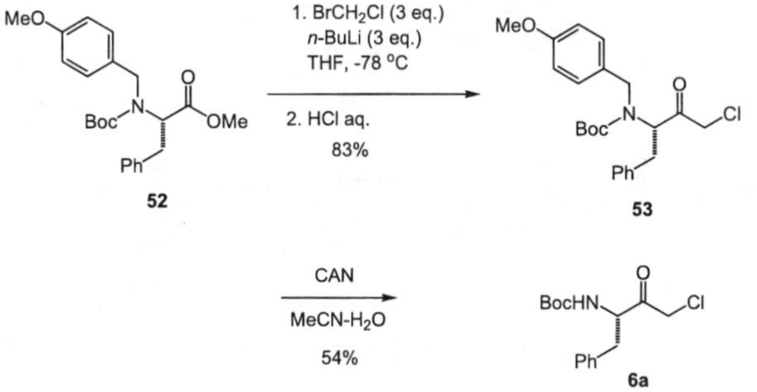

図 15　N, N-ダブル保護法

15が77%の収率で得られた（図16）。本反応はCbz基保護の場合はCbz基を保持したまま加水分解を行うことができる[21]。我々は、さらにクロロメチル化に適応可能なアミノ保護基に関して種々の検討を行った。最初にベンズイミン保護体**56**を用いてクロロメチル化を検討したところ、殆ど定量的に反応が進行することが分かった。そこで、より安価なベンズアルデヒドから容易に合成できるベンジリデン型アミノ保護体**58**についてクロロメチル化を試みた。ここでも1.3当量のBrCH$_2$Cl/^{n}BuLiで反応を行い、次いで塩酸加水分解したところ、イミンに対する付加やラセミ化を伴うことなく、83%と良好な収率でクロロメチルケトンの塩酸塩**15**が得られた（図17）[22]。この塩酸塩はMeOH／MTBE系より晶析することによって単離することが出来た。フリーベースとしては不安定で、そのBoc化には検討を要したが、Boc$_2$Oのジクロロメタン溶液と炭酸ナトリウムの水溶液の混合物に撹拌下、添加することによって、HIVプロテアーゼ阻害剤の有用な中

51

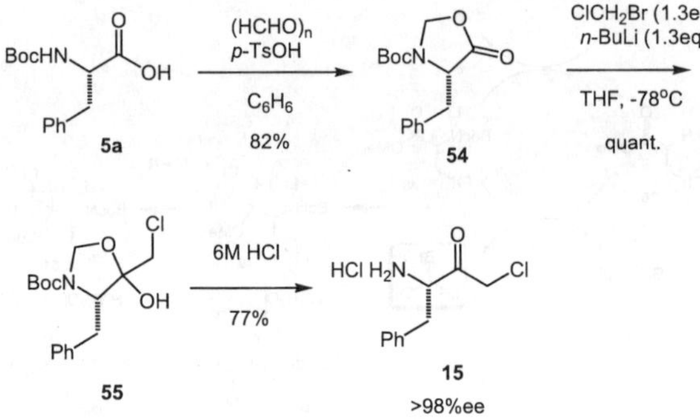

図16 オキサゾリジノン法

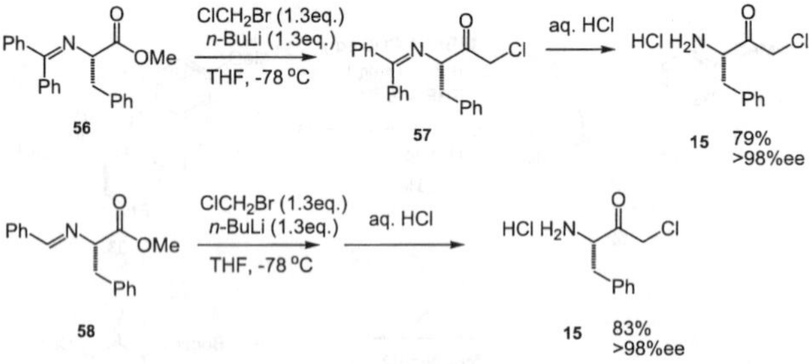

図17 イミン保護によるクロロメチル化

間体であるクロロメチルケトン6aに高収率で導くことが出来た。得られたクロロメチルケトン体を水素化ホウ素ナトリウムで還元し，(S, S)配置を有するクロロアルコール7aを結晶として取り上げることができた。このクロロアルコール7aは含水溶媒中でエポキシ化が円滑に進行し，高純度のエポキシド1aを得ることができた（図18）。

4.3 おわりに

本稿ではHIVプロテアーゼ阻害剤中間体の製法開発を例にして，アミノ酸のフェニルアラニンがどのように光学活性を有する医薬品の合成に用いられるかを紹介した。現在，フェニルアラニンは医薬用としてだけでなく，甘味料アスパルテームの原料として大量に発酵法で製造されている。しかし，上に述べたHIVプロテアーゼ阻害剤の製法検討によって，その化学に新たな一頁が加わったと感じられる。この種のアプローチはフェニルアラニンのみならず，他のアミノ酸にも適用できるものが多く，今後の医薬の発展に貢献できるものと思われる。

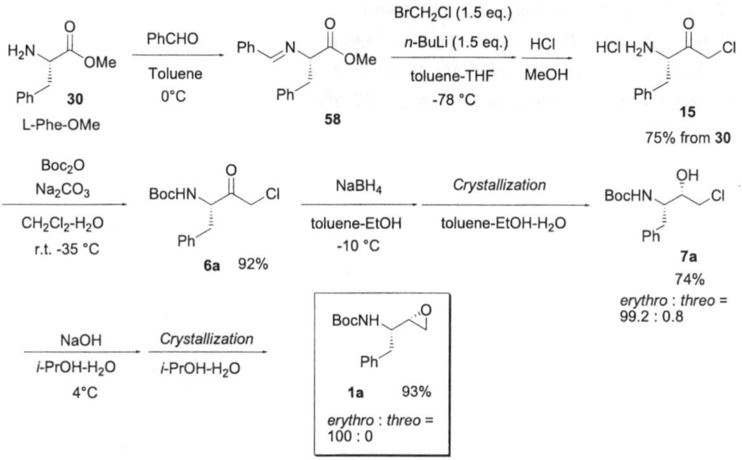

第1章　不斉合成技術の展開

図18　大西らによる(S, S)-Boc-Epoxideの合成

文　　献

1) (a) アミノ酸ハンドブック，味の素㈱編，工業調査会(2003), (b) 井澤邦輔，ファルマシア, **41**, 319(2005).
2) L. A. Sorbera *et al.*, *Drugs of the Future*, **26**, 224(2001).
3) Z. Xu *et al.*, *Org. Process Res. Dev.*, **6**, 323(2002).
4) B.E. Evans *et al.*, *J. Org. Chem.*, **50**, 4615(1985).
5) (a) P. R. Raddatz *et al.*, *J. Med. Chem.*, **34**, 3267(1991), (b) J.S. Ng *et al.*, *Tetrahedron*, **51**, 6397(1995), (c) D. P. Rotella *et al.*, *Tetrahderon Lett.*, **36**, 5453(1995).
6) D. Wang *et al.*, *J. Org. Chem.*, **69**, 1629(2004). 但し，最近では数社で工業化されている。
7) P. L. Beaulieu, *et al.*, *J. Org. Chem.*, **61**, 3635(1996).
8) M. T. Reetz *et al.*, *Tetrahedron Lett.*, **30**, 5425(1989).
9) J. C. Barrish *et al.*, *Tetrahedron Lett.*, **38**, 3175(1997).
10) J. T. Palmer, EP 442754(1991).
11) Y. Honda *et al.*, *Org. Lett.*, **4**, 447(2002).
12) R. V. Hoffman *et al.*, *J. Org. Chem.*, **66**, 5790(2001).
13) Y. Honda *et al.*, *Tetrahedron Lett.*, **44**, 3163(2003).
14) Y. Honda *et al.*, *Org. Biomol. Chem.*, **2**, 2061(2004).
15) K. Inoue *et al.*, US 5929284(1997).
16) K. Inoue *et al.*, US 5726047(1998).
17) J. Barluenga *et al.*, *J. Org. Chem.*, **60**, 6696(1995).
18) H. Hilpert, EP 703209(1996).

19) W. Goehring *et al.*, *Chimia*, **50**, 532(1996).
20) G. Kobrich *et al.*, *Tetrahedron*, **24**, 4343(1968).
21) T. Onishi *et al.*, *Tetrahedron Lett.*, **42**, 5883(2001).
22) T. Onishi *et al.*, *Tetrahedron Lett.*, **42**, 5887(2001).

5 キラルテクノロジーにおけるキラルプールの有効活用

井上健二[*1], 山田正彦[*2]

5.1 はじめに

　医薬品市場全体の中で光学活性化合物が占める割合は年々増加しており，農薬や液晶材料等の光学活性化合物の市場も含め，キラルテクノロジーの進展への社会的ニーズは大きなものがある。我々は，こうした市場のニーズに応えるべく，有機合成技術とバイオ技術をキーテクノロジーとして適材適所で組み合わせつつ，種々の光学活性医薬中間体の製法開発を推進してきた[1]。光学活性化合物の製法としてどんな製法が最も適しているかはまさにケースバイケースであり，触媒的不斉合成，キラル化合物の変換反応，酵素反応，光学分割等がそれぞれ競い合い，協力しあいながら最適のプロセスが作られていくことになる。これらの各種方法論の中で，決して派手ではないが，度々有効となるのが，工業的に入手可能なキラル化合物（ここでは非天然のものも含め，キラルプールと呼ぶことにする。）からのターゲット化合物への変換ではないだろうか。キラルプールをターゲット化合物に効率的に変換するポイントは，①最適なキラルプールの選択，②キラルプールの立体と骨格を生かしたターゲット化合物への変換技術の開発であろう。ここでは，この様なキラルプールの有効活用の視点から，抗エイズ薬中間体や血圧降下剤中間体等をターゲットにした我々の研究例を紹介したい。

5.2 モノハロゲン化メチル化反応の開発とキラルエポキシド型HIVプロテアーゼ阻害剤中間体の製法開発

　1990年代半ば頃からエイズが大きな社会問題となり，それに伴って医薬各社が抗エイズ薬としてHIVプロテアーゼ阻害剤の開発を急ピッチで進めてきた。これらの製造プロセス上の鍵となる中間体として，光学活性なアミノアルキルエポキシド誘導体〔4〕及び〔5〕を挙げることができる[2]。薬の性格上，これらの安価大量供給に対する社会的要請は強く，我々はこれらの合成プロセスの開発に取り組むこととした。

　まず机上で種々戦略を検討した結果，L-フェニルアラニンをキラルプールとして活用する下記ルート（図1）を効率的に通すことができれば有力なルートになると考え検討を開始した。

　上記ルートを通す為の第一の鍵となるのが，L-フェニルアラニン誘導体のα-モノクロロメチルケトン〔1〕への変換反応の開発である。それまで，この種の変換反応としては，ジアゾメ

[*1] Kenji Inoue　㈱カネカ　精密化学品事業部　精密化学品研究グループ　グループリーダー
[*2] Masahiko Yamada　㈱カネカ　精密化学品事業部　精密化学品開発グループ　基幹部員

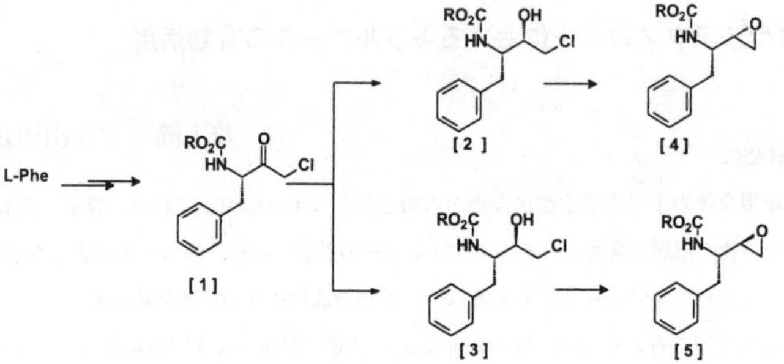

キラル医薬品・医薬中間体の開発

図1

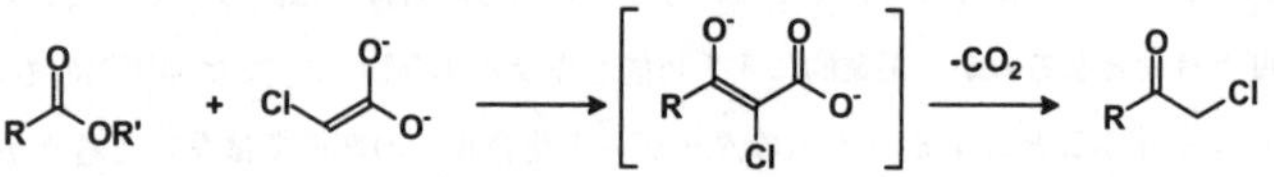

図2

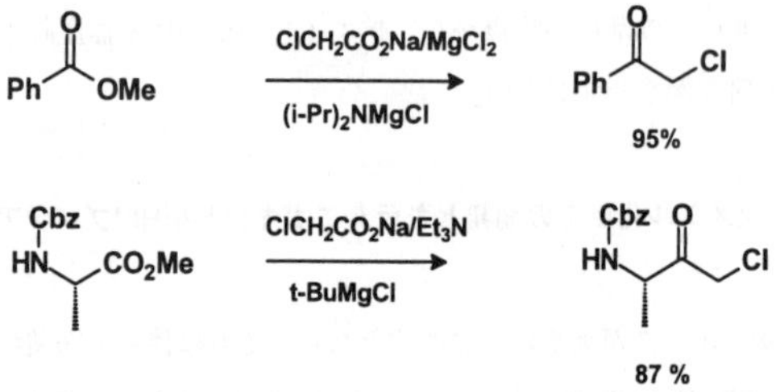

図3

タンを混合酸無水物と反応させた後、クロロ化する方法[3]や、−78℃でジハロメタンのアニオンをエステルに反応させる方法が知られていたが[4]、我々はジアゾメタンも低温設備も必要としない全く新しい方法の開発にチャレンジし、その結果モノクロロ酢酸のエノラートとエステルの反応により、脱炭酸を伴ってクロロメチルケトン誘導体が合成できることを見出した[5]（図2）。

　最初は、数%以下の収率であったが、種々反応条件を検討の結果、塩基としてジアルキルマグネシウムアミドや、t−ブチルマグネシウムハライドを用いることにより、室温付近の反応温度で良好な収率でエステルのモノクロロメチルケトンへの変換が達成できる様になった（図3）。

　本反応を当初の目的であるL−フェニルアラニン誘導体に適用した結果、ラセミ化を殆ど伴わずに期待通り良好な収率でL−フェニルアラニンのモノクロロメチルケトン誘導体を得ることが

第1章　不斉合成技術の展開

図4

R=t-Bu : 86 %　[1a]
R=Me :　85 %　[1b]
R=Et :　80 %　[1c]

表1　クロロケトン [1b] の微生物還元

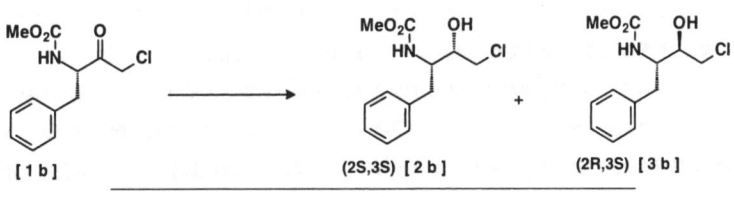

Microorganism	Yield	Selectivity [2b]/[3b]
Candida Gropengiesseri	87 %	99/1
Candida tropicalis	67%	97/3
Candida pintiropesii	83%	1/99
Saccharomycopsis malanga	85%	2/98

できた（図4）。

　以上の様に得られたモノクロロメチルケトンは，立体選択的に還元後，塩基で環化すればエポキシ型中間体に変換できるが，特にスレオ異性体に選択的に還元する方法はほとんど知られていなかった。我々は微生物還元の検討を行った結果，エリスロ体 [2b]，スレオ体 [3b] いずれの異性体の場合もそれぞれ高い立体選択性で与える菌を見出すことができた[6]（表1）。

　この様にして得られたクロロヒドリン誘導体は，塩基で処理することにより，容易にエポキシ体に変換でき，L-フェニルアラニンを目的の光学活性なアミノアルキルエポキシド誘導体[4]，[5] に変換することができた。

5.3　ジハロメチルケトン誘導体の合成とキラルフェニルノルスタチン型HIVプロテアーゼ阻害剤中間体の合成

　(2S, 3S)-フェニルノルスタチン誘導体もHIVプロテアーゼ阻害剤中間体として有用であることが知られている[7]。また，立体異性体である (2R, 3S)-フェニルノルスタチン誘導体も糖尿病薬中間体等として有用性が期待されていた[8]。我々は，安息香酸由来のジハロメチルケトンのアルカリ水解によりマンデル酸が得られる反応にヒントを得[9]，上記方法で合成したL-フェニ

ルアラニン由来のモノクロロメチルケトンをジハロメチルケトンに誘導して加水分解することで，(2S, 3S) 又は (2R, 3S)-フェニルノルスタチンを立体選択的に合成できないか検討してみることとした。

モノクロロメチルケトンのジクロロメチルケトンへの変換は，Nをエトキシカルボニル基で保護した場合に，スルフリルクロライドにより良好に進行し，得られたジクロロメチルケトン [6c] をNaOH水溶液等の安価な塩基で加水分解することにより，脱保護されたフェニルノルスタチン [7]，[8] が得られることが判った[10]。反応中間体としてオキサゾリドン誘導体が生成することが確認され，得られたフェニルノルスタチンの立体配置を調べたところ，エリスロ体である (2S, 3S) 異性体 [7] が優先的に得られている事が判った（表2）。

ジハロメチルケトン誘導体がノルスタチン合成に有用であることが判ったが，我々の検討によるとモノクロロメチルケトンのジクロロメチルケトンへの変換は，アミノ基の保護基がエトキシカルボニル基等の酸に強い基に限られ，エステルから一つずつクロロ基を導入する非効率な面も否めない。そこで，次にジハロメチルケトン誘導体をより効率的に得る方法を探索することとした。エステルのジハロメチルケトンへの誘導は，ジハロメタンとn-BuLiの組み合わせにより−78℃で進行することが知られていたが，アミノ酸への応用例は知られていなかった[4]。

そこでアミノ基を電子吸引性保護基で保護したL-フェニルアラニンエステルのジハロメチルケトンへの変換について検討した結果，ジハロメタンとしてジブロモメタン，塩基としてiPr₂NMgClを用いることにより室温付近の反応温度で，ジハロメチルケトンへの変換が達成でき，ラセミ化も実質的に起こらないことが判った[11]（図5）。

ジブロモメチルケトン [9] のアルカリ加水分解はジクロロメチルケトン [6c] と同様に進行し，エステルから2工程で光学活性フェニルノルスタチン誘導体をエリスロ優先的に得ることができる様になった。反応の立体選択性は完全ではないが，N-保護体の晶析によりスレオ

表2 ジクロロケトン [6c] のアルカリ加水分解

Base	Condition	Yield(%)	[7]/[8]
LiOH	25℃15hr	74	79/21
NaOH	25℃15hr	73	82/18
NaOH	40℃48hr	86	84/16
NaOH	0℃3hr, 40℃6hr	82	90/10

第1章 不斉合成技術の展開

異性体である (2R, 3S) —フェニルノルスタチンを比較的容易に除去できるため, (2S, 3S) —フェニルノルスタチンの実用的な製法と言える。

5.4 ジハロメチルケトン誘導体を経由するα-アミノ酸誘導体のβ-アミノ酸誘導体への変換

　光学活性なβ-アミノ酸誘導体は，血液凝固阻害剤や抗ガン剤の中間体等として有用なものが知られており，これまで数多くの合成法が報告されている[12]。しかしながら，安価に入手や合成が可能なことが多いα-アミノ酸の変換となると，意外に方法論が限られており，ジアゾメタンや銀塩を用いるArndt-Eistert合成か，アミノアルコール経由でシアノ化，加水分解するのが主な方法であった[13]。

　我々はα-アミノ酸から得られるジハロメチルケトンにKowalskiらの反応を適用できれば[14]，α-アミノ酸からβ-アミノ酸への有力な変換方法になると考えた。実際にジハロメチルケトン [9] をLiHMDSとn-BuLiで順次処理した後，MeOH／硫酸でクエンチすることにより殆どラセミ化を伴わずにβ-アミノ酸誘導体 [12] を得ることに成功した[11]（図6）。現状では低温を必要とし，一般的なα-アミノ酸への適用やエステルからの1ポット化等に関しては今後の課題

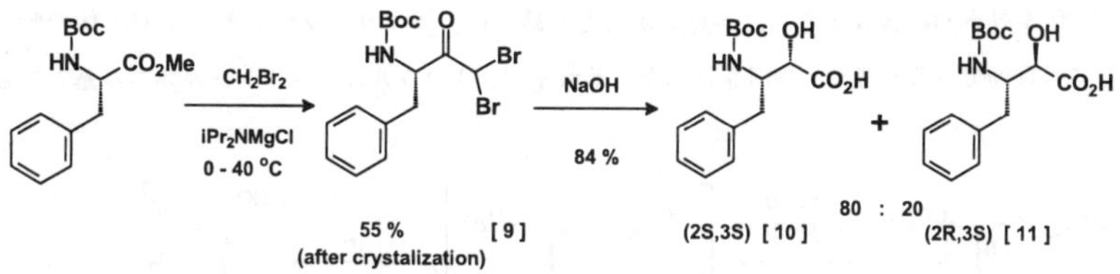

図5

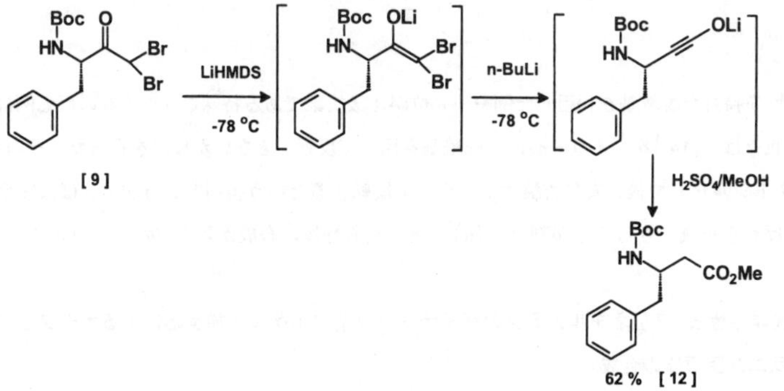

図6

キラル医薬品・医薬中間体の開発

であるが，β-アミノ酸合成の新しい方法論を提供できたものと考えている。

5.5 L-α-ヒドロキシ-γ-アミノ酪酸を利用した光学活性α-ヒドロキシ-γ-ブチロラクトン両エナンチオマーの合成

　光学活性α-ヒドロキシ-γ-ブチロラクトン[14]は，医薬中間体やキラルシントン等として有用性が期待される化合物であるが，製造法としては，主としてラセミ体ラクトンを利用した酵素利用分割法が報告されている[15]。ここではキラルプールを利用したアプローチを紹介したい。キラルプールの活用を考える場合，まず骨格，官能基変換や，立体の利用し易さ等を総合的に判断して候補を選ぶことになる。この場合，候補として浮かび上がったのが，光学活性なホモセリンとα-ヒドロキシ-γ-アミノ酪酸（HABA）である。これらは，いずれもα位又はγ位のアミノ基をOH基に変換してラクトン化すれば，α-ヒドロキシ-γ-ブチロラクトンに効率的に変換できるはずである。しかしながら，キラルプールは安価に入手できる必要があり，抗生物質の中間体等として既に比較的安価に入手可能であったL-α-ヒドロキシ-γ-アミノ酪酸[13]の利用を選択した。検討の結果，亜硝酸塩を用いたジアゾ化法で末端アミノ基が期待通りOH体に変換できることが判り，S-α-ヒドロキシ-γ-ブチロラクトンを合成することができた[16]（図7）。

　(S)体を効率的に合成する方法が見つかったため，(R)体に立体反転できれば(R)体の製法としても有効であると考え，検討を行った。それまで，トリフルオロメタンスルホニル基等の強

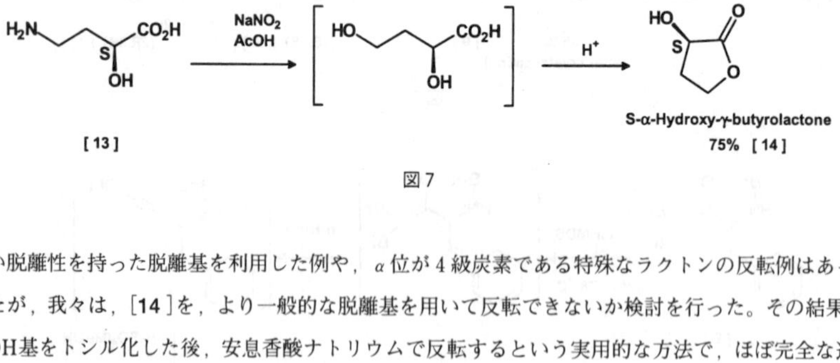

図7

い脱離性を持った脱離基を利用した例や，α位が4級炭素である特殊なラクトンの反転例はあったが，我々は，[14]を，より一般的な脱離基を用いて反転できないか検討を行った。その結果，OH基をトシル化した後，安息香酸ナトリウムで反転するという実用的な方法で，ほぼ完全な選択性で反転を達成できることが判り，(R), (S)両異性体の合成が可能となった（表3）。

5.6 光学活性α-フェネチルアミンのダイナミック型マイケル付加反応によるホモフェニルアラニン誘導体の合成

　光学活性ホモフェニルアラニン類は，ACEに代表されるプロテアーゼ阻害剤等に古典的に使

第1章 不斉合成技術の展開

表3 (S)-α-ヒドロキシ-γ-ブチロラクトン誘導体の立体反転

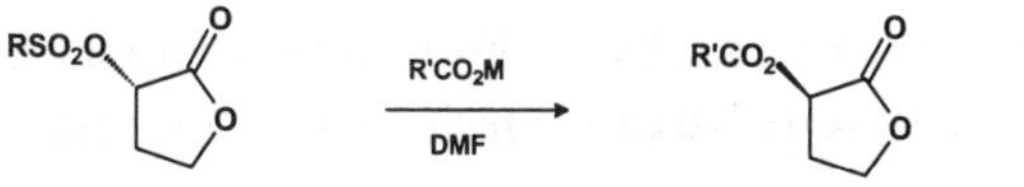

R	R'	M	Yield(%)	Optical Purity(%ee)
Me	Ph	Li	76	86.8
Me	Ph	K	96	97.2
Me	Ph	Ma	96	97.8
Tol	Ph	Na	96	100
Tol	Me	Na	52	98.6

用されている重要なアミノ酸である[17]。なかでも置換基を含むホモフェニルアラニン類は中枢神経系の薬剤に多く見られるが[18]，D・L両方の立体異性体ともに工業的に製造する方法論は極めて限られていた[19]。

　我々は，光学活性なフェネチルアミンのマイケル付加反応を鍵工程とする光学活性ホモフェニルアラニンの両異性体に適用可能な効率製法を開発したので紹介する[20]。

　我々は，これまでのACE阻害剤製造で試みられてきたベンゾイルアクリル酸誘導体をキーとする方法論[21]を参考に，光学活性p-メトキシホモフェニルアラニン [18] のアニソールから3工程の合成フローをデザインした。すなわち，アニソールからフリーデルクラフツ反応で容易に得られるベンゾイルアクリル酸を原料に用い，両異性体が工業的に入手可能な光学活性フェネチルアミンをマイケル付加させることより窒素を不斉に導入した後，還元するという方法である（図8）。

　まず鍵工程であるマイケル付加反応であるが，マイケルアクセプターとしては，ベンゾイルアクリル酸エステルを選択する事も考えられたが，マイケル付加反応自体の立体選択性はあまり期

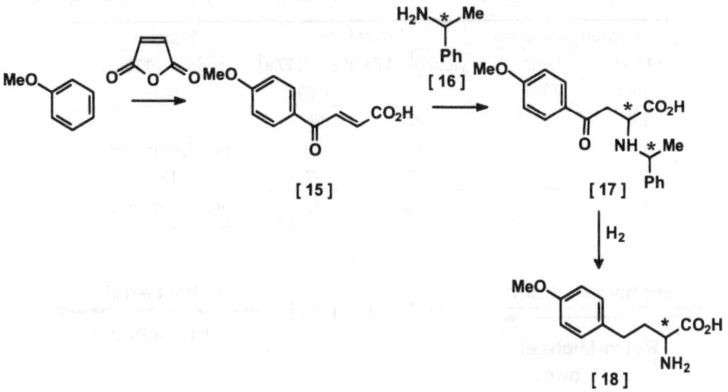

図8

待できないと考え、敢えてベンゾイルアクリル酸［15］を選んだ。フェネチルアミンのベンゾイルアクリル酸へのマイケル付加反応では、生成する付加物が両性イオンとなるため、ジアステレオ選択的に片一方の立体の塩が優先晶析されるかもしれないという仮説により進めたものである。検討結果を表4に示す。

まずエタノール中室温で［15］、(S)-フェネチルアミン［16a］を混合した所、もくろみ通りほぼ［17a］(SS体) が沈殿したが、［17a］と溶液中の［17b］(SR体) の収率はそれぞれ約38％、30％となり、反応の立体選択性が殆どみられなかった。

マイケル付加は可逆反応であるため、逆反応を加速できれば、［17b］が始原系に戻り［17a］の収率が上がる可能性がある。そこで反応温度およびフェネチルアミンの使用量等を検討した結果、60℃でフェネチルアミンを小過剰用いることにより、［17a］が90％収率、97％のジアステレオ選択性で得られるようになった。

本反応における系全体のジアステレオマー比の経時変化を調べたところ、時間と共に徐々に上昇するという現象もみられており、本反応は図9に示すような、ラセミ化を伴いながら一方のジアステレオマーが晶析するエピ化晶析 (Dynamic Resolusion) の一つであると考えられる。

マイケルアクセプターとして、無置換体及び種々の置換ベンゾイルアクリル酸で検討した結果、いずれも高いジアステレオ選択性で反応が進行し (90-99％de)、本反マイケル付加反応の一般性が確認された (表5)。

表4 p-メトキシベンゾイルアクリル酸と (S)-フェネチルアミンの反応

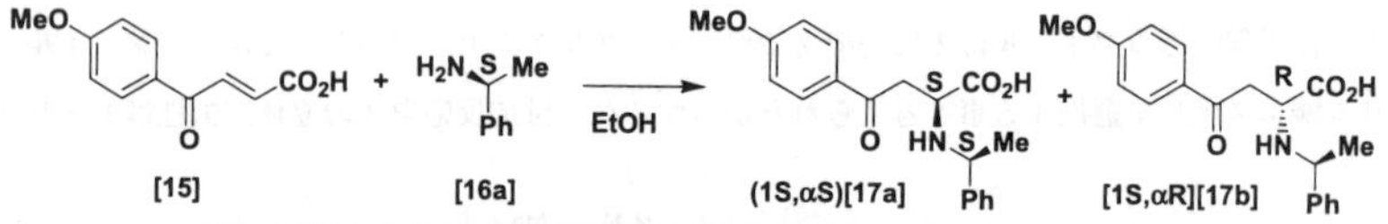

Reaction conditions		Precipitate		Filtrate
[16a] (equiv.)	temp (℃)	yield of [17a] (%)	d.e. of [17a] (%)	yield of [17b] (%)
1.0	30	38	96	30
1.0	40	61	90	not determined
1.1	40	71	97	15
1.1	60	90	97	not determined

[17b] ←— Michael Addition / Retro-Michael Reaction: —— [15] + [16a] —— Michael Addition / Precipitation —→ [17a]

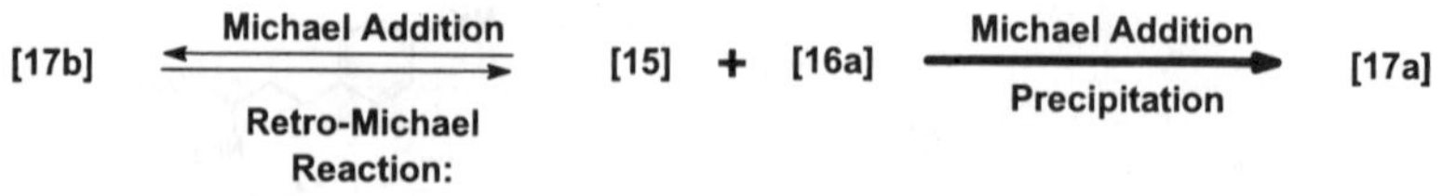

図9

第1章 不斉合成技術の展開

表5 種々ベンゾイルアクリル酸と (S)-フェネチルアミンの反応

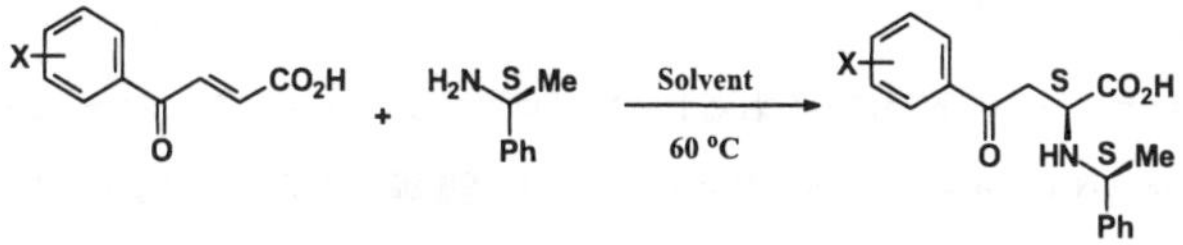

X	Solvent	d.e.(%)	Yield(%)
p-H	MeOH	94	80
p-F	MeOH	90	70
p-Cl	EtOH	99	85
p-Me	EtOH	97	95
p-NO$_2$	EtOH	95	85
p-Phe	EtOH	99	87
p,m-(OMe)$_2$	MeOH	95	80

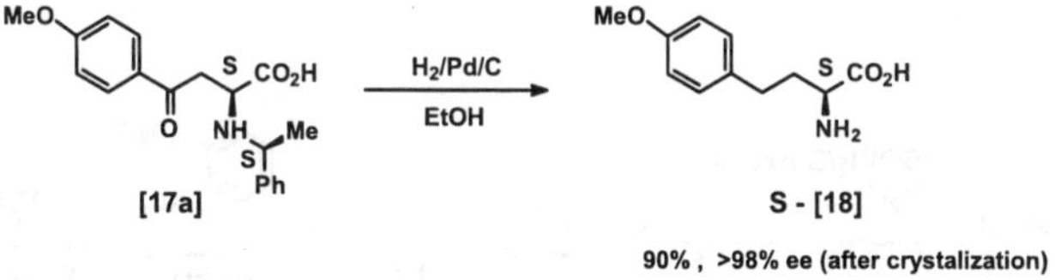

図10

上記の様にして得られたマイケル付加体は，例えばp-メトキシ置換体［17 a］の例（図10）に示す様に，パラジウムを用いる酸性条件での水素化分解で，狙い通り1工程で立体をほぼ維持したままS-p-メトキシホモフェニルアラニンS-［18］に変換できることを確認した。

以上，マイケル型付加反応を利用した実用的なホモフェニルアラニン類の製造方法を紹介した[20]。フェネチルアミンのマイケル付加は光学活性アミンや，β-アミノ酸の有力な合成法となりうるため，種々検討されてきたが，一般に高い選択性を発現させるのは難しいとされており，一つの解決策としてN-ベンジルフェネチルアミンの金属塩を低温で付加する方法等が開発されている[22]。我々の反応では，C-N結合の切断を伴ったエピ化晶析により，結果的に高い立体選択性でフェネチルアミンのマイケル付加が達成されていることになり，興味深いものと思われる。

5.7 クロロアラニンを利用するセリンβ位への位置選択的炭素—炭素結合形成反応

セリン誘導体をアジリジン誘導体に変換した後，求核種を反応させて置換基を導入する手法は，非天然アミノ酸を合成する有益な手法の一つとしてこれまで種々の方法が報告されている。しかしながら，これらの方法は，N上にトリチル基を有するアジリジン誘導体を合成した後，トリチ

ル基を脱保護，更にN上に他の保護基を導入するために比較的煩雑な工程が必要である等の課題を有していた[23]。

我々は，L-セリンから容易に得られるL-β-クロロアラニンをアジリジンカルボン酸に変換した後，引き続きN上にo-ニトロベンゼンスルホニル基を導入することにより，短工程でN-o-ニトロベンゼンスルホニルアジリジンカルボン酸が得られることを見出した（図11）。

また，更にこうして得られたアジリジンカルボン酸誘導体をLiアセチリド誘導体と処理することにより，Nのβ位選択的に容易に炭素―炭素原子結合を導入できることを見出した(図12)。なお，対応する反応はp-トルエンスルホンアミド誘導体では低収率でしか進行しなかった。

この様にして得られた付加体は，図13に示す様に，チオフェノールで処理することにより脱保護して容易にアミノ基フリー体に変換できるため，本方法はL-セリンから出発し，β位選択的に炭素―炭素結合を形成して非天然のアミノ酸誘導体を合成するための効率的な方法として有用である[24]。

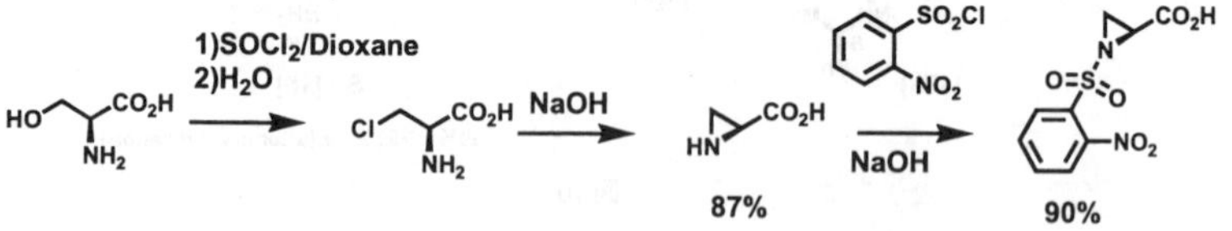

図 11

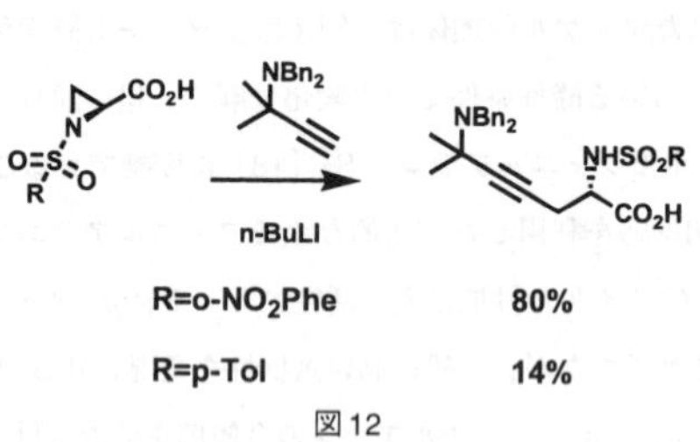

図 12

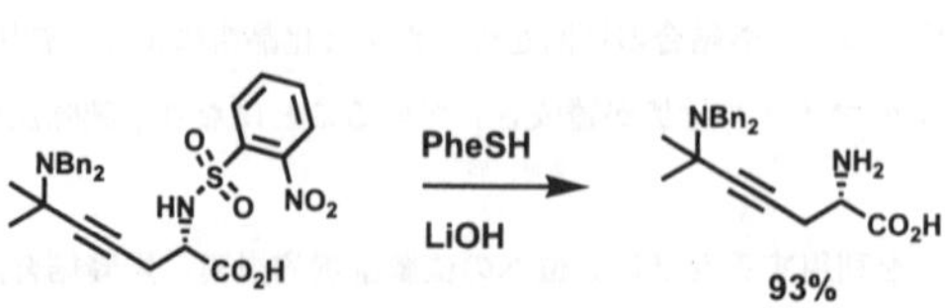

図 13

第1章 不斉合成技術の展開

5.8 おわりに

　光学活性化合物の合成プロセスを検討するにあたって種々アプローチが考えられる中から，キラルプールを利用した合成プロセスに絞って我々の研究例の中から紹介した。キラルプールを利用したアプローチは，これまでの事例が示す様に，これからも一定の重要な役割を担っていくものと思われるし，キラルテクノロジーの進展によって，また新たなキラルプールが増え，選択肢も広がっていくものと期待される。ここで紹介した例は，全体を共通の要素技術でくくれるものではないが，キラルプールの選び方や効果的な変換技術の開発という視点で，読者の方々に何らかの参考になる部分があれば幸いである。最後に，ここに挙げた研究の推進に重要な役割を果たしてくれた西山章氏，松本慎吾氏を始めとする協同研究者諸氏にこの場を借りて感謝したい。

文　　献

1) 長谷川淳三，キラルテクノロジーの工業化，中井武，大橋武久編，シーエムシー出版，1988年，P7
2) a) A. Faessler et al., Bioorg. Med. Chem. Lett., **3**, 2837(1993); b) D. H. Rich et al., J. Med. Chem., **34**, 1222(1991)
3) A. Ammon et al, Tetrahedron Lett., **35**, 6333(1994)
4) J. Barluenga et al , J. Chem. Soc., Chem. Commun., 969(1994)
5) 西山章ほか，再公表96-023756
6) 菅河忠志ほか，特開平9-285
7) T. Mimoto et al., J. Med. Chem., **42**, 1789(1999)
8) W. H. Martin et al., Proc. Natl. Acad. Sci. U.S.A. **95**, 1776(1998)
9) J. G. Aston et al, Org. Syn., III, 538(1955)
10) 松本慎吾ほか，特開平10-59909
11) 西山章ほか，WO 0053575
12) D. C. Cole , Tetrahedron , **50**, 9517(1994) and references cited therein
13) a) A. O. Miguel et al., J. Med. Chem., **18**, 1876(1975); b) T. Kaseda et al., Tetrahedron Lett., **34**, 4539(1989)
14) C. J. Kowalski et al., J. Am. Chem. Soc. **108**, 1325(1986)
15) a) 坂本恵司ほか，特開平9-308497; b) 宮沢利和ほか，特開平3-228694
16) 西山章ほか，WO 01-72681
17) a) M. E. McGrath et al., Nature Structural Biology, **4**, 105(1997); b) H. Urbach et al., Tetrahedron Lett., **25**, 1143(1984); c) H. H. Weller et al., J. Org. Chem. **47**, 4160(1960) and references cited therein.
18) a) P. P. Ehrlich et al., J. Org. Chem. **62**, 2782(1997); b) R. Cecchi et al., J. Med. Chem.,

29, 259(1994); c)A.D.Baxter *et al.*, *Tetrahedron Lett.*, **33**, 2331(1992)
19) a) G. V. Shustov *et al.*, *Tetrahedron Asymmetry* **7**, 699(1996); b)S. G. Davies *et al.*, *Tetrahedron Asymmetry*, **2**, 183(1991); c)R. Keese *et al.*, *Synthesis* 1996, 695.
20) a) M. Yamada *et al.*, *Tetrahedron Lett.*, **39**, 9019(1998); b)山田正彦ほか,特開平10-286732
21) 髙橋里美ほか,特開昭61-178954
22) a) S. G. Davies *et al.*, *Tetrahedron Asymmetry* **2**, 183(1991); b)M. E. Bunnage *et al.*, *Tetrahedron Asymmetry*, **5**, 35(1994)
23) K. Sato *et al.*, *Tetrahedron Lett.*, **30**, 4073(1989)
24) 菅原昌信ほか,特開平13-860795

第2章　バイオ法によるキラル化合物の開発

1　生体触媒による光学活性カルボン酸の創製

宮本憲二[*1]，太田博道[*2]

1.1　酵素および酵素反応の特徴——何を有機合成に生かすか

　酵素を利用して合成基質の変換反応を行うことは，「生体触媒」という言葉が既に化学の世界で市民権を得ていることからもわかるように，それ自体奇異なことではなくなっている．しかし，生体という修飾語がついているということは，硫酸や錯体触媒とは異なる特徴を有することを物語る．この酵素独特の特徴を整理してみることは酵素触媒でどのような反応を狙うか，満足な結果が得られなかったときどのような対策や工夫があり得るか等を考える上で重要であろう．

　(1) 酵素は20種類のアミノ酸からなるポリマーである．したがって酵素はミクロに見たときキラルである．また対応する遺伝子を変えることによって構成成分であるアミノ酸を変えることができる．

　(2) 酵素は特異な三次元構造を有するときにのみ活性を有する．したがってマクロにもキラルである．また，S-S結合以外には架橋構造無しに立体構造を維持しているのであるから，flexibleである．逆に言えば三次元構造は華奢で，それを変化させてしまう条件下では使えない．

　(3) 酵素を構成するアミノ酸の数は多く，事実上化学合成は無理である．したがって目的にあう酵素を天然から探すことが基本的に大切で，「探し方」によって新反応開拓の能率が左右される．

　(4) 酵素反応場は疎水的で，水溶液中での反応でもバルクの水が反応に関わらないことが多い．

　(5) 酵素反応は酵素と基質が錯体を形成して進行する．その分子認識によって選択的反応となる．

　(6) 酵素の種類は統計的には天文学的数字になる．例えば酵素の分子量を1万，アミノ酸の数を100としても（この数字は実際の酵素より小さい），20の100乗種の酵素が存在し得ることになる．三次元構造も千差万別となり得る．したがって酵素を対象として何らかの数学的取り扱い，統計的処理をしたいと考えたときには情報論的解釈，コンピュータの助けが必要である．

　[*1]　Kenji Miyamoto　慶應義塾大学　理工学部　生命情報学科　専任講師
　[*2]　Hiromichi Ohta　慶應義塾大学　理工学部　生命情報学科　教授

以上まとめて物質変換という観点からは，次のように言えそうだ．ある目的の反応を酵素触媒で行おうとしたとき，既知の酵素を利用できない場合には，新しい酵素を探索することになる．酵素起源は多くの場合微生物である．スクリーニングの方法には工夫が必要であるが，一旦見つけてしまえば，微生物の増殖によって触媒を入手できるので，合成の手間は全くいらない．

 酵素反応には高い選択性が期待できる．この点が大きな長所となり，それを生かせるような反応なら酵素触媒を使うメリットがあると期待できる．選択性の向上には，反応条件の工夫やタンパク質工学が威力を発揮する．反応条件は温和でなければならない．この点も長所として生かしていかなければならない．

1.2　ES錯体形成と結合エネルギー

 酵素と基質が錯体を形成することを模式的に表すと図1である．A，B 2つの類似の官能基を有する基質があったとき，生成物が2になるか4になるかは，ES錯体1と3のどちらが生成し易いかという熱力学的支配およびkcat-Aとkcat-Bのどちらが大きいかという速度論支配の掛け算で決まる．今，反応速度は同じと仮定すると，生成物の比が1000 : 1となるためには，ΔGで約4.1kcal/molの違いがあればよい．水素結合の大きさが2〜5kcal/mol，CH-πの相互作用が1〜2kcal/molであるから，二つのES錯体の間で要求される安定性の違いは決して大きいものではない．即ち適当な系に酵素を利用すれば，一般的な反応性とは逆転した官能基選択性を実現するのは，さして難しくないということである．

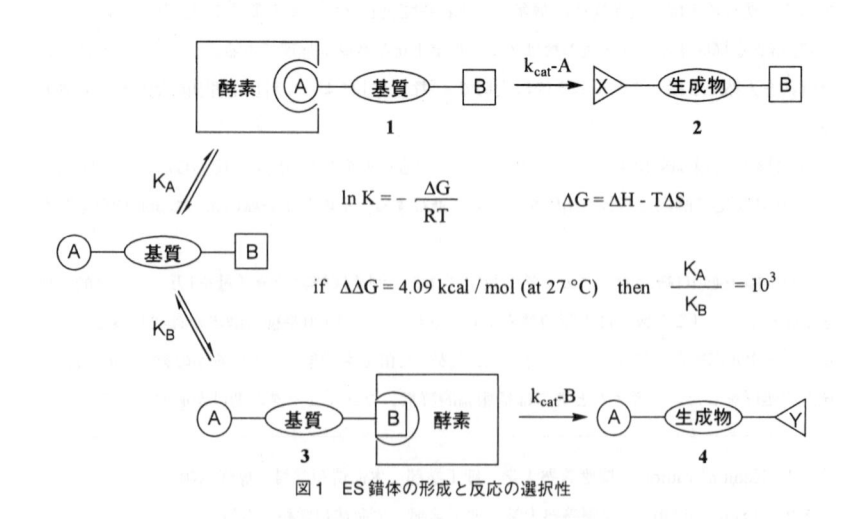

$$\ln K = -\frac{\Delta G}{RT} \qquad \Delta G = \Delta H - T\Delta S$$

$$\text{if } \Delta\Delta G = 4.09 \text{ kcal/mol (at 27 °C) then } \frac{K_A}{K_B} = 10^3$$

図1　ES錯体の形成と反応の選択性

第2章 バイオ法によるキラル化合物の開発

1.3 酵素の官能基選択性—ニトリルの加水分解

一例をニトリルの加水分解に見てみよう。式1の化合物 (**6**) は塩酸セトラキサートという医薬品である。アミノメチルシクロヘキサンカルボン酸とp-置換フェノール誘導体の二つのカルボン酸を所定の位置で連結して目的物 (**6**) とするためにはどうしても一方のカルボキシル基の保護、脱保護が必要である。もし、シアノエステル (**5**) のシアノ基部分だけを加水分解してカルボキシル基とすることができれば、その必要はなくなるが、酸やアルカリを使う化学的方法では、これは無理な注文である。ここで生体触媒を使うとその威力がいかんなく発揮される。エステル結合を全く侵すことなく、シアノ基をカルボキシル基に変換できるのである[1]。この反応は出発物質も生成物も水に溶けない固体であるが、反応は円滑に進行する。生成物を濾別で単離することができるので、全体として大変グリーン度が高い。生体触媒反応においては基質が溶解することは必須条件ではない。

$$\underset{\mathbf{5}}{\text{CH}_2\text{NH}_2 \cdot \text{HCl}} \xrightarrow{\textit{Klebsiella} \text{ sp.}} \underset{\mathbf{6}}{\text{CH}_2\text{NH}_2 \cdot \text{HCl}} \quad (1)$$

図1に示したモデル反応は、AとBが同じ官能基であっても立体的環境が違えば高い選択性が見られる。その場合には、官能基選択性ではなくエナンチオ選択的反応となる。

ベンゾニトリルあるいはβ-シアノエタノールを唯一の窒素源として生育する菌をスクリーニングすることで*Rhodococcus rhodochrous*という放線菌を見いだした[2]。現在この株はNBRCに登録番号15564として寄託してある。この菌は様々なニトリルやアミドを対応するアミドやカルボン酸に変換する能力を有しており、二置換マロノニトリル (**7**) も良好な基質となる。生成物は高い光学純度のアミドカルボン酸 (**10**) で[3]、中間体はジアミド (**8**) である。ラセミ体シアノアミド **9** からも定量的にジアミド **8** が生成するので、ニトリルヒドラターゼは立体選択性を有しない。最終生成物は光学活性体であるから、アミダーゼは高いエナンチオ選択性を有することになる。化合物 **8** でメチル基とn-ブチル基を厳密に区別した酵素は、n-ブチル基とは形や大きさが全く異なるベンジル型置換基を有する基質(**11**)をも受け入れ、同様の変換反応を行う[4]。合成基質を相手にするとき、酵素と基質は決して鍵と鍵穴という程厳密な関係ではない。

図2の反応では二つのシアノ基がアミドとカルボキシル基に変換されたが、一方のシアノ基をそのまま残す反応も可能である[5,6] (図3)。同じシアノ基を有する化合物でも、**13**と**14**では

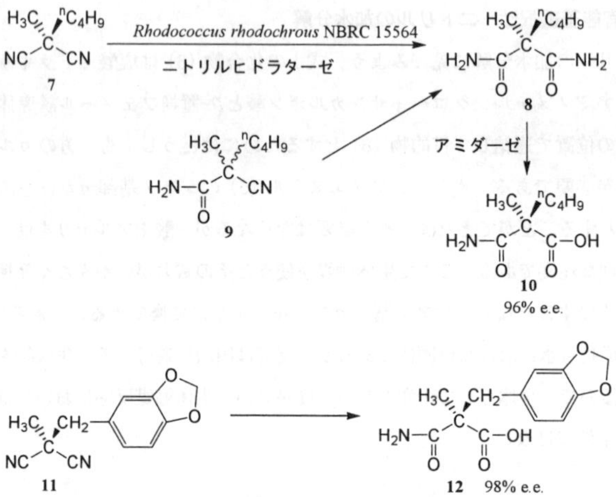

キラル医薬品・医薬中間体の開発

図2 ニトリルのエナンチオ選択的加水分解

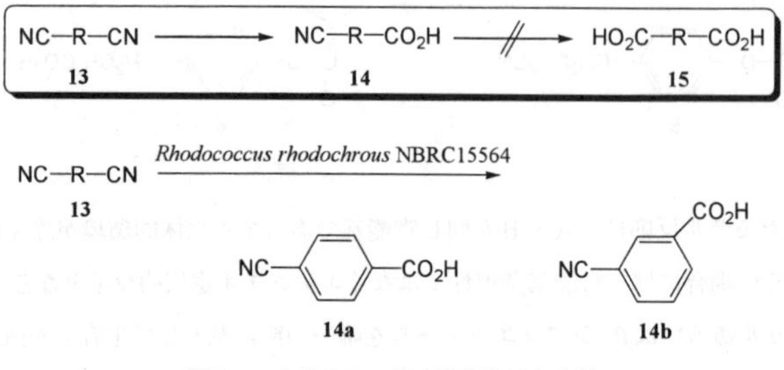

図3 ニトリルのレジオ選択的加水分解

異なる化合物であるから13は酵素と結合するが，14は結合しないということは起こり得ることである。酵素が反応点からどのくらい離れている部分まで認識するかに依存するが，14aの生成を見るとその距離は決して短くないことが分かる。また，2つのシアノ基の距離に依らず一方だけが加水分解を受けることは不思議な感じさえもする。そこで現在，*R. rhodochrous*からニトリルヒドラターゼの精製と遺伝子のクローニングを実施中であり，この様なレジオ選択性の発現機構の解明にチャレンジしている。

1.4 アルコールの酸化反応

アルコールの酸化によるカルボン酸の調製は，有機化学の中で最も基本的で重要な反応の一つ

第2章 バイオ法によるキラル化合物の開発

である。最も一般的な Cr や Mn の様な金属を使用する方法は，非常に簡便であるが環境負荷が大きいなどの問題点がある。酵素反応によるカルボニル化合物の還元反応は，光学活性アルコール生産の立場から精力的に研究されて多くの研究例が報告されている。しかし，還元の逆反応である酸化反応についてはあまり注目されていなかった。そこで我々は強力なアルコールの酸化活性を有する酵素系を自然界から探索した（図4）。最初に2-フェニルエタノール（**16**）を炭素源として代謝成育する微生物を土壌サンプル中からスクリーニングを行った。アルコール（**16**）の酸化により生成すると考えられるフェニル酢酸（**17**）は，多くの微生物においてその代謝経路が知られている。したがって，化合物（**16**）をカルボン酸（**17**）に酸化する能力を有する微生物のみを効率的に選択することができると考えた。次に得られた2-フェニルエタノール資化性菌の中から2-フェニルプロパノール（**18**）を酸化し，2-フェニルプロパン酸（**19**）に変換する能力を有するものを探索した。2-フェニルプロパン酸（**19**）は，2-フェニル酢酸（**17**）と異なりα位にメチル基が存在することから，代謝分解されることなく反応系内に蓄積するのではないかと考えた。以上のようなスクリーニングの結果，ある土壌細菌に非常に強い酸化活性を見いだすことに成功した。この株（同定の結果，*Brevibacterium* sp.）は，幅広い基質特異性を有しており様々なカルボン酸やケトンの生産に有効であった[7]。現在，酸化反応を触媒する酵素の単離精製と遺伝子のクローニングを実施しており，さらなる高効率化が期待される。

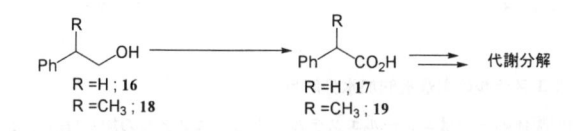

Run	Substrate		Reaction Time (h)	Yield (%)
	R^1	R^2		
1	Ph	Me	24	86
2	PhO	Me	24	87
3	Ph	H	6	70
4	Bn	H	6	71

図4　アルコールの酸化反応

1.5 疎水性反応場としての酵素

酵素の活性部位は疎水性である。したがって，水溶液中の反応でありながら，バルクの水の影響を受けない特異な反応場であるということができる。分かり易い例をグルコース (20) とフルクトース (22) の酵素による異性化に見てみよう（式2）。どちらから出発しても1：1の混合物になる。反応の中間体はエノラート21で，1あるいは2のどちらの炭素にプロトンが付加するかによって20になったり22になったりする。20になる反応では不斉炭素を生ずる。しかし，酵素は決して間違えることなく，2位のエピメリ化は全く観察されない。この事実は酵素の厳密なプロキラル面選択性を示すとともに，バルクの水が反応に関与していないことを物語っている。

この様な反応を合成基質に応用しようとすると，如何にして不安定なエノラートを基質とすることができるかという一点に集約される。酵素の活性部位で安定な前駆体から $in\ situ$ で生成するより他にない。

1.5.1 エノールエステルの面選択的加水分解反応

エノラートの前駆体の一つはエノールエステルである。エステルの加水分解では活性化されたセリンやシステインがカルボニル基の炭素を攻撃してアルコキシドアニオンが生成する。したがってエノールエステル (23) を基質とすれば式3に示すようにエノラートが生成すると期待できる。C^* に面選択的にプロトンが付加すれば光学活性体が得られるだろう。また，分子内の他のプロキラル中心，キラル中心を識別した加水分解反応としてデザインすれば，C^* 以外にも不斉中心を構築できる。いずれの場合にも「加水分解反応で光学活性ケトンをつくる」という新しいタイプの反応になる（式4）。

第2章 バイオ法によるキラル化合物の開発

$$\underset{26}{\text{OAc-cyclohexene-R}} \xrightarrow[\text{H}_2\text{O}]{\textit{Pichia farinosa} \text{ NBRC10896}} \underset{27}{\text{O=cyclohexyl-R}} \quad (4)$$

R = Me, Et, butenyl, PhCH$_2$

　エノールエステル（**26**）を *Pichia farinosa* という酵母（現在は *Yamadazyma farinosa* と分類され，NBRC 10896として登録されている）を触媒として加水分解すると期待通り光学活性ケトン（**27**）が得られた[8]。中間体としてエノラートあるいはエノールが存在するか，直接基質の炭素にプロトン付加が起こっているかは定かではないが，新しいタイプの光学活性体創製法である。生成物の光学純度は85～90％であった。

1.5.2　アリールマロン酸脱炭酸酵素

　中間にエノールの存在が考えられる有機反応にマロン酸の脱炭酸反応がある（式5）。この反応を触媒する酵素があれば，**30**から**31**へ異性化段階がエナンチオ選択的となる可能性があり，光学活性カルボン酸合成の新しい方法になり得る。実際にはフェニルマロン酸資化菌を土壌中から検索することにより*Alcaligenes bronchisepticus*という細菌の一種に活性を見出した[9]。この株から酵素を均一に精製しその諸性質を検討したところ，一般的な脱炭酸酵素に必要なビオチン，ATP，補酵素A等を要求しないことがわかった[10]。また，本酵素は全く新規な脱炭酸酵素であったことから「アリールマロン酸脱炭酸酵素（Arylmalonate Decarboxylase, AMDase）」と命名した（現在ではEC 4.1.1.76に分類されている）。つぎに，本酵素遺伝子をクローニングして全アミノ酸配列を決定するとともに，大腸菌で大量発現させることに成功した[11]。その結果，脱炭酸反応を効率的に行うことが可能となり，定量的な収率で光学的に純粋なカルボン酸が容易に得られるようになった。つぎに反応機構を調べると，188Cysが重要な役割を演じていることが分かった（式6）。また，反応の中間ではエノラートと芳香環が平面になって酵素と結合している**33**と推定できた。すると置換基Rがどんなに小さくてもプロトンが結合してくる面は決まってしまうので，反応のエナンチオ選択性に影響しないと期待できる。事実R＝F[12]，D[13]のとき，得られたカルボン酸のe.e.はそれぞれ98％，＞95％とR=Meのときと同じ程度であった。

$$\underset{28}{\overset{R^1}{\underset{R^2}{>}}C\overset{CO_2H}{\underset{CO_2H}{<}}} \rightarrow \underset{29}{\text{中間体}} \rightarrow \underset{30}{\overset{R^1}{\underset{R^2}{>}}C=C\overset{OH}{\underset{OH}{<}}} \rightarrow \underset{31}{\overset{R^1}{\underset{R^2}{>}}\overset{*}{C}\overset{H}{\underset{}{<}}CO_2H} \quad (5)$$

キラル医薬品・医薬中間体の開発

$$\underset{32}{\text{(structure)}} \longrightarrow \underset{33}{\text{(structure)}} \quad R = CH_3, F, D \longrightarrow \underset{34}{\text{(structure)}} \quad (6)$$

近年、バイオテクノロジーの発展とともに遺伝子に変異を導入することにより、酵素機能を改変することが容易になった。また、多くにタンパク質について遺伝子配列や立体構造が解明されて、その情報を自由に利用できるようになってきた。そこで我々はこれらデータベースを利用してアリールマロン酸脱炭酸酵素の機能改変を試みたので紹介する。本脱炭酸酵素と相同性を有するタンパク質をデータベースを用いて検索した。その結果、全体的な相同性は低いものの、グルタミン酸ラセマーゼなどのラセミ化酵素と活性中心周辺と考えられるアミノ酸が似ていることがわかった。グルタミン酸ラセマーゼは、活性中心に2個のシステイン残基を有し、一方が塩基として働きもう一方がプロトン供与体として働くことがわかっている（二塩基機構）。どちらのシステイン残基も塩基としても酸としても働くので、基質をラセミ化することができる。一方、AMDaseは、188番目にしかシステインがないので、エノラートの一方のエナンチオ面からのみプロトン化されると考えた。そこで、この情報を基にエナンチオ選択性を逆転させることができるのではないかと考えた。すなわち、Cys188の代わりにプロトン供与能の低いセリンを導入し、中間体と考えられるエノラートの面に関してCys188とは反対側になる位置にシステインを導入するというものである。反対側の位置としては、グルタミン酸ラセマーゼの三次元構造を利用し脱炭酸酵素のホモロジーモデルを構築し、この推定構造を基に71～76番目のアミノ酸と推定した。部位特異的変異により6種類の変異体を作成し、反応を試みた。その結果、2つの変異体が低いながらも脱炭酸活性を示し、その選択性は期待した通り野生型酵素とは逆であった[14]（式7）。また、選択性の逆転した酵素遺伝子に対してランダム変異を行うことで、酵素活性を約10倍向上させることにも成功している[15]。

$$\underset{\substack{35 \\ >98\%\text{e.e.}}}{\text{(structure)}} \xleftarrow{\text{野生型酵素}} \underset{\substack{36 \\ Ar = \text{(naphthyl)}}}{\text{(structure)}} \xrightarrow{\text{変異酵素}} \underset{37}{\text{(structure)}} \quad (7)$$

S71C/C188S : 80%e.e.
G74C/C188S : 96%e.e.

第2章　バイオ法によるキラル化合物の開発

1.6　デラセミ化反応

　キラルなアミンを用いるカルボン酸の光学分割は，有用な光学活性体調製方法である。しかし，その収率は最大で50％であり，高い光学純度の物質を得るためには再結晶を繰り返す必要があり効率的なプロセスとは言い難い。そこで，ラセミ体のカルボン酸を一方の鏡像体に変換できれば，非常に有効な光学活性体の生産方法になると考えられる。この様な反応が成立するためには，ラセミ体基質の一方の鏡像体を立体反転（またはラセミ化）させる必要がある。この様な手法をデラセミ化と呼ぶ。α-アリールアルカン酸のデラセミ化については，ラット肝臓[16]やカビ[17]による報告例がある。我々は放線菌の一種 *Nocaldia diaphanozonalia* に新規デラセミ化活性を見いだし，基質特異性や反応機構について詳細に解析を行った。その結果，本酵素系は様々な2一置換アルカン酸のデラセミ化に有効であった。図5には，α-アリールオキシプロピオン酸の例を示している。様々な置換基を有する基質に対して有効であったが，Clを有する化合物（**38**）は回収率95％，光学純度97％とほぼ完全に一方の鏡像体に片寄らせることに成功した。重水素置換した基質を用いた検討により反応機構は次のように考えている。すなわち，基質であるカルボン酸は，coenzyme Aとチオエステルを形成し活性化される。次いでα位のプロトンの引き抜きが起こりラセミ化が進行する。最後に加水分解酵素により，カルボン酸が再生する。カルボン酸がチオエステル化される段階が立体選択的であるために，デラセミ化が進行することがわかった[18, 19]。

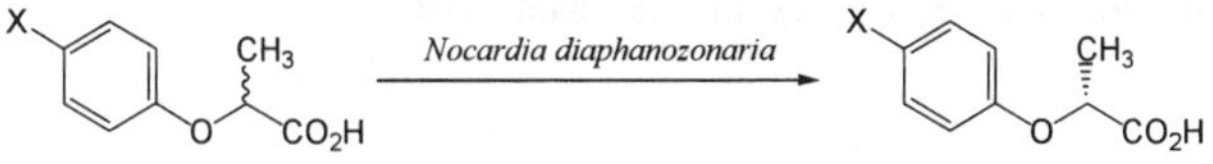

図5　デラセミ化反応

1.7　おわりに

　酵素反応はその特徴を生かした使い方をすると，環境との調和が厳しく求められる今後の化学物質の変換にとって，一つの方向を示す方法であることは疑いようがない。基本的には目的に合う酵素を見つけることが必要であるが，様々な方法で人為的なデザインが可能であることを紙面の都合で僅かな例だけであるが紹介した。酵素反応の特徴を良く理解し，それを長所として生かしていくデザインが必要であろう。

文　献

1) 宮寺彰彦等，第4回生体触媒化学シンポジウム予稿集，p.60，仙台(2001年，1月)
2) H. Kakeya *et al.*, *Tetrahedron Lett.*, **32**, 1343(1991)
3) M. Yokoyama *et al.*, *Tetrahedron Asymm.*, **4**, 1081 (1993)
4) H. Ohta, *Chimia*, **50**, 434 (1996)
5) O. Meth-Cohn, *et al.*, *Chem. Commun.*, 1041(1997) ; J. E. Gavagan *et al.*, *J. Org. Chem.*, **63**, 4792(1998)
6) 太田博道他，投稿準備中
7) K. Miyamoto *et al.*, *Biotechnology Lett.*, **26**, 1385(2004)
8) H. Ohta *et al.*, *Chem. Commun.*, 485(1989); K. Matsumoto *et al.*, *J. Am. Chem. Soc.*, **112**, 4077(1990)
9) K. Miyamoto *et al.*, *J. Am. Chem. Soc.*, **113**, 4077(1991)
10) K. Miyamoto *et al.*, *Eur. J. Biochem.*, **210**, 475(1992)
11) K. Miyamoto *et al.*, *Appl. Microbiol. Biotechnol.*, **38**, 234(1992)
12) Y. Fukuyama *et al.*, *Biosci Biotechnol. Biochem.*, **63**, 1664(1999)
13) K. Matoishi *et al.*, *Chem. Commun.*, 1519(2000)
14) Y. Ijima *et al.*, *Chem. Commun.* 877(2005)
15) 太田博道他，投稿準備中
16) R. D. Knihinicki *et al.*, *Biochem.Pharmacol.* **42**, 1905(1991)
17) W. Rhys-Williams *et al.*, *Pharm. Sci.* **2**, 537(1996)
18) D. Kato *et al.*, *J. Org. Chem.*, **68**, 7234(2003)
19) D. Kato *et al.*, *Tetrahedron: Asymm.*, **15**, 2965(2004)

2 アーミング酵母による酵素的光学分割法

福田秀樹[*]

2.1 はじめに

微生物などの細胞そのものを直接酵素剤として利用するような生体触媒は whole cell biocatalyst [1〜4]（全細胞体触媒）と称されるが，この whole cell biocatalyst を用いることにより，図1に示すように，目的とする酵素の分離，精製，濃縮，固定化などの複雑な多段階のプロセスが省略できるため，プロセスの簡略化や製造コストの大幅な削減が期待される。

このような whole cell biocatalyst の中でも，近年，酵母の細胞表層に目的とする酵素を提示させたアーミング酵母（図2）が注目されている[5〜11]。細胞表層（細胞壁，細胞膜）は細胞の構造や形態を維持し，細胞や外界との隔離をするだけでなく，物質の認識やシグナルの伝達，酵素反

(A) 一般的な酵素の調製法

培養 〉 分離 〉 精製 〉 濃縮 〉 固定化 〉 使用

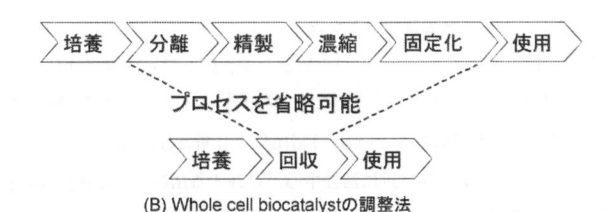

プロセスを省略可能

培養 〉 回収 〉 使用

(B) Whole cell biocatalyst の調整法

図1　分泌酵素および Whole cell biocatalyst の調整法の比較

千手観音像

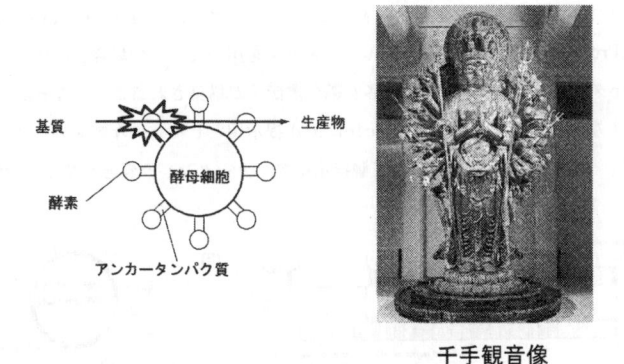

図2　アーミング酵母および千手観音像

---

*　Hideki Fukuda　神戸大学　大学院自然科学研究科　教授

応などの場として重要な役割を果たしている。この細胞表層のタンパク質と種々の機能性タンパク質やペプチドなどを融合させ，細胞表層に提示させることにより，新しい機能を持った細胞を創製することができる。このような微生物は，千手観音（アーミングブッダ）にちなみ「アーミング微生物」と呼ばれている。アーミング酵母は，培養操作のみで目的とする酵素が容易に細胞表層に固定化できるので，死滅菌体のみならず増殖菌体のいずれの形態でも応用が可能であり，プロセス革新のキー技術として期待されている。

ところで，医薬品，食品や香料などの合成に用いる原料の中には，分子内に不斉中心を有するキラル化合物が多数存在し，通常一方のエナンチオマーのみが有効である場合が多い。従って，ラセミ体からの効率的な光学分割技術が重要となってくる。そこで，本稿では，種々物質の光学分割に利用される *Rhizopus. oryzae* IFO4697由来のリパーゼ酵素（ROL）を表層提示したアーミング酵母による酵素的光学分割法について説明する。

2.2 Flo1pによるリパーゼの表層提示システム

アーミング酵母に使用するアンカータンパク質として，図3に示す凝集性に関与する表層タンパク質のFlo1pを用いる。Flo1pのN末端側にある機能ドメインは，酵母細胞壁のマンナン鎖にCa^{2+}依存的に付着することがわかっている。Flo1pにより新たな非GPIアンカー型の表層固定システムが創成できるので，C末端付近に活性中心が存在する*Rhizopus oryzae*由来のリパーゼ酵素（ROLと略す）の効率的な表層固定化が期待できる。Flo1pは図3のような構造をしており，凝集機能ドメインは18回繰り返し配列あたりであると考えられている。

Flo1pタンパク質の長さの影響を検討するため，アミノ酸残基1-1099（FSProROL）および1-1417（FLProROL）をコードする2種類のドメインを用いた。この場合，ROL遺伝子のN末端側がFlo1pタンパクのC末端側と結合され融合遺伝子が構築されることになるが，ROLの活性部位がC末端側に存在することからFlo1pはROL提示用として有効なアンカータンパク質と考えられる。一方，従来より，酵母の表層提示用アンカータンパク質として$α$-アグルチニン

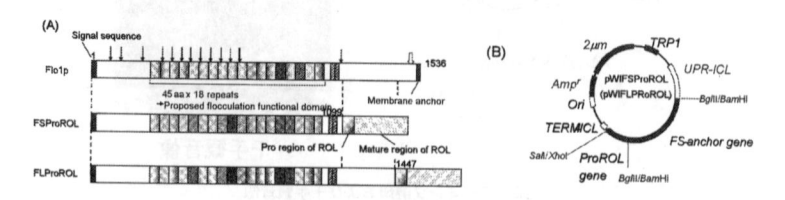

図3 リパーゼの表層提示システム
(A) 表層提示用アンカータンパク質Flo1pとFSProROLおよびPLProROL遺伝子の配列；
(B) 酵母発現用プラスミド（pWIFSProROLおよびpWIFLProROL）

第2章 バイオ法によるキラル化合物の開発

がよく用いられているが,この場合,ROL遺伝子のC末端側とFlo1pとが結合されるので酵素の活性は低いものと予想される。また,表層提示用プラスミドとしてpWIFSProROLおよびpWIFLProROLをそれぞれ使用し,いずれも分泌シグナルシーケンスを有しているがC末端側のGPIアンカー付着シグナルは欠損している。

以下に,上述したアーミング酵母の酵素活性特性や光学分割に応用した場合の反応例について説明する。

2.3 アーミング酵母の酵素活性特性

アーミング酵母を光学分割反応に適用する前に,まず,培養条件,培養後の菌体回収および保存条件などが酵素活性に与える影響について検討した。

2.3.1 実験方法

(1) 使用菌株および培地

宿主菌株として*Saccharomyces cerevisiae* MT8-1 (*MATa ade his3 leu2 trp1 ura3*) を用い,FSProROL発現酵母用の前培養培地はSD培地 (0.67% yeast nitrogen base, 0.5% glucose, 2%) を,選択培地はSDC培地 (SD + 2% casamino acids) を使用した。培養は500 mLフラスコを用い,培養温度30℃,培養時間2-8日間の条件下で行った。回収した菌体は,水洗後20-35℃の条件下で2-12日間蒸留水中で保存した。

(2) リパーゼ活性の測定,リパーゼ表層発現量および菌体内蓄積量の測定

リパーゼの酵素活性は次に示す方法にて測定した。0.5 mMのp-ニトロフェニルブチレート水溶液 (1.5 mL) にpH7.0の20 mMリン酸緩衝液 (0.4 mL),および酵素液 (0.1 mL) を加え,25℃で10分間,インキュベートした。300 mMトリクロロ酢酸 (0.1 mL) を添加することにより反応を停止した後,遠心分離 (3,000 rpm,10 min) することにより,不溶物を除去した。上清 (1.5 mL) にpH7.0の200 mMリン酸緩衝液 (2.0 mL) を加えて400 nmの吸光度を測定し,加水分解により生成したp-ニトロフェノールを定量した。1 Uは,1分間に1 μmolのp-ニトロフェノールを生成する酵素量として定義した。

ROL分子の細胞壁における発現量は,菌体を遠心分離により回収後ガラスビーズにて破砕し,SDS (ドデシル硫酸ナトリウム) により抽出させ,抗体染色法を用いて測定した[12]。また,ROLの表層提示を確認するために,1次抗体としてウサギ抗ROL抗体を,2次抗体としてFITC標識されたヤギ抗ウサギ抗体を用いて,蛍光顕微鏡により発色の有無を確認した。図4に示すようにpWIFSProROLを導入した酵母においては,導入していない対照の酵母と比べ明確な蛍光発色が見られ表層に著量のROLが提示されていることが確認された[8]。

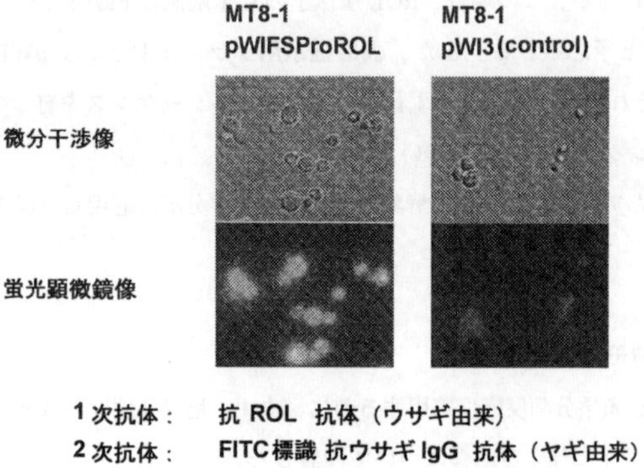
MT8-1
pWIFSProROL
MT8-1
pWI3(control)
微分干渉像
蛍光顕微鏡像
1次抗体：　抗 ROL 抗体（ウサギ由来）
2次抗体：　FITC標識 抗ウサギ IgG 抗体（ヤギ由来）

図4　FSProROL 提示酵母の蛍光顕微鏡写真

2. 3. 2　実験結果

(1)　保存中のリパーゼ活性の経時変化

図5に表層提示酵母を蒸留水で保存した場合のリパーゼ比活性を示す。なお，サンプルは，培養時間が2–8日経過したものを比較した。興味あることに，いずれのサンプル菌体も保存日数が増加するにつれてリパーゼ酵素の比活性が増加することがわかり，特に8日目の菌体では保存日数が8日間で約7.3倍も増加することが明らかとなった。

(2)　菌体内および細胞壁におけるリパーゼ酵素量

上記に示した保存操作が酵素比活性の増加を促進する現象を検討するために，菌体内および細胞壁におけるリパーゼ酵素量を測定した。培養時間8日の菌体を用いた場合，各保存日数に対するリパーゼ酵素量をドットブロット解析により解析した結果を図6に示す。細胞壁に表層提示されたROL酵素量は，保存日数の増加につれて増加し，8日目には当初の約3倍以上の酵素量に達した。また，細胞内の酵素量も増加したが約2倍程度の増加量であった。これらの結果は，図5に示した保存日数の増加が酵素比活性の増加に対応している結果と傾向が一致している。

一方，市販の粉末ROL酵素（天野製薬社製，商品名：F–AP15）を保存させた場合について同様の実験を行った結果，酵素活性の増加は全く見られなかった（データは示していない）。

以上のことから，アーミング酵母を用いてROL酵素を表層提示させた場合，培養後2–8日の長期間保存することにより，比活性が増加することが明らかとなった。これは，リパーゼの比活性が増大するのではなく，細胞壁および菌体内（特に細胞壁）における酵素量が著しく増加することが主な要因であると推察され，培養終了後の保存中にさらに酵素の生産が継続されているものと思われる。

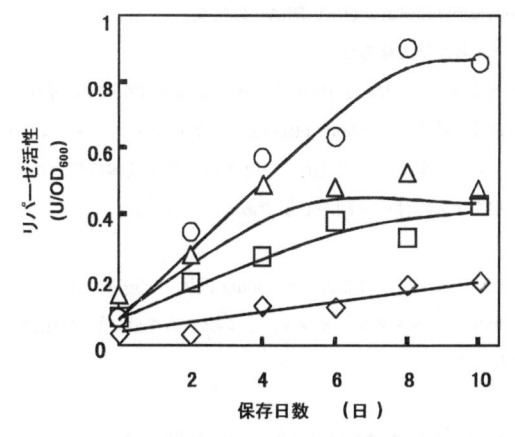

第 2 章　バイオ法によるキラル化合物の開発

図 5　20℃蒸留水中で保存する日数がリパーゼ比活性に与える影響
　　　培養後保存日数：（○）8 日；（△）6 日；（□）4 日；（◇）2 日

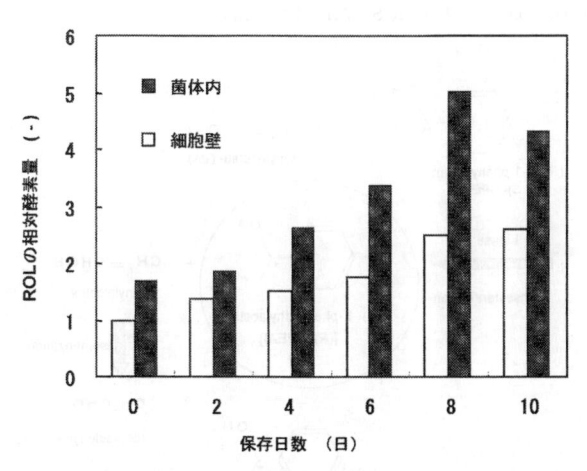

図 6　ドットブロット解析による菌体内および細胞壁におけるリパーゼ酵素量
　　　使用菌株：8 日間培養のアーミング酵母を使用；保存条件：20℃蒸留水中

　以降，上記のアーミング酵母を用いた酵素的光学分割の応用例として，医薬中間体として重要な物質である（R）-1-phenylethylacetate［（R）-1-PEA］および（S）-1-benzyloxy-3-chloro-2-propyl succinate［（S）-1-BCPS］の生産を取り上げる。

2.4 (R)-1-phenylethylacetate (R-1-PEA) の生産
2.4.1 反応スキームおよび実験方法

(R)-1-phenylethylacetate [(R)-1-PEA]を生産する反応式を図7に示す。基質にはR体，S体の等量混合物である (R, S)-1-phenylethanol [(R, S)-1-PE]のラセミ体およびvinylacetate (VA) を用いるが，反応生産物である (R)-1-PEAは医薬中間体の製造などではR体が必要な物質であり，これら光学異性体の分割が必須である。

(1) 反応方法

反応は，30mg (R,S)-1-PE，21.2mg VA，30mg 菌体，0.3g モレキュラーシーブ4Aおよび3mL 各種溶媒（ヘキサン，ヘプタン，オクタン，シクロヘキサン）の反応組成で30℃，150 rpmの振とう条件下で行った。

(2) 分析方法

(R,S)-1-PE, (R,S)-1-PEAはHPLC (Shimadzu社製：LC-10A；カラム：ダイセル化学工業㈱製 Chiralcel OB-H) にて分析し，収率およびエナンチオ過剰率（%ee）を算出した。なお，（%ee）は次式により算出した。

Enantiomeric excess (%) = ||R−S|/(R+S)|×100

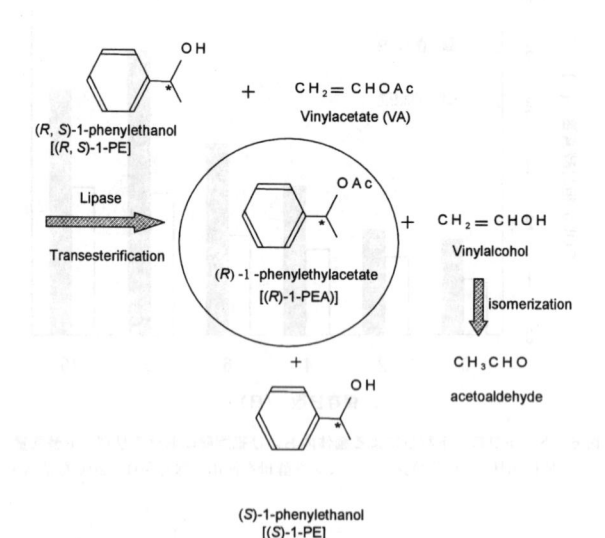

図7 (R)-1-phenylethylacetate [(R)-1-PEA] を生産する反応スキーム

第2章 バイオ法によるキラル化合物の開発

2.4.2 実験結果

(1) 水分濃度および反応溶媒の種類の影響

　反応液中の水分濃度の影響を検討するため，モレキュラーシーブ4Aを添加した場合と無添加の場合とを比較検討した結果，前者の方が反応収率および(%ee)とも著しく高い数値が得られた（データは示していない）。従って，以降の実験は，モレキュラーシーブ4Aを添加することとした。リパーゼ酵素を用いた場合，油脂のエステル交換反応においてヘキサン溶媒中の水分濃度が反応収率に著しく影響し，最適な反応速度および生産物収率を得るためには50-100 ppmレベルの微水系制御が必要であることが報告されている[13,14]。本実験系のエステル交換反応においても水分濃度の正確な値は測定していないが，極めて低い濃度に維持されているものと推定される。

　反応収率および(%ee)に対する溶媒の種類の影響の結果を表1に示す。ヘキサン，ヘプタン，オクタン，シクロヘキサンのいずれの溶媒においても，収率および(%ee)は50%以上および93%以上の比較的高い数値が得られたが，その中でもヘプタンを用いた場合，特に収率が63.3%と最も高く最適な溶媒であることが示された。酵素反応には，メタノール，エタノール，アセトン，エチレングリコールなどの水に可溶性，n, i-プロピルアルコール，ブチルアルコールなどの難溶性および表1に示すような不溶性を示す種々の溶媒が用いられるが，可溶性を示す溶媒の場合には有機溶媒分子による阻害，不可逆的な酵素の失活などの影響を与えるものが多い。このような結果から，以降の実験はヘプタンを使用した。

表1　収率および%eeに及ぼす反応溶媒種類の影響

溶媒	ヘキサン	ヘプタン	オクタン	シクロヘキサン
(R)-1-PEA 収率 (%)	50.5	63.3	62.0	56.7
(S)-1-PEA 収率 (%)	1.6	2.2	2.1	1.7
%ee	93.7	93.3	93.3	94.1

(2) 菌体量が反応に及ぼす影響

　菌体量が反応収率および(%ee)に及ぼす影響の結果を図8に示す。(R)-1-PEAの収率は，菌体量の増加に伴い増加したがほぼ30mg付近で一定となった。また，(S)-1-PEAの収率および(%ee)のいずれも菌体量の変化に対してほとんど影響のないことから，30mgが最適であることがわかった。一般的に，酵素反応においては酵素量の増加に伴い反応速度や収率なども増加傾向となるが，本実験においてはほぼ頭打ちとなっている。この要因として，酵母菌体を直接反応触媒として利用しているため不均相系となり，浸とう器による操作では基質との接触面積が律速になっているものと思われる。したがって，さらに反応速度や収率の向上を図るためには，接

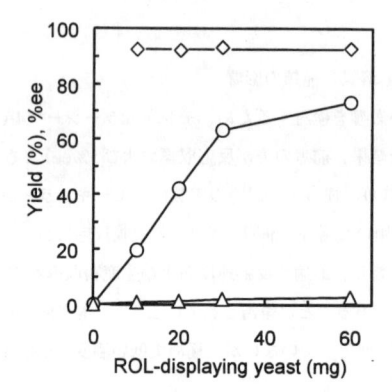

図8 菌体量が反応収率および(%ee)に及ぼす影響
記号：(○)(R)-1-PEA；(△)(S)-1-PEA；(◇)%ee

触面積を増加させることのできるバイオリアクターを使用することが必要となる。

(3) 反応組成の経時変化

反応組成の経時変化を図9に示す。(R)-1-PEおよびVAは反応開始後速やかに消費され，(R)-1-PEAが基質の消費速度に対応して効率よく生産された。この場合，(%ee)は90％の高い数値を維持できた。一方，(S)-1-PEおよび(S)-1-PEAはほとんど変化が見られず，反応はほとんど進行しなかった。

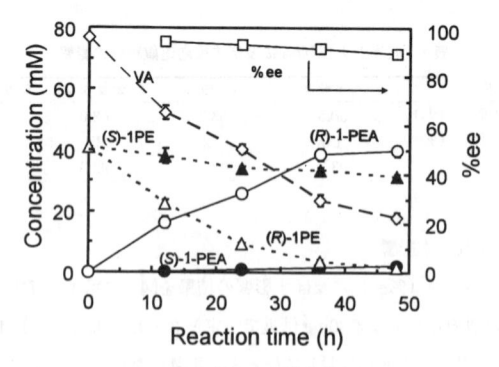

図9 反応の経時変化
記号：(○)(R)-1-PEA；(●)(S)-1-PEA；(◇)VA；(△)(R)-1-PE；(▲)(S)-1-PE；(□)%ee

2.4.3 結論

Flo1pタンパクを利用したアーミング酵母（*Rhizopus oryzae*由来のリパーゼを表層提示）を

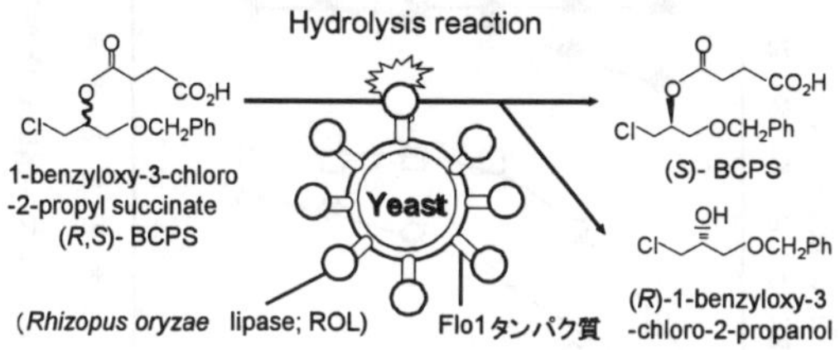

第 2 章　バイオ法によるキラル化合物の開発

図10　(S)-1-benzyloxy-3-chloro-2-propyl succinate［(S)-1-BCPS］を生産する反応スキーム

用いて，(R, S)-1-phenylethanol [(R, S)-1-PE] およびvinylacetate (VA) とを反応させた結果，医薬中間体の製造に重要な光学活性体である (R)-1-PEA の反応率が 60％以上の高収率，また (％ee) も 90％以上の高純度で取得できることが示された。

2.5　(S)-1-benzyloxy-3-chloro-2-propyl succinate ［(S)-1-BCPS］の生産
2.5.1　反応スキームおよび実験方法
　(S)-1-benzyloxy-3-chloro-2-propyl succinate [(S)-1-BCPS]を生産する反応式を図 10 に示す。基質は，R 体，S 体の等量混合物である (R, S)-1-benzyloxy-3-chloro-2-propyl succinate [(R, S)-1-BCPS]のラセミ体を用い，次に示す加水分解反応条件にて (S)-1-BCPSを生産する。
(1)　加水分解反応
　反応は，20 mg (R, S)-1-BCPS，2.5 mL酵素溶液，500 mMリン酸バッファー溶液（pH 5.0，2.5 mL）の反応液組成で行った。また，酵母を含む溶液2.5 mL（OD_{600}：2.0-2.8）を添加し，25℃，150 rpmの浸とう条件下でインキュベートした。
(2)　分析方法
　(R, S)-1-BCPS，(R)-1-BCPS，(S)-1-BCPSの分析は，HPLC（Shimadzu 社製：LC-10A；カラム：ダイセル化学工業㈱製 Chiralpak AS）にて分析し，(％ee) は前節に示した式により算出した。
　また，エナンチオ選択率 (E) は，次式で求めた[15, 16]。なお，X は反応率を表す。
$$E = \ln[(1-X)(1+\%ee)] / \ln[(1-X)(1-\%ee)]$$

2.5.2　実験結果
(1)　加水分解反応の経時変化
　培養後の保存期間が 0 日間および 8 日間の 2 種類のアーミング酵母を用いて，加水分解反応を行った結果を図11に示す。いずれのアーミング酵母を用いた場合においても，加水分解は反応時間の増加につれて反応率は増加し，(S)-BCPSが光学分割により生産されていることがわ

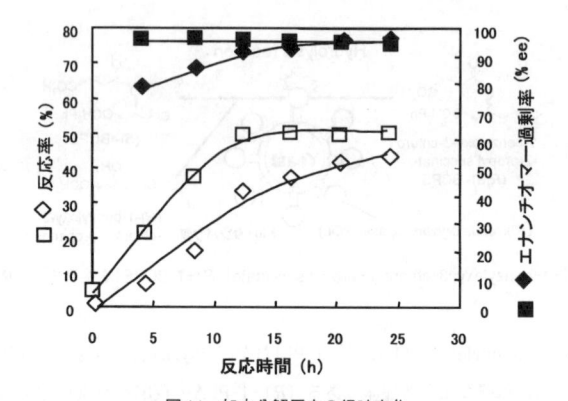

図11 加水分解反応の経時変化
記号：(◆, ◇) 培養後0日間保存；(■, □) 培養後8日間保存

かった。特に，8日間保存した場合，反応率は16時間で50.2%に達し，また（%ee）は95%以上を常に維持することができた。エナンチオ選択率 (E) も186.4の高い数値となった。一方，保存しない場合には，反応率も16時間で39.2%と前者に比べ低く，さらに（%ee）も80-95%と経時的に変化することがわかった。これらのことは，2.3項で示したように8日間保存したアーミング酵母の酵素比活性が保存しない場合に比べ著しく増加する結果からも容易に推定できる。データは示していないが，市販ROL酵素（天野製薬社製，商品名：F-AP15）を用いて同様の実験を行った結果，反応率，（%ee）およびエナンチオ選択率 (E) はそれぞれ35.9%，58.7および5.2の低い数値にとどまった。

(2) 繰り返し反応による光学分割

培養後8日間保存したアーミング酵母を用いて，8回の繰り返し反応を行った結果を図12に示す。反応率は40.7-55%，また（%ee）も常に90.4%以上を維持することが示された。このことから，アーミング酵母は繰り返し反応に対しても著しく安定であることがわかった。また，エナンチオ選択率 (E) は，いずれのサイクルにおいても150以上と極めて高い数値に達し，工業生産用としても利用が期待されるものと思われる。

2.5.3 結論

培養後蒸留水に8日間の保存を行ったアーミング酵母（ROL表層提示）を用いて，(R, S)-1-benzyloxy-3-chloro-2-propyl succinate [(R, S)-1-BCPS] の加水分解を行った結果，医薬中間体の製造に重要な光学活性体である (S)-1-BCPSの反応率は，繰り返し反応において40.7%以上の高収率，また（%ee）も90%以上の高純度で取得できることが示された。

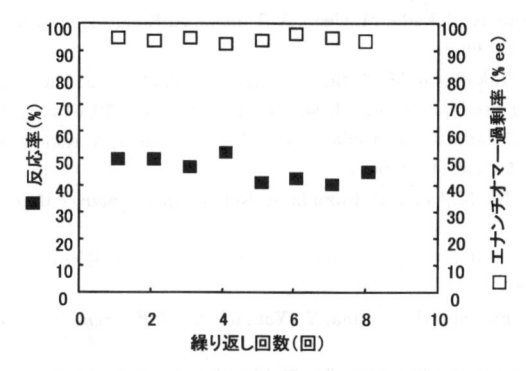

第 2 章　バイオ法によるキラル化合物の開発

図12　8回の繰り返し反応における反応率および（%ee）

2.6　おわりに

　Rhizopus oryzae 由来のリパーゼ酵素を酵母の細胞表層に提示したアーミング酵母は，培養後の適切な保存条件下において酵素の活性が高く，ラセミ体の光学分割に応用した結果においても収率，選択性および繰り返し反応における安定性も著しく高いことがわかった。今後，リパーゼ酵素のみならず種々光学分割に利用される酵素の表層提示技術への展開が期待される。

文　　献

1) K. Ban, M. Kaieda, T. Matsumoto, A. Kondo, H. Fukuda, *Biochem. Eng. J.*, **8**, 39-43 (2001).
2) T. Matsumoto, S. Takahashi, M. Kaieda, M. Ueda, A. Tanaka, H. Fukuda, A. Kondo, *Appl. Microbiol. Biotechnol.*, **57**, 515-520 (2001).
3) K. Ban, S. Hama, K. Nishizuka, M. Kaieda, T. Matsumoto, A. Kondo, H. Noda, H. Fukuda, *J. Mol. Catal. B: Enz.*, **17**, 157-165 (2002).
4) T. Matsumoto, S. Takahashi, M. Ueda, A. Tanaka, H. Fukuda, A. Kondo, *J. Mol. Catal. B: Enz.*, **17**, 143-149 (2002).
5) A. Kondo, H. Shigechi, M. Abe, K. Uyama, T. Matsumoto, S. Takahashi, M. Ueda, A. Tanaka, M. Kishimoto, H. Fukuda, *Appl. Microbiol. Biotechnol.*, **58**, 291-296 (2002).
6) H. Shigechi, K. Uyama, Y. Fujita, T. Matsumoto, M. Ueda, A. Tanaka, H. Fukuda, A. Kondo, *J. Mol. Catal. B: Enz.*, **17**, 179-187 (2002).
7) Y. Fujita, S. Katahira, M. Ueda, A. Tanaka, H. Okada, Y. Morikawa, H. Fukuda, A.

Kondo, *J. Mol. Catal. B: Enz.*, **17**, 189-195(2002).
8) T. Matsumoto, H. Fukuda, M. Ueda, A. Tanaka, A. Kondo, *Appl. Enviro.l Microbiol.*, **68**, 4517-4522(2002).
9) Y. Fujita, S. Takahashi, M. Ueda, A. Tanaka, H. Okada, Y. Morikawa, T. Kawaguchi, M. Arai, H. Fukuda, A. Kondo, *Appl. Enviro.l Microbiol.*, **68**, 5136-5141(2002).
10) N. Sato, T. Matsumoto, M. Ueda, A. Tanaka, H. Fukuda, A. Kondo, *Appl. Microbiol. Biotechnol.*, **60**, 469-474(2002).
11) Y. Fujita, J. Ito, M. Ueda, H. Fukuda, A. Kondo, *Appl. Enviro.l Microbiol.*, **70**, 1207-1212(2004).
12) Washida, M., Takahashi, S., Ueda, M., Tanaka, A., *Appl. Microbiol. Biotechnol.*, **56**, 681-686(2001).
13) Kyotani, S., Fukuda, H., Nojima, Y., Yamane, T., *J. Ferment. Technol.*, **66**, 567-575 (1988).
14) 泉本英次，福田秀樹，中西英二，化学工学論文集，**16**, 640-646(1990).
15) Chen, CS, Fujimoto, Y., Girdaukas, G., Sih, CJ., *J. Am. Chem. Soc.*, **104**, 7294-7299 (1982).
16) Straathof, AJJ, Jongejan, JA., *Enzyme Microb. Technol.*, **21**, 559-571(1997).

3 微生物変換法によるL-2-アミノアジピン酸とL-ピペコリン酸の製造

上松　仁[*]

3.1 はじめに

現在，世界で販売されている医薬品の約40％が，また開発中の医薬品の約80％がキラル化合物である[1]。その理由は，医薬品がターゲットとする酵素やホルモンなどの生体分子および細胞表面のレセプターがキラルであるからである。キラルな生体分子と相互作用する物質はおのずからキラルである必要がある。もう一つの理由は，医薬品をFDA（Food and Drug Administration，米国食品医薬品局）へ申請する場合，FDAはラセミ体の医薬品の場合には両エナンチオマーの試験結果を求めていることから，単一立体の医薬品（single-isomer drug）の方が申請に必要なデータの取得が半分で済み時間とコストの節約になるからである[2]。2000年に世界で承認された医薬品の62％が単一立体の医薬品であった[3]。また，過去にラセミ体で開発され特許出願された医薬品も単一立体の医薬品として再開発されている（racemic switch）。キラル化合物の製造技術が医薬品の製造に重要な役割を果たしている。

3.2 微生物変換法によるキラル化合物の製造

キラル化合物は主に4つの方法で製造される。天然物（chiral pool）からの抽出法，ラセミ体の光学分割法，不斉有機合成法，酵素合成法である。さらに酵素合成法は細胞から酵素を取り出して使用する方法（狭義の酵素合成法）と生細胞をそのまま用いる微生物変換法とに分けられる。酵素合成法は常温，常圧下での反応であり環境に有害な有機溶媒を使わないことから省エネルギーで環境に優しい21世紀型の合成法と言える。

酵素を実用的な触媒として工業レベルで使うには，酵素の持つ本質的な限界を考慮しなければならない。それは触媒寿命が短い点と触媒作用に補酵素を必要とする点である。これまでに酵素を用いた製造プロセス設計では，如何に酵素活性を持続させるかに多くの注意が払われてきた。また，多くの合成的に有用な酵素はその触媒作用に補酵素を必要としている。例えば，酸化還元酵素反応ではNADHなどのピリジンヌクレオチドを必要とし，炭素-炭素結合が生じる合成酵素反応ではATPなどの高エネルギーリン酸化合物を必要としている。これらの補酵素は一般的に高価であるため，消耗品として酵素反応に使用することはできず再利用されなければならない。生体内での補酵素の再生系の研究は既に確立されているが，工業レベルで補酵素の再生系を動かすのは反応系が複雑になることからコスト的に困難である。

＊　Hitoshi Agematsu　メルシャン㈱　生物資源研究所　主任研究員

微生物変換法の特徴は，先に述べた酵素の本質的な限界を克服できる点にある。酵素を細胞中で構成的に合成することができる。すなわち，酵素の遺伝子をプラスミドベクターに挿入して適当な微生物に導入し，微生物の細胞内で酵素を多量に合成することにより，細胞が生きている限り酵素活性を持続させることができる。また，細胞は補酵素の再生系を持っているので補酵素を外から供給することなしに，更には再生系に必要な酵素の遺伝子を導入して再生系を増強することにより，細胞を酵素反応の場として利用することができる。

代表的なキラル化合物であるアミノ酸のうち，たんぱく質の構成成分にならない非たんぱく質性のアミノ酸は医薬品の原料としての需要が高いが，通常の発酵法での製造が難しいために様々な化学合成法や酵素合成法が開発されてきた。以下に微生物変換によるキラル化合物の製造法の開発例として，筆者らが取り組んだ非たんぱく質性のアミノ酸であるL-2-アミノアジピン酸とL-ピペコリン酸の製造法の開発について述べる。

3.3 L-2-アミノアジピン酸の製造
3.3.1 L-2-アミノアジピン酸の従来の製造法

L-2-アミノアジピン酸（L-AAA）は別名L-ホモグルタミン酸とも呼ばれ，動物におけるL-リジン（L-Lys）の代謝の中間体で，ペプチド性抗生物質や酵素阻害剤などの医薬品合成のビルディング・ブロックとして重要なキラル化合物である（図1）。L-AAAは細菌や種々の植物中に微量ながら存在が認められ，L-LysをL-AAAに変換する種々の細菌が見いだされているが蓄積量が低く製造法として成立していない[4]。また，ラセミ体の光学分割法として数工程で化学合成したDL-AAAを光学分割剤とのジアステレオマー塩で分別沈殿させる方法が一般的に知られているがコ

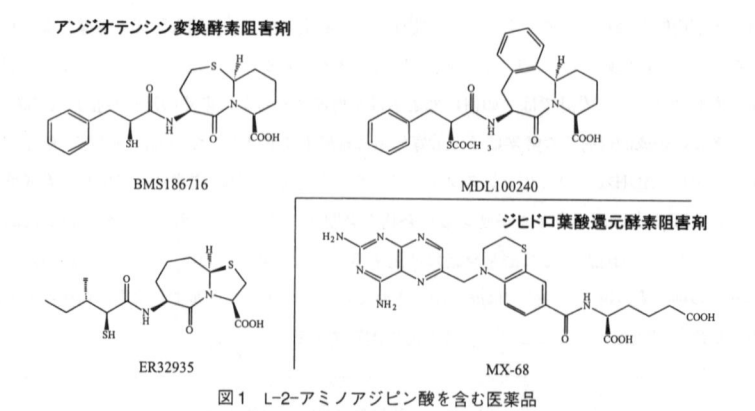

図1 L-2-アミノアジピン酸を含む医薬品

第2章 バイオ法によるキラル化合物の開発

スト的に有利な方法ではない。また，L-AAAの化学合成法が報告されているが[5]，工程が複雑で工業的製法としては不適である。このようにL-AAAの工業的な製造法はなかった。

3.3.2 L-リジンをL-2-アミノアジピン酸に変換する微生物の探索

筆者らはL-AAAがL-Lysの中間代謝物であることから，安価な出発原料であるL-Lysを原料とした微生物変換法によるL-AAAの製造法の開発を行なった。まず，L-LysをL-AAAに変換する微生物の探索を行い，グラム陰性菌である *Flavobacterium* sp. の1株がL-AAAを蓄積することを見いだした[6]。本菌株（以下，元株と記す）はL-Lysを添加した培地でL-AAAを蓄積したがやはり蓄積量は不十分であった。その原因として，元株を用いたL-AAAの変換培養では，①L-LysのL-AAAへの変換速度が遅い，②菌の培養途中の溶菌のために充分な菌体濃度が得られない，③変換活性が持続しない，④L-Lysおよびアンモニアによる生育阻害を受ける，が挙げられた。そこで，筆者らはこれらの問題点を解決してL-AAAの高生産を目指し，菌株の改良とその菌株に最適な変換条件の検討に取り組んだ。

3.3.3 L-2-アミノアジピン酸の生合成遺伝子のクローニング

L-AAAのL-Lysからの生合成経路はβ-ラクタム抗生物質生産菌である *Streptomyces clavuligerus* において研究されている[7,8]。すなわち，L-リジン6-アミノトランスフェラーゼ (LAT) によるL-Lysのε位の酸化的アミノ基転移反応によりL-2-アミノアジピン酸6-セミアルデヒドが生成し，次いでP6C脱水素酵素 (PCD) によりL-AAAに酸化される（図2)。なお，L-2-アミノアジピン酸6-セミアルデヒドはΔ^1-ピペリデイン-6-カルボン酸 (P6C) と化学的な平衡関係にある。左右田らは *Flavobacterium lutescens* IFO3084株のLATの酵素反応について報告していたが[9]，*F. lutescens* のLATおよびPCDの遺伝子のクローニングはまだ報告されていなかった。そこで，変換活性の増強を目的に元株からL-AAAの生合成に関わる二つの酵素LATとPCDの遺伝子のクローニングを行った。

グラム陰性菌の広域プラスミドであるpBBR122（MoBiTec社製）が元株で自律複製することを確認し，pBBR122の *EcoRI-NcoI* サイトに大腸菌のプラスミドpUC19のマルチクローニングサイトを含む95bpのDNA断片を挿入してpCF704としてベクターとして用いた。ショットガンクローニング法でL-AAAの生合成遺伝子をクローニングするために，元株をNTG（*N*-methyl-*N*-nitro-*N*-nitrosoguanidine）で処理して突然変異を起こさせL-AAAを生産しない株を6株得た。これらの6株に元株のゲノムDNA断片を挿入したpCF704をエレクトロポレーション法で導入してL-AAAの生産を回復する菌のスクリーニングを行った。その結果，2株がL-AAAの生産を回復し，導入されたDNA断片の塩基配列から何れもPCDをコードしている遺伝子 *pcd* であることが分かり，*pcd* をクローニングすることができた[10]。しかし，もう一つのLATをコードする遺伝子 *lat* のクローニングはこのショットガンクローニング法ではできなかった。そこで，元

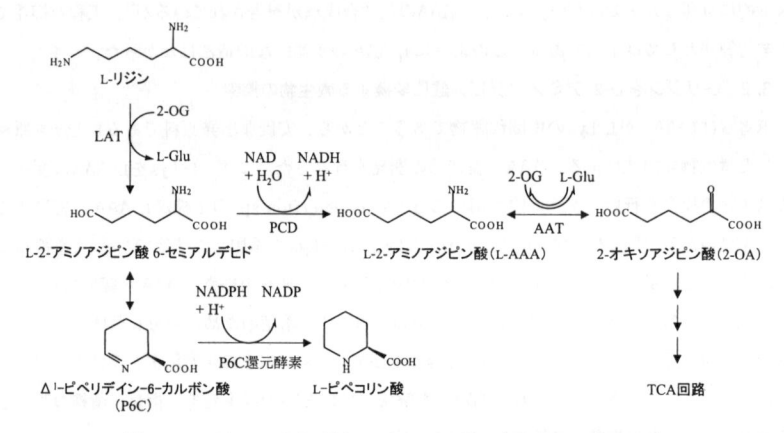

図2 L-2-アミノアジピン酸とL-ピペコリン酸の生合成および代謝経路

株の菌体破砕可溶画分から各種のカラムクロマトグラフィーによりLATの酵素精製を行い、そのN末端のアミノ酸配列に基づいて設計したDNAプライマーを用いたPCR法により元株のゲノムDNAからlat遺伝子をクローニングした[11]。元株からクローニングしたlatおよびpcdは、これらの遺伝子を大腸菌で組換え蛋白として発現させ精製し、LATとPCDの連続酵素反応によるL-LysからL-AAAの生成で確認した。

3.3.4 L-2-アミノアジピン酸生産菌の構築

こうしてクローニングしたlatとpcdを元株へ導入してLATおよびPCDの酵素量を増やすことによりL-AAAの生成速度の増加をはかった。pCF704にlatを挿入したpCF301, pcdを挿入したpCF235, latとpcdの両方を挿入したpCF335をそれぞれ構築して元株へ導入してL-LysのL-AAAへの変換試験を行ったところ、L-AAAの蓄積量が対照（pCF704導入株）と比較してそれぞれ1.1倍、1.6倍、1.7倍に上がった（図3）。この結果は、元株のL-AAAの生成反応ではPCDによる酸化反応が律速になっていることを示している。そこで、latとpcdの両遺伝子の導入が最も効果的だったことから、lat, pcdの両遺伝子を並べたpCF341を構築してL-AAAの生産に用いるプラスミドとした。

しかし、pCF341で形質転換した元株でもL-AAAの蓄積量は1.3倍しか上がらなかった。この原因の1つは、高濃度のLysおよびLysのアミノ基転移反応で生じるアンモニアにより元株の生育が阻害されている為と考えた。元株の寒天平板上での生育限界濃度はLysで300mM、アンモニアで100mMであった。そこで、NTGで変異処理してLys濃度が450mMでも生育できるFM8株を得、さらに、FM8株をNTG処理してLys濃度が450mM、アンモニア濃度が250mMでも生

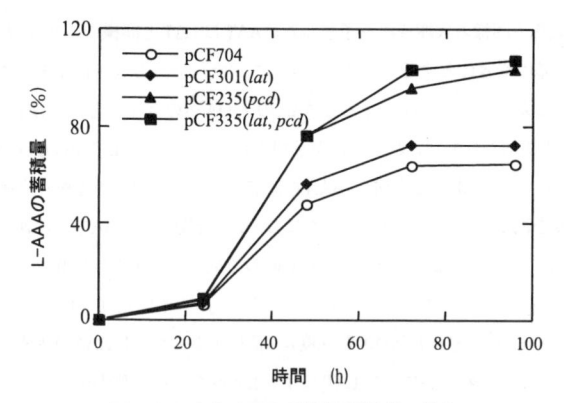

第2章 バイオ法によるキラル化合物の開発

図3 LATおよびPCDの遺伝子導入株の比較

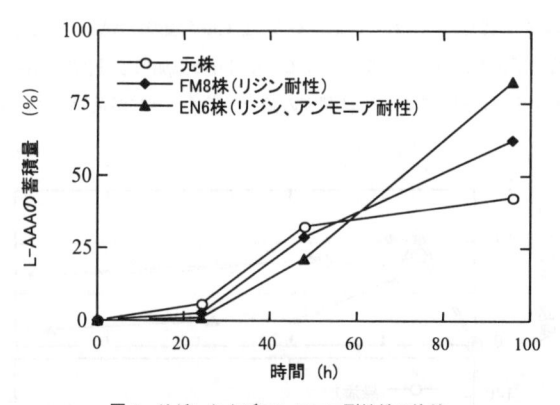

図4 リジンおよびアンモニア耐性株の比較

育できるEN6株を得た。親株である元株およびFM8株，EN6株のL-AAA生産試験から元株にLys耐性とアンモニア耐性を付与することによりL-AAAの蓄積量を1.9倍まで上げることができた（図4）。EM6株にpCF341を導入したEN6pCF341株を生産に用いる菌株とした。

3.3.5　L-2-アミノアジピン酸の生産条件の最適化

　元株はL-AAAを資化して増殖するため蓄積したL-AAAの減少が培養後期に見られた。したがって，L-AAAの蓄積量を上げるには培養後期のL-AAAの代謝を抑えなければならない。L-AAAはL-Lysの代謝経路であるアミノアジピン酸経路の中間代謝物で2-アミノアジピン酸アミノトランスフェラーゼ（AAT）により2-オキソアジピン酸（2-OA）に代謝されることが知られている

93

ので（図2），元株も同様の代謝経路を予想した。AATはLATと同様に2-オキソグルタル酸（2-OG）をアミノ基の受容体とするアミノトランスフェラーゼであるがLATと異なり酵素反応が可逆的である。したがって，AATによるL-AAAの2-OAへの変換反応が2-OGの添加により促進されL-Gluの添加により抑制されることが予想された。そこで，L-AAAの2-OAへの変換速度に与える2-OGおよびL-Gluの影響をL-AAAを添加した緩衝液中での元株の洗浄菌体によるL-AAAの消費速度を測定することにより明らかにした。予想通りL-AAAの消費速度は無添加と比較して2-OGの添加により4.2倍に上がり，L-Gluの添加により0.13倍に減少した。次に，同様に洗浄菌体を用いてL-Lysを添加した緩衝液中でのL-Lysの消費速度とL-AAAの生成速度を測定した。2-OGの添加によりL-Lysの消費速度が3倍に上がったがL-AAAの生成速度は殆ど変わらず，この結果は2-OGの添加によりLATによるL-Lysの変換速度が上がったがAATによるL-AAAの変換速度も上がったために結果として2つの変換速度の差であるL-AAAの生成速度があまり変わらなかった為と考えた。また，L-Gluの添加ではL-AAAの生成速度が約2倍に上昇しL-Gluの添加効果を確認した。これらの結果から，L-Glu添加のL-AAAの生成速度に与える効果を見るために培養試験を行った（図5）。しかし，L-Gluの添加は培養20時間目までの初期のL-AAAの生成速度を上げたが，それ以降は濁度の減少が示すように溶菌の為にL-AAAの蓄積量は

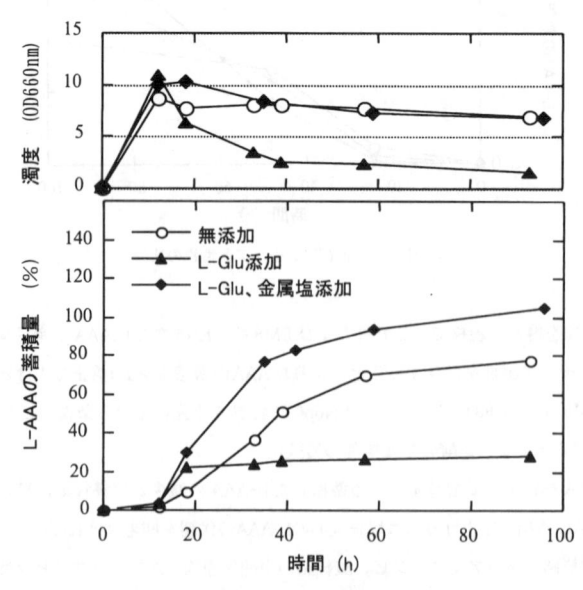

図5 グルタミン酸および金属塩の添加効果

伸びなかった。

　元株が溶菌しやすいのは*Flavobacterium*の細胞膜が浸透圧に弱いからだと考えた。Mg^{2+}やCa^{2+}などの2価の金属塩の添加が多くの微生物において溶菌を防ぐことが知られている。そこで，L-Glu添加に加えて塩化マグネシウムと塩化カルシウムを添加して培養を行ったところ，培養後期に見られた溶菌が抑えられL-AAAの生成速度が35時間まで持続されて蓄積量を3倍まで上げることができた（図5）。

3.3.6　L-2-アミノアジピン酸の高生産

　元株でのL-AAA生産の問題点の解決法として，先に挙げた①の変換速度の低さに対してはL-AAAの2つの生合成酵素量を増やすこととL-Gluの添加でL-AAAの代謝を抑えることにより，②と③の原因である溶菌に対してはマグネシウムイオンとカルシウムイオンの添加により，④の生育阻害に対しては耐性菌を取得して宿主とすることによりそれぞれ対処した。こうして構築した生産菌*Flavobacterium* sp. EN6pCF341株を設定したL-Glu，塩化マグネシウム，塩化カルシウムを添加した培養条件で培養したところ，培養120時間で野生株である元株を用いての当初の生産と比べL-AAAの蓄積量を約5倍に上げ，通常のアミノ酸の醗酵生産レベルまで上げることができた（図6）。添加したL-Lys 1塩酸塩からのモル変換率は90%であった。生成したL-AAAは等電点沈殿法により培養液中から回収精製され，その光学純度は99.9%ee以上であった。

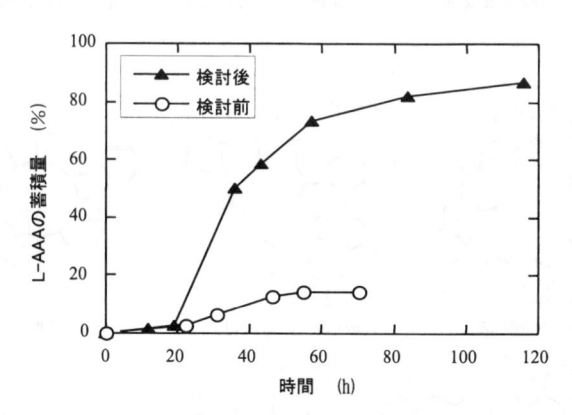

図6　検討前後でのL-2-アミノアジピン酸の蓄積量の比較
　　　検討前：菌株*Flavobacterium* sp.（元株），L-Gluと金属塩無添加培養
　　　検討後：菌株*Flavobacterium* sp. EN6pCF341，L-Gluと金属塩添加培養

3.4 組換え大腸菌によるL-ピペコリン酸の製造
3.4.1 L-ピペコリン酸の従来の製造法

　L-ピペコリン酸は免疫抑制剤,抗生物質などの天然物質の構成成分として,レセプター拮抗薬,局部麻酔薬,鎮痛薬などの合成医薬品の原料として重要なキラル化合物である(図7)。これまでにL-ピペコリン酸を蓄積する微生物の報告はあったが蓄積量が少ないことから経済的にL-ピペコリン酸を発酵生産するには至っていない[12]。L-ピペコリン酸の製造法として,L体を分別結晶化する方法では長谷川らが S-2-フェノキシプロピオン酸とのジアステレオマー塩の結晶を形成させて95%eeでL-ピペコリン酸を製造する方法を[13],また,酵素による速度論的光学分割法(kinetic resolution)ではEric Eichhornらがラセミ体のピペコリン酸のカルボキサミドのうち,L体だけを*Pseudomonas fluorescens*の立体選択的なアミダーゼによりカルボン酸に変換して97.3%eeでL-ピペコリン酸を製造する方法を報告している(図8)[14]。しかし,これらの方法では99%ee以上のL-ピペコリン酸は得られていない。

　L-ピペコリン酸の生合成研究としては,1990年にWickwireらによるL-Lysがサッカロピンを経由してL-2-アミノアジピン酸6-セミアルデヒドになり,次いでこれと化学的に平衡関係にあるP6Cが酵素的に還元されてL-ピペコリン酸が生成するという報告がある[15]。しかし,この報告はNADPHを添加した細胞破砕液を用いての実験結果のみで,P6CをL-ピペコリン酸に還元する酵素(P6C還元酵素と仮称)については報告されていなかった。その原因はP6Cが化学的に

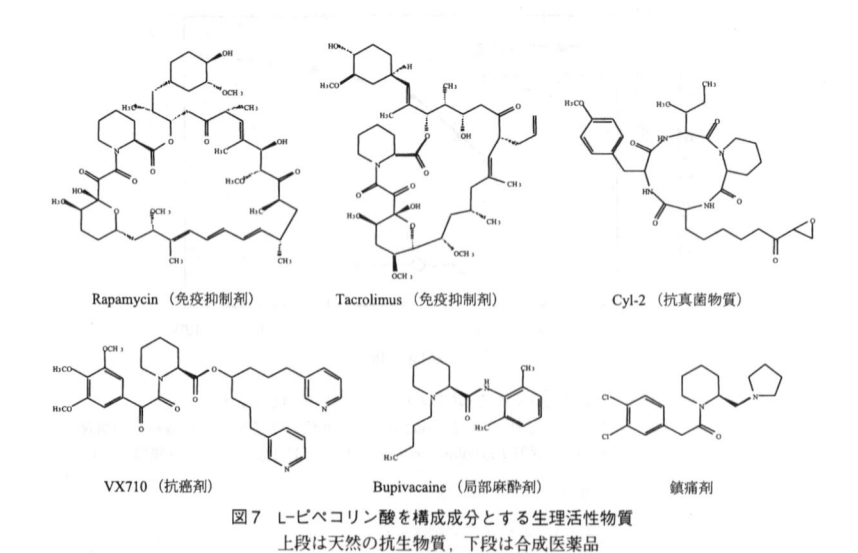

Rapamycin (免疫抑制剤)　　Tacrolimus (免疫抑制剤)　　Cyl-2 (抗真菌物質)

VX710 (抗癌剤)　　Bupivacaine (局部麻酔剤)　　鎮痛剤

図7　L-ピペコリン酸を構成成分とする生理活性物質
上段は天然の抗生物質,下段は合成医薬品

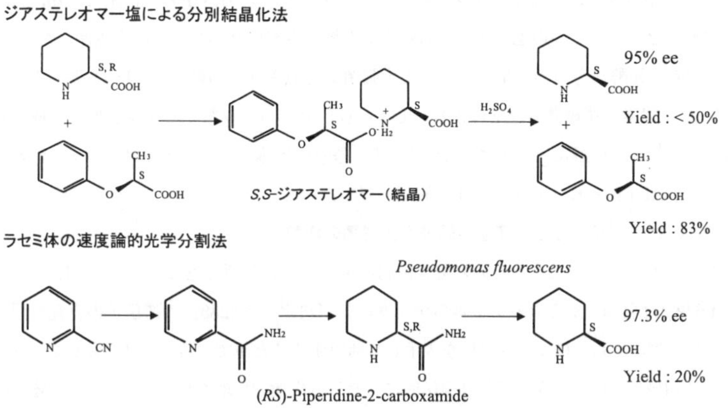

第2章　バイオ法によるキラル化合物の開発

ジアステレオマー塩による分別結晶化法

S,S-ジアステレオマー（結晶）

95% ee
Yield : < 50%

Yield : 83%

ラセミ体の速度論的光学分割法

Pseudomonas fluorescens

(*RS*)-Piperidine-2-carboxamide

97.3% ee
Yield : 20%

図8　L-ピペコリン酸の従来の製造法

不安定で単離できずP6Cを用いた実験が難しいからである。

3.4.2　P6CをL-ピペコリン酸に還元する酵素の発見

筆者らは既に*Flavobacterium lutescens*からの*lat*のクローニングに成功していたので，L-ピペコリン酸製造の反応デザインとして，安価なL-LysをLATとP6C還元酵素との連続反応によりL-ピペコリン酸に変換する酵素反応を選択した。P6C還元酵素はまだ報告されていなかったので，まず，P6C還元酵素の遺伝子の探索を行った。その方法として*lat*を導入した大腸菌に更にP6C還元酵素の遺伝子を導入してLATとP6C還元酵素の連続反応によるL-LysからL-ピペコリン酸の生成でP6C還元酵素の遺伝子のスクリーニングを行おうと計画した。しかし，驚いたことに*lat*で形質転換した大腸菌がL-ピペコリン酸を生産することを発見した[16]。このことはP6C還元酵素の遺伝子が大腸菌のゲノム上にあることを示している。

これまでにL-ピペコリン酸を基質とする酵素として4つの酵素が知られている。このうち3つの酵素の基質はL-ピペコリン酸のみであるが，P2C還元酵素の基質はL-ピペコリン酸とL-プロリンであった。そこで，P6C還元酵素はP2C還元酵素のようにL-ピペコリン酸とL-プロリンの両方を基質とする酵素であろうと予想した。L-プロリンを基質とする10種の酵素の中からΔ^1-ピロリン-5-カルボン酸還元酵素（P5C還元酵素，遺伝子は*proC*）に注目し，P5C還元酵素がP6Cをも還元するのではないかと考えた。P5C還元酵素はP5CをL-プロリンに還元する酵素でL-プロリンを生合成するすべての生物が持っている酵素であるが，P6Cの還元については報告されていなかった。

そこで，この仮説を証明する為の実験を行った。P5C還元酵素欠損株である*E. coli* RK4904株

をエール大学の大腸菌ジェネティックストックセンター[17]から入手して宿主としlatとproCを発現させたところ，2つの遺伝子で形質転換した株のみがL-ピペコリン酸を生産した。さらに，LATとP5C還元酵素を組換え蛋白質として大腸菌で発現させて精製し，L-Lysを基質とするLATとP5C還元酵素の連続酵素反応によりL-LysからL-ピペコリン酸が化学量論的に生成することを確認した[16]。この酵素反応ではL-Lysのアミノ基の受容体として2-オキソグルタル酸が，補酵素としてNADPHとピリドキサルリン酸が必要であった。

3.4.3　L-ピペコリン酸を生産する組換え大腸菌の構築

L-ピペコリン酸を製造するための酵素反応の場として大腸菌を選んだ。大腸菌K-12株は1997年に4,639,221塩基対からなるゲノムの全塩基配列が決定され4288個の遺伝子の存在が明らかにされている[18]。また，様々な変異株を入手して利用することができる。ゲノミックス，プロテオミックス領域での研究も進んでおり遺伝的に，そして代謝的に最も良く理解されている生物である。さらに，安全に長期間利用されてきた歴史があることも工業化においては重要である。

種々の大腸菌で$F.\ lutescens$由来のlatを発現させてL-ピペコリン酸の蓄積量を比較したところ，$E.coli$ BL21株が最も高かったので宿主として選択した。$E.coli$ BL21株は蛋白質発現用の宿主として広く使われている大腸菌である。次に，L-ピペコリン酸の蓄積量を更に上げるために，その生合成反応で律速になっている反応の検討を行った。L-ピペコリン酸の生合成はLATとP5C還元酵素による2ステップの酵素反応である。検討の結果，両酵素の酵素反応は律速ではなくL-Lysの菌体内への取り込みが律速になっていることが分かった。大腸菌ではL-Lysの取り込みとして2つのシステムが知られている。リジン-アルギニン-オルニチン（LAO）システムとリジン特異的透過酵素（LysP）システムである[19]。そこで，LysPの遺伝子lysPをlatと同じベクター上に挿入して共発現させることによりLysPを増加させL-Lysの取り込み速度を上げることにして，そのための発現プラスミドpRH127を構築して$E.coli$ BL21株に導入した。こうして構築された組換え大腸菌BL21 pRH127株はフラスコ培養で26g/LのL-ピペコリン酸を生産した。なお，先に述べたようにL-LysのL-ピペコリン酸への変換反応では，L-ピペコリン酸と等モルの2-オキソグルタル酸とNADPHが必要であるが，大腸菌のこれらの再生系に何も手を加えることなくL-ピペコリン酸を生産することができた。このことは大腸菌の代謝系の柔軟性を示すものである。

3.4.4　組換え大腸菌によるL-ピペコリン酸の生産条件の最適化

一般的に微生物を用いた化合物の生産では生産工程よりもその回収精製工程にコストがかかる。製造原価を下げるには回収精製工程をできるだけ簡単にする必要がある。そこで，生産工程においてL-ピペコリン酸の蓄積量を上げるだけでなく，精製工程で除去しにくい夾雑アミノ酸をつくらないことを目標にして生産条件の最適化を行った。L-プロリンがアルコールに易溶な唯一の

第2章 バイオ法によるキラル化合物の開発

アミノ酸で，水への溶解度も非常に高いことから分かるようにL-ピペコリン酸も水溶性が高く，L-ピペコリン酸を水溶液中から結晶化で精製するのは現実的ではなかった。そこで，イオン交換による精製を行わなければならないが，L-ピペコリン酸の解離定数pKが2.0と10.6であり，pKがほぼ同じロイシンとバリンは簡単な吸着と溶出によるイオン交換ではL-ピペコリン酸溶出画分と分離できないことが分かった。したがって，ロイシンとバリンを含まない培養液をつくらなければならなかった。

　培養終了時に培養液中に存在するロイシンとバリンは主に培地組成である酵母エキスに由来すること，更に大腸菌がバリンを生成していることが分かった。酵母エキスは大腸菌の菌体濃度を上げるのに必要であるが，添加しすぎると培養終了時に酵母エキスに由来するアミノ酸が資化されないまま残ってしまうことから適当な添加量があることが分かった。まず，培地由来の夾雑物を少なくするために大腸菌の培地組成をグリセリン，アンモニウム塩，無機塩，酵母エキスとし，必要最少限の酵母エキスの添加量を決めた。次に，L-ピペコリン酸を生産中の大腸菌がバリンを生成しなくするための検討を培養条件と菌改良の両面から行った。培養条件の検討では，グリセリンのフィード速度をコントロールすることによりバリンの生成が抑えられることが分かった。組換え大腸菌がバリンを生成するのは，LATによるリジンのアミノ基転移反応で生成したL-グルタミン酸の一部がピルビン酸まで代謝される一方，グリセリンもピルビン酸へ代謝されるので，過剰になったピルビン酸がバリンへ代謝されて排出されるためと考えた。したがって，グリセリンのフィード速度をピルビン酸が過剰にならないようにコントロールすることによりバリンの生成を抑えることができる。また，菌改良では，P1トランスダクション法によりBL21株のバリンの生合成に関わる$ilvD$遺伝子の破壊を行いバリンを生合成できないBL21株を構築し，この株にプラスミドpRH127を組み込んで培地組成の最適化を行ってバリンを生成せずにL-ピペコリン酸を生産することができた。最終的にこの2つの方法を比較して培養コストがよりかからない前者のグリセリンのフィード速度のコントロールによりバリンの生成をなくした。

　こうして最適化された培地組成と培養条件で，組換え大腸菌BL21 pRH127株はタンク培養で培養時間150時間で約50g/LのL-ピペコリン酸を生産した。培養工程においてL-LysからL-ピペコリン酸へのモル変換率は90％以上で進行し，培養液中に他のアミノ酸類がほとんど存在しないL-ピペコリン酸の回収精製に理想的な培養液を得ることができた。

　培養終了後，組換え大腸菌を煮沸殺菌してフィルターろ過した後，ろ液からのL-ピペコリン酸の精製はイオン交換を用いた通常のアミノ酸の精製工程で行うことができた（図9）。こうして生産されたL-ピペコリン酸は，化学純度99％以上，光学純度100％eeのL-ピペコリン酸である。

キラル医薬品・医薬中間体の開発

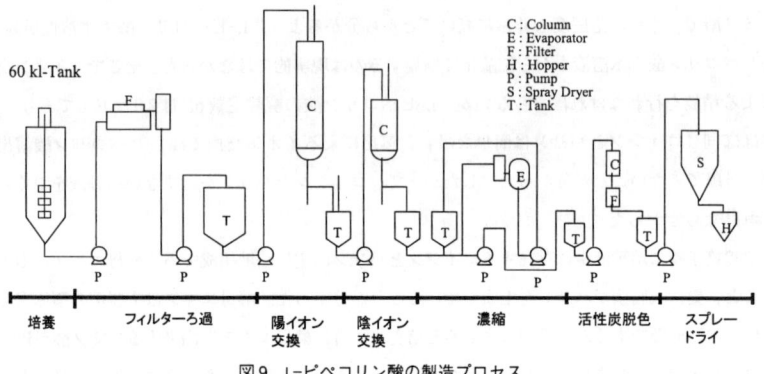

```
C : Column
E : Evaporator
F : Filter
H : Hopper
P : Pump
S : Spray Dryer
T : Tank
```

図9　L-ピペコリン酸の製造プロセス

3.5　おわりに

　微生物変換による製造法の開発プロセスをまとめると，①変換反応のデザイン，②微生物あるいは酵素(遺伝子)の探索，③変換微生物の構築，④変換条件の最適化，⑤回収精製工程の設計，⑥試験製造，の6つになる。②の目的は酵素遺伝子の取得である。遺伝子が取得できれば活性の増大や進化工学的な酵素改変も可能になる。③では遺伝子をセルフクローニングするか異種の宿主で発現させるかの選択がある。L-2-アミノアジピン酸では，割愛したが lat と pcd を共発現させた組換え大腸菌との製造コストの比較からセルフクローニングを選択した。一方，L-ピペコリン酸では組換え大腸菌を用いたが，これは大腸菌の方がリジンの細胞膜透過などの遺伝子情報や様々な変異株が利用できたからである。④の最適化では蓄積量を上げるだけでなく次の回収精製工程の簡便化，低コスト化を図らなければならない。既存の設備を使うなら⑤を中心にして全体の製造プロセスを考える必要がある。そして，最終的に製造法を決めるのは⑥のコスト計算(経済性)である。

　キラル化合物の製造に微生物を反応の場とする微生物変換法の適用範囲を広げるには更なる研究が必要である。目的の酵素および酵素反応の自然界あるいはデータベース上からの探索，進化工学的手法を始めとする酵素の改変技術，異種の遺伝子を適当な宿主で発現させる技術，発現させるのに最適な汎用宿主の開発，基質を細胞内へ取り込み，そして産物を細胞外へ排出するために必要な宿主の膜輸送蛋白の研究である。

　現在，ポスト・ゲノムシークエンス時代に入り得られたゲノム解析情報を産業的に有効に利用する段階に入った。また，より環境負荷の低い製造法が求められている。このような流れがミニマムゲノムファクトリー（MGF）の創製へと現れている。この新しい時代での微生物変換法の更なる発展を期待したい。

第2章 バイオ法によるキラル化合物の開発

文　献

1) S. C. Stinson, *Chemical & Engineering News*, **79**(40), 79-97(2001)
2) S. C. Stinson, *Chemical & Engineering News*, **78**(43), 55-78(2000)
3) Annual Reports in Medical Chemistry, Vols. **25-36**(1990-2001)
4) 中山，特開平6-181787
5) Derek H.R. Barton *et al.*, *Tetrahedron*, **43** (19), 4297-4308(1987)
6) 仲田ら，特願平8-530185(WO96/31616)
7) Romero, J. *et al.*, *Appl. Microbiol. Biotechnol.*, **28**, 510-516(1988)
8) Fuente, J. L. *et al.*, *J. Biochem.*, **327**, 59-64(1997)
9) K. Soda *et al.*, *Biochemistry*, **7**, 4102-4109(1968)
10) T. Fujii *et al.*, *J. Biochem.* **128**, 975-982(2000)
11) T. Fujii *et al.*, *J. Biochem.* **128**, 391-397(2000)
12) 中山清，特開平6-38781
13) 長谷川元ら，特開2000-178253
14) E. Eichhorn *et al.*, *Tetrahedron: Asymmetry*, **8** (15), 2533-2536(1997)
15) B. M. Wickwire *et al.*, *J. Biol. Chem.* **265**(25), 14742-14747(1990)
16) T. Fujii *et al.*, *Biosci. Biotechnol. Biochem.*, **66**(3), 622-627(2002)
17) http://cgsc.biology.yale.edu/
18) F. R. Blattner *et al.*, *Science*, **277**(5), 1453-1462(1997)
19) C. Steffes *et al.*, *J. Bacteriol.* **174**(10), 3242-3249(1992)

4 ヒドロキシプロリンの製造と医薬品への応用

三村　孝*

4.1 ヒドロキシプロリンとは

　ヒドロキシプロリンは同一分子中にイミノ基，カルボキシル基，水酸基を併せ持ち，天然に豊富に存在するアミノ酸（正確にはイミノ酸）である。ヒドロキシプロリンは2つの光学活性中心をもつ環状イミノ酸であり，理論的にはカルボン酸（C-2）の立体及び水酸基の位置（C-3またはC-4）と立体の相違により，1から8の8種の異性体の存在が可能である（図1）。このうち，自然界に豊富に存在するのは trans-4-L体（**1**）であるが，他の異性体の自然界での存在も知られている[1]。trans-4-L体（**1**）はタンパク合成の基質となるアミノ酸ではないが，動植物界に糖タンパクやコラーゲンなどの構成成分として広く存在している。以下，trans-4-L体（**1**）を単にヒドロキシプロリンと呼ぶこととする。動物の結合組織を構成するコラーゲンタンパクには10％（w/w）を超えるヒドロキシプロリンが含まれており，ヒドロキシプロリンの存在がコラーゲンタンパクの構造維持に不可欠とされている。コラーゲン中のヒドロキシプロリンはプロコラーゲン中のプロリン残基が翻訳後修飾（酵素的水酸化）を受けてできたものである。微生物界においても，アクチノマイシン（Actinomycin），エタマイシン（Etamycin），テロマイシン（Telomycin），エキノカンジン（Echinocandin）等々いくつかのペプチド系二次代謝産物の構成成分としてヒドロキシプロリン類が存在することが報告されている。

　なお，最近，生体が環境中の酸素濃度を感知する一手段として，「特定タンパクのプロリン残基を水酸化してできたヒドロキシプロリンの構造を認識する」という方法をとっていることがわかってきた[2～6]。これらの報告はヒドロキシプロリンの生理的機能や応用を考える上で興味深い。

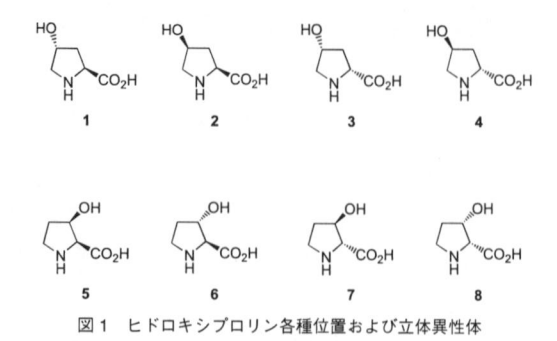

図1　ヒドロキシプロリン各種位置および立体異性体

---

*　Takashi Mimura　協和発酵工業㈱　バイオケミカル事業部門　バイオケミカルマーケティング部　主査

第2章 バイオ法によるキラル化合物の開発

 ヒドロキシプロリンの工業的用途にはカルバペネム系抗生物質,血圧降下剤など様々な薬剤の光学活性な合成原料がある[7]。また,保湿作用・抗老化作用を示す化粧品原料としてさまざまな化粧品に広く用いられるようになってきている。

4.2 協和発酵のヒドロキシプロリン製造法

 このように有用なヒドロキシプロリンは従来,動物コラーゲンを加水分解して得たアミノ酸混合物から製造していた。しかし,このような動物原料を使う方法は①動物原料からの病原体混入の危険性,②多量の廃液を生じ環境に対する負荷が高い,③高純度品の取得には多段階の精製工程が必要,等の問題点を有していた。発酵法で製造しているプロリンを原料に,酵素による立体特異的水酸化を行なうことで,動物原料を使用せず,環境に対する負荷の低い方法で高純度ヒドロキシプロリン製造が可能と考えた。コラーゲン合成時に動植物の細胞内でプロリン残基を水酸化するプロリルヒドロキシラーゼは遊離のL-プロリンを水酸化する事が出来ないので,遊離L-プロリンを水酸化する酵素を自然界より新たに取得する必要があった(図2)。このような酵素は自然界には微量にしか存在しないため微量な酵素活性を測定できる評価系を確立し,さらに不安定な酵素を安定化するための種々の工夫を重ね,目的とするプロリン4位水酸化酵素を精製することに成功した。さらに,精製酵素から得られた情報を元に酵素遺伝子を取得し,酵素の大量発現系を確立した。プロリン4位水酸化酵素を大量に生産する微生物をプロリン含有液体培地で培養する事で,プロリンからヒドロキシプロリンを効率よく製造することが可能となった[8〜11]。本水酸化酵素は極めて厳密な反応特性を持ち,通常のヒドロキシプロリン(*trans*-4-ヒドロキシ-L-プロリン)以外の副生成物を生じなかった。また,プロリンはほぼ100%ヒドロキシプロリンに変換されるため,本質的に高純度なヒドロキシプロリン製造が可能となっている。

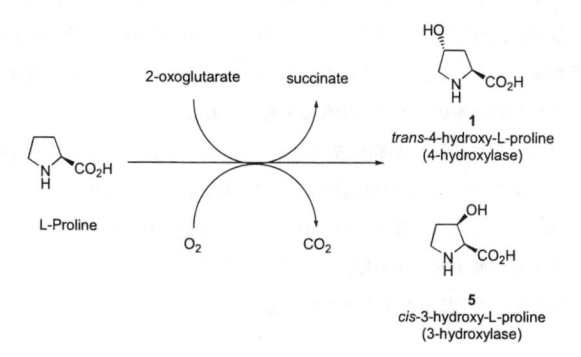

図2 プロリン水酸化酵素の触媒する化学反応

4.3 3-ヒドロキシプロリンおよびその他の反応生産物

本反応系のうち酵素「プロリン 4 位水酸化酵素」を「プロリン 3 位水酸化酵素」へと変更することで生産物は 4-ヒドロキシプロリンから cis-3-ヒドロキシ-L-プロリン（3-ヒドロキシプロリン，(5)）へと転換する。大型の培養槽でも 4-ヒドロキシプロリンと同様に効率よく反応が進行することを確認済みである。プロリン 3 位水酸化酵素は，プロリン 4 位水酸化酵素を取得する途上で，偶然見出した酵素であり，このような酵素活性の存在は全く知られていなかった。われわれは 2 種類の微妙に反応性の異なるプロリン 3 位水酸化酵素を見出している。この場合も 3-ヒドロキシプロリン（5）以外の不純物は全く生成しないので 4-ヒドロキシプロリン同様に高純度の 3-ヒドロキシプロリン（5）が製造可能である[12〜14]。

これらの反応システムにおいて基質を L-プロリンから種々の環状イミノ酸へと変更した時の生成物の構造を表 1 に示した[15]。使う酵素によって水酸化の位置と立体が規則的に決定されることが見て取れる。これらの水酸化環状イミノ酸は現在のところ全く市販されていないが，今後は様々な分野での構造活性相関研究や合成中間体としてきわめて有用と思われる。

4.4 医薬品合成原料としてのヒドロキシプロリン

ヒドロキシプロリンの医薬品への利用に関しては，一部のペプチド系の抗生物質の構成成分と言うだけでなく，2つの光学活性中心を利用することにより，種々のプロリン誘導体の光学活性医薬品の合成原料として利用されている。

降圧剤の中で最も大きなシェアーを持つ ACE 阻害剤の多くはプロリンを骨格に有している。その中で Fosinopril[16]，Spirapril[17]，Zofenopril[17a), 18] などがプロリンの 4 位に特異な置換基を持つ構造であり，ヒドロキシプロリンを出発原料として合成する製法が報告されている（表2）。また，カルバペネム系の抗生物質の側鎖にもヒドロキシプロリンを原料としている例がある（表2, Meropenem[19]，Doripenem[20]）。このように，ヒドロキシプロリンの光学活性な 4 位水酸基を手掛かりに様々な置換基を導入することが可能であり，医薬品の開発ではプロリン誘導体の構造活性相関検討において構造の幅を広げることできると考えられる。

一方で，光学活性なピロリジン誘導体(R)-3-ピロリジノールはピロリジンの誘導体合成において有用な化合物である。いくつかの医薬品の合成原料に(R)-3-ピロリジノールが使用されている例がある（表3）[21, 22]。この (R)-3-ピロリジノールの製法の一つとして安価入手可能なヒドロキシプロリンを脱炭酸する方法が報告されている[23, 24]。

このように開発品を含めて様々なタイプの医薬品の合成原料としてヒドロキシプロリンが利用されている。

これまでの合成原料として利用される例は，協和発酵が発酵生産し，天然に豊富に存在する

第2章　バイオ法によるキラル化合物の開発

表1　プロリン水酸化酵素の反応生成物

基質	反応産物の化学構造　相対活性 (apparent Km in mM)		
	4-Hydroxylase	3-Hydroxylase Type I	3-Hydroxylase Type II
L-2-azetidinecarboxylic acid	Not Detected	3 (NT)	40 (2.1)
L-proline	100 (0.2)	100 (0.2)	100 (0.4)
3,4-dehydro-L-proline	66 (5.1)	30 (NT)	57 (8.4)
L-pipecolic acid	109 (5.7)	15 (3.8)	3 (>100)

NT: not tested

trans-4-L体が主であるが，種々の合成的変換を用いることで，各光学異性体を比較的容易に取得できることが報告されている（図3）[25〜27]。

　協和発酵ではヒドロキシプロリンの発酵生産を検討する過程で，天然にはほとんど存在しない3-ヒドロキシプロリン（5）の供給が可能である[12〜14]。また，L-プロリン以外にL-2-アゼチジンカルボン酸（4員環）やL-ピペコリン酸（6員環）などの環状イミノ酸を出発原料とすると，それぞれに対応する水酸化体（表1参照）を作ることが可能です。このように，ヒドロキシプロリン及びその光学異性体とともに，天然には存在しないcis-3-ヒドロキシ-L-プロリン（5）やL-2-アゼチジンカルボン酸やL-ピペコリン酸の水酸化体を用いることで，医薬品開発な

キラル医薬品・医薬中間体の開発

表2 ヒドロキシプロリンを合成原料とする医薬品

化合物	構造式	薬効
Fosinopril		降圧剤 (ACE 阻害剤)
Spirapril		降圧剤 (ACE 阻害剤)
Zofenopril		降圧剤 (ACE 阻害剤)
Meropenem		抗生物質 (カルバペネム系)
Doripenem (S-4661)		抗生物質 (カルバペネム系) (申請中)

どでプロリン誘導体だけでなく，更に幅広い構造活性相関化合物を合成でき，これまでにない新規有用化合物が見出されることが期待される。

さらに，最近では狂牛病問題に端を発し医薬品原料の非動物由来原料化が求められている中で，協和発酵は唯一ヒドロキシプロリンの発酵生産に成功し，商業原料の供給面においても貢献している。

4.5 その他の応用例

ヒドロキシプロリンは動物細胞培養などにしばしば使われるなど細胞増殖活性化効果があると

第 2 章　バイオ法によるキラル化合物の開発

表 3　(R)-3-ピロリジノールを合成原料とする医薬品

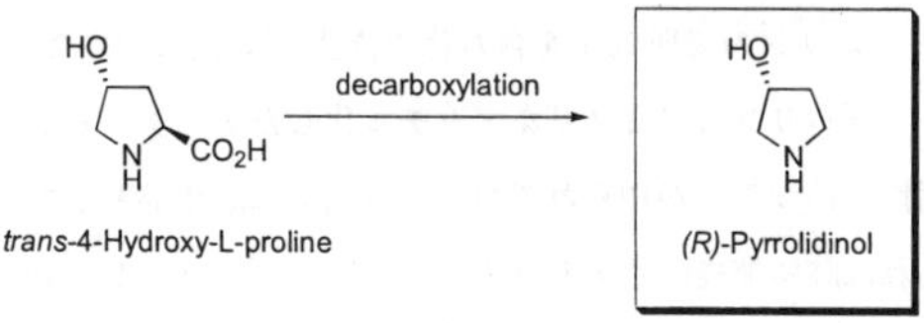

化合物	構造式	薬効
Panipenem	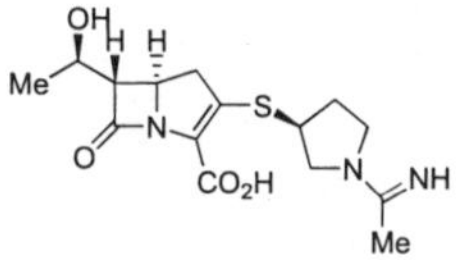	抗生物質 (カルバペネム系)
Darifenacin	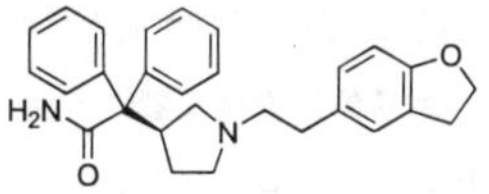	尿失禁治療薬

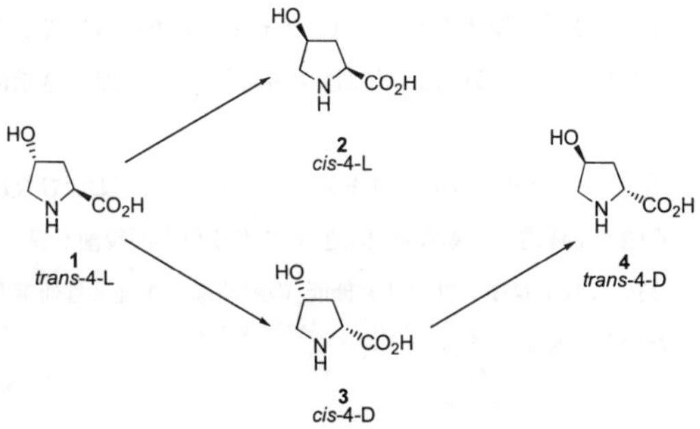

図 3　ヒドロキシプロリンの異性体変換

考えられ，皮膚の健康保持に効果があるなど，香粧品原料として有用であると考えている。このヒドロキシプロリンの香粧品原料としての詳細は既報を参照されたい[28]。さらに，保湿性や浸透性が向上した水溶性ヒドロキシプロリン誘導体（アセチルヒドロキシプロリン）も開発中である。

　また，食品分野では，コラーゲンを食すことによって肌の健康が保たれると一般に信じられている。しかし，そのメカニズムは明確ではなく，コラーゲンが消化されて生じるプロリン，ヒド

ロキシプロリンなどのアミノ酸がペプチド吸収され，生理活性を示すものと考えられている。われわれはヒドロキシプロリンの美肌効果を含む様々な生理活性について鋭意検討中である。

さらに，ヒドロキシプロリンのアミノ基をアセチル化したアセチルヒドロキシプロリンは抗炎症活性，創傷治癒活性を持つことが知られており，欧州では医薬品として使用実績が数十年間に及んでいる。われわれは膝関節炎にもアセチルヒドロキシプロリンが有効であると考え，コンドロイチン硫酸やグルコサミンとの相乗効果を検討した。その結果，3剤の合剤で最も高い抗炎症活性を示した[29,30]。現在アセチルヒドロキシプロリンは日本では食品原料としては認められておらず，食品としては使用できないが，ヒドロキシプロリン類の持つ生理機能の一端を垣間見させてくれる結果である。

4.6 まとめ

協和発酵では発酵法で製造されたL-プロリンを原料とし，本稿で述べた微生物転換法によりヒドロキシプロリンを製造している。従来の動物原料を加水分解する方法に比べて，潜在的な病原体の危険性を排除できることから，本質的に安全な製造方法であると高く評価されている。

協和発酵は既に商業規模でL-プロリン，D-プロリン，*trans*-4-ヒドロキシ-L-プロリンを製造しており，*cis*-3-ヒドロキシ-L-プロリンやヒドロキシプロリン立体異性体も合成，供給が可能である。さらに，プロリン以外の環状イミノ酸（2-アゼチジンカルボン酸やピペコリン酸）の水酸化体の製造も可能である。これらの化合物は医薬品開発などで幅広い構造活性相関の研究に有用である。

また，ヒドロキシプロリンやアセチルヒドロキシプロリンには外用および経口での様々な生理活性が見出されている他，生体内でも単なる「構造物」である以上の役割が見つかってきている。人類の健康と福祉に役立つ「ヒドロキシプロリン機能」の解明に，生理活性研究および原料供給の面から貢献していきたいと考えている。

文　献

1) R. Kuttan & A. N. Radhakrishnan, *Advances in Enzymology*, **37**, 273 (1973)
2) M. Ivan *et al.*, *Science*, **292**, 464 (2001)
3) P. Jaakkola *et al.*, *Science*, **292**, 468 (2001)
4) R. K. Bruick *et al.*, *Science*, **294**, 1337 (2001)
5) W. C. Hon *et al.*, *Nature*, **417**, 975 (2002)

第2章　バイオ法によるキラル化合物の開発

6) J. H. Min *et al.*, *Science*, **296**, 1886(2002)
7) P. Remuzon, *Tetrahedron*, **52**, 13803(1996)
8) T. Shibasaki *et al.*, *Appl. Environ. Microbiol.*, **65**, 4028(1999)
9) T. Shibasaki *et al.*, *Biosci. Biotech. Biochem.*, **64**(4), 746(2000)
10) 柴崎　剛他，化学と生物，**38**, 204-209(2000)
11) http://www.kyowa.co.jp/r-d/hdr.htm(ヒドロキシプロリン製造に関する文献一覧)
12) H. Mori *et al.*, *Appl. Environ. Microbiol.*, **62**, 1903 (1996)
13) H. Mori *et al.*, *J. Bacteriol.*, **179**, 5677(1997)
14) T. Shibasaki *et al.*, *Biotechnol. Lett.*, **22**, 1967(2000)
15) T. Shibasaki *et al.*, *Tetrahedron Lett.*, **40**, 5227(1999)
16) a) US4873356
    b) US4501901
17) a) J. Krapcho *et al.*, *J. Med. Chem.*, **31**, 1148(1988)
    b) EP52991
18) US4316906
19) a) M.Sunagawa *et al.*, *J.Antibiotics*, **43**, 591(1990)
    b) EP126587
20) a) Y. Iso *et al.*, *J. Antibiotics*, **49**, 478 (1996)
    b) 特開平5-294970
    c) EP528678
21) T. Miyadera *et al.*, *J. Antibiotics*, **36**, 1034(1983)
22) a) EP388054
    b) 特開平2-282360
23) 特公平4-10452
24) WO97-43256
25) P. D. Creoce & C. L. Rosa, *Tetrahedron: Asymmetry*, **13**, 197(2002)
26) G. L. Baker *et al.*, *J. Org. Chem.*, **46**, 2954(1981)
27) M. Seki & K. Matsumoto, *Biosic. Biotech. Biochem.*, **59**, 1161(1995)
28) 小林麻子，柴崎剛：FRAGRANCE JOURNAL, **3**, 27(2003)
29) WO02-55073
30) WO02-55074

5　L-リボースおよびD-スレイトールの製造と応用

上田　誠[*1]，安田磨理[*2]

5.1　はじめに

　European Chemical News（p19-25, January, 2004）によると，キラル化合物は2002年に世界で80億ドル以上の市場を形成しており，1998年からは年15％程度の成長を継続している。用途の内訳では70％以上が医薬向けであり，農薬や他のファインケミカルを金額的にも成長率的にも上回っている。医薬向けキラル化合物の増加は，不斉炭素を有する光学活性医薬品の増加と製薬メーカーによる医薬原体合成のキー中間体のアウトソーシングの定着が主な理由と考える。これらの現象により，キラル化合物の合成手法の開発は近年盛んに行われており，多くの化学メーカーから新規な不斉合成技術，キラルプールの活用技術，光学分割技術が報告されている。世界最大の医薬向けケミカルズの展示会であるCPhIでは，受託合成メーカー各社の特徴を活かしたキラル化合物製造技術を多く見ることができる。

　不斉合成反応は少量の不斉触媒（生体触媒も含まれる）で望みのキラル化合物を合成できる環境調和型プロセスであり，開発の迅速性と高品質，低コストが望まれる医薬中間体製造開発のプロセスケミストリーにおいて，各社の競争力強化のための重要基盤技術となっている。有機合成化学での触媒的不斉合成では遷移金属不斉触媒反応で用いられる光学活性配位子の設計・合成が盛んであり，その適応範囲は多岐にわたっている。一方，生物化学的不斉合成手法は，近年の酵素探索技術，自動化技術，あるいは分子生物学の進歩による酵素改良技術や遺伝子組み換え技術などの発展により，飛躍的な技術進歩がみられる。また，環境調和型のプロセス構築の社会的必要性は，生体反応の活用機会を増やす要因の一つになっていると考える。

　三菱化学グループでは，医薬原体・中間体製造ビジネスをグループ会社であるエーピーアイコーポレーション（APIC）で行っている。その中の基礎研究は，APICと当社の研究所が有機的に機能し運営され，生物化学的合成と化学合成を組み合わせた新規製造プロセスの開発が行われている。当社では，医薬中間体あるいは機能性化学物質として用途が期待される希少糖の合成研究をこれまで行ってきた。糖類は食品や化粧品分野での利用のみならず，医薬中間体合成のためのキラルシントンや情報性生体分子材料，機能性化学物質としての産業面での利用が広がっている。

　本稿では，当社研究所にて開発された非天然型ヌクレオシドの原料であるL-リボースの発酵

[*1]　Makoto Ueda　㈱三菱化学科学技術研究センター　ライフサイエンス研究所
　　　プロジェクトリーダー

[*2]　Mari Yasuda　㈱三菱化学科学技術研究センター　ライフサイエンス研究所

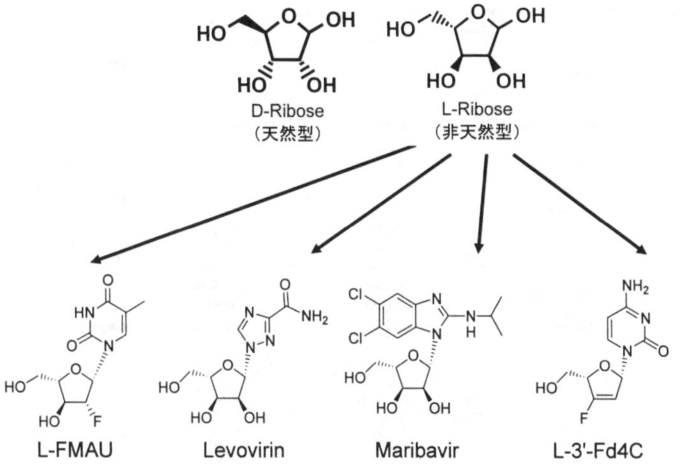

第2章 バイオ法によるキラル化合物の開発

図1 L-/D-リボース構造式

法＋微生物変換法によるグルコースからの合成について，また，比較的安価な甘味料であるエリスリトールからのD-スレイトールの微生物変換による合成例について紹介する。

5.2 発酵および微生物変換法によるグルコースからのL-リボースの製造

ウィルスの感染から複製までに関する研究の進展をもとに，近年多くの抗ウィルス剤が上市・臨床開発されている。その多くは，核酸あるいはタンパク関連酵素の阻害を目的にデザインされた化合物であり，ヌクレオシドの糖成分の一つであるD-リボースの非天然型L-リボースは抗ウィルス剤への用途が期待できる（図1）。L-リボースはL-アラビノースやD-グルコースなどからの合成法が報告されているが，それらの合成プロセスは原料が高価であったり，また，反応が低収率で生成物の精製にコストがかかることから現実味がなかった（図2）。何森[1]らにより，微生物からL-リボースイソメラーゼが発見されたことをきっかけに，われわれは安価なグルコースからのリビトール発酵，L-リブロース酸化反応そしてL-リボース異性化反応からなる3種のバイオ反応を組み合わせることによるL-リボース生産を計画した。

5.2.1 リビトール発酵技術の開発

微生物による糖アルコールの発酵技術の生産例として，*Moniliella*属や*Candida*属酵母によるエリスリトール発酵が知られている。グルコースを原料に50％近い対糖収率（重量）でエリスリトールを特異的に生産することが可能である。また，アラビトールを同様に発酵生産する微

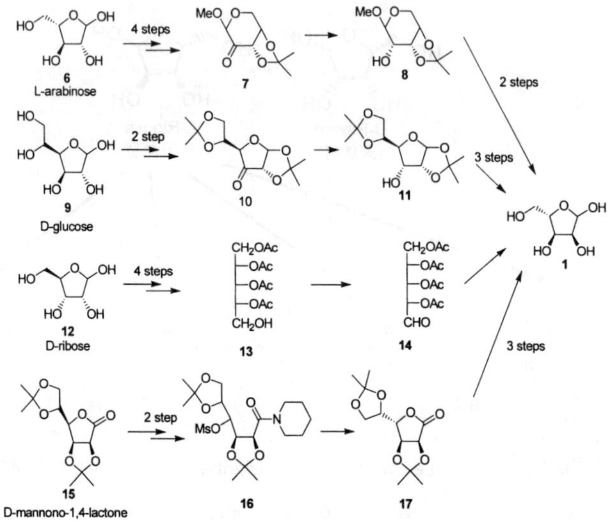

図2 糖からのL-リボース合成例

生物も知られている。エリスリトール、アラビトールはペントースリン酸系路の化合物から生成するが、リビトールも同様に微生物により生産できるのではないかと考え、リビトール生産菌の探索を行った（図3）。探索法は*Moniliella*属や*Trichosporonoides*属といった文献上糖アルコールの生産実績のある耐糖性酵母群を収集し、それらの株について実際にフラスコレベルでのリビトールの蓄積能を調べることにより行った。その結果、*Trichosporonoides megachiliensis* に特異的なリビトール生産能を見いだした[2]。われわれはMCI-3442株の育種や培地の改良によりリビトールの生産収率を向上させることに成功し、さらに、発酵の高速化のための培養条件や育種を施すことにより、リビトールの生産性は当初から大幅に改良することが出来た（表1）。

5.2.2 工業生産可能なプロセスの構築

リビトール発酵プロセスの開発と同時に、リビトール→L-リブロースへの酸化発酵およびL-リブロース→L-リボースへの異性化反応の最適化の検討も行った。酵素反応は基質特異性が優れているため、リビトール発酵での副生成物（グリセロールなど）が後段のバイオプロセスに持ち越されても主反応が阻害されることなく、プロセスの途中に反応生成物の分離精製工程を入れなくてもよい。L-リボースは水溶液の濃縮や貧溶媒の添加により結晶を得ることができるが、晶析効率と結晶純度の向上のため、最終の異性化反応の後に樹脂などによる糖精製工程を追加し、高純度のL-リボースを得ることもできる[3]。本プロセスは、APIC社の袋井工場においてパイロッ

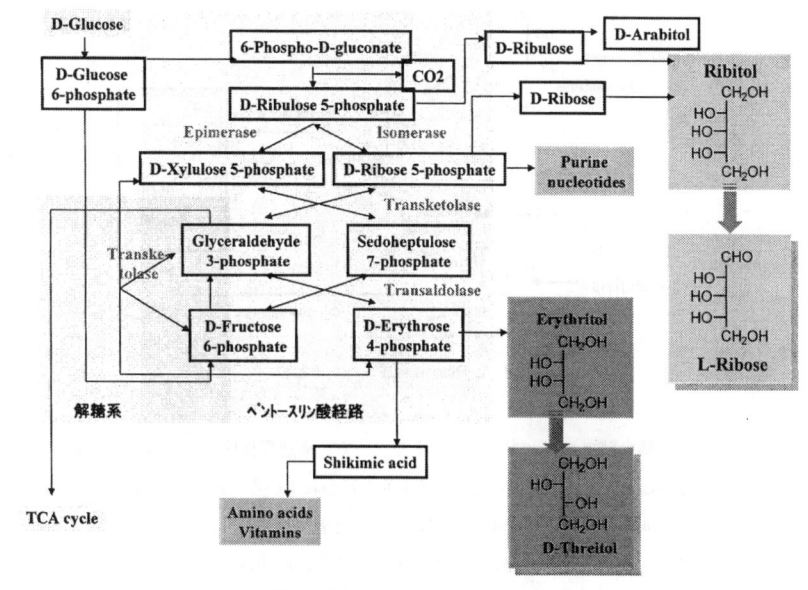

第2章　バイオ法によるキラル化合物の開発

図3　微生物の代謝と有用糖の生産

表1　リビトール生産菌のスクリーニング

菌株	生成リビトール(g/l)	生成エリスリトール(g/l)	生成グリセロール(g/l)
Trichosporonoides madida CBS240.79	12.9	51.3	58.6
Trichosporonoides nigrescens CBS268.81	15.0	135.9	30.8
Trichosporonoides nigrescens CBS269.81	19.9	83.2	31.1
Trichosporonoides oedocephalis CBS568.85	54.0	71.3	23.5
Trichosporonoides megachillensis CBS567.85	73.1	46.2	29.3
Trichosporonoides megachillensis MCI-3442	106.3	3.5	47.0

トスケールで実施されているが，スケールアップによる生産効率の低下は認められなかった。

図4に当社で開発したL-リボースの製造ルートとL-アラビノースからの合成法をまとめた。L-アラビノースからはキシロースイソメラーゼを用いた方法も報告されている[4]。今回開発したグルコースからのバイオ合成法は，原料のグルコースが非常に安価であるとはいえ，更なる合理化による競争力の強化を図っていきたい。

5.3　微生物変換法によるエリスリトールからのD-スレイトールの製造

スレイトールは炭素数4の糖アルコールであり，D-，L-の光学異性体があり，天然界にはほ

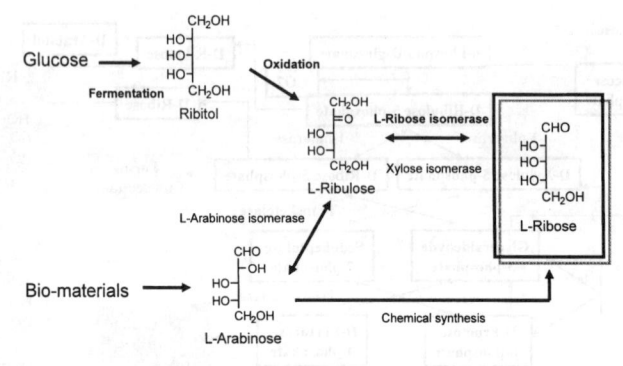

図4 L-Ribose 合成ルートまとめ

とんど存在しない稀少糖アルコールの一種である。一方，構造異性体であるエリスリトールは，低カロリー甘味料として発酵法による製造が工業的に行われている。近年，有機合成の分野でこれらの糖アルコールの不斉点を生かした合成法が研究されている[5]。

われわれも抗ウイルス剤として開発されていた化合物[6]の中間体の製造法として，D-スレイトールを原料とするきわめて効率よい合成ルートを見いだした（図5）[7,8]。D-スレイトールの製造法としていくつかの化学的手法が知られていたが[9〜11]，いずれも工業的実施が困難なものであった。そこで微生物を用いたD-スレイトールの製造を開発することとした。安価なエリスリトールが構造異性体であることに着目し，水酸基の反転ができればD-スレイトールに変換されることから，エリスリトールの微生物変換の研究を開始した（図6）。

5.3.1 スレイトール生産菌の発見

当社保存の微生物を培養し，エリスリトールと休止菌反応をさせた。エリスリトールの変換はポリオールデヒドロゲナーゼの一種によって行われると考え，培養炭素源には誘導効果を考えリビトールを用いた。反応変換物の検出にはTLC，およびHPLCを用いた。HPLCのカラムはMCIゲルCK08Eを用いた。スクリーニングの結果，変換物の分析でエリスルロースのみならずスレイトールも検出された。当初は中間体であるエリスルロースを第一段階で得て，それをあらためて還元する事を想定していたが，意外にも一つの菌で水酸基の反転が起こることがわかった。

生成したスレイトールとエリスリトールの比率を示した結果を表2に示す。スレイトールの光学純度の測定を水酸基を誘導体化した後にキャピラリーGCにより分析した。ほとんどの菌株でD体メジャーであった。しかしながら，光学純度が98％を越える高いものはいくつかの属に限られており，なかでも *Rhizobium*（旧 *Agrobacterium*） *radiobacter* が高い光学純度でかつ生産性も良いものであったので，以後本菌株で生産検討を開始した。

第2章　バイオ法によるキラル化合物の開発

図5　スレイトール構造式と用途

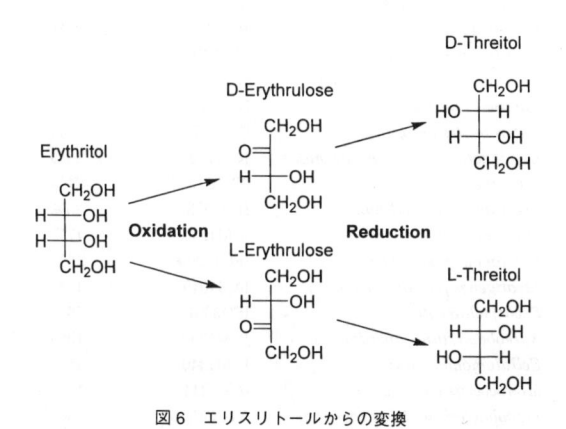

図6　エリスリトールからの変換

5.3.2　培養検討

　各種の培養条件を検討した。なかでも培地成分の炭素源の検討により，生産性が大きく向上した。スクリーニング時に用いていたリビトールは活性の誘導効果はあるが，生育のための炭素源としては適したものではなく，また価格も高いことから変更することとした。生育のためにはグルコースやフルクトースが適していたが，それら単独では酵素誘導活性がなかった。一方，反応の基質となるエリスリトールはまったく資化されなかった。そこで生育に適した炭素源であるグルコースにエリスリトールを加えてみると，生育，活性ともに良い結果となった。しかしながら，

表2 スクリーニングの結果

菌名	菌株番号	スレイトール比率
Alcaligenes paradoxus	DSM66	100%
Arthrobacter citreus	JCM1331	100%
Brevibacterium busillum	IAM1489	100%
Micrococcus morrhuae	IAM1711	100%
Pseudomonas sp.	ATCC13261	100%
Burkholderia cepacia	ATCC25416	99%
Agrobacterium radiobacter	NRRL B-11291	83%
Agrobacterium viscosum	IFO13652	81%
Paracoccus denitrificans	IFO13301	75%
Arthrobacter ramousus	JCM1334	74%
Alcaligenes paradoxus	DSM30162	69%
Agrobacterium tumefaciens	IAM13129	67%
Gluconobacter capsulatus	IAM1813	59%
Bacillus megaterium	ATCC13639	55%
Klebsiella terrigena	JCM1687T	44%
Micrococcus varians	IAM1099	42%
Arthrobacter oxydans	JCM2521	37%
Bacillus megaterium	IFO12108	30%
Arthrobacter crystallopoietes	JCM2522	23%
Klebsiella planticola	NCIB11885	23%
Enterobacter aerogenes	IFO13534	22%
Brevibacterium ammoniagenes	JCM1305	22%
Hafnia alvei	ATCC13337	21%
Brevibacterium iodinum	IFO3558	20%
Microbacterium lacticum	IAM1640	17%
Comamonas terrigena	IFO13299	16%
Alcaligenes faecalis castellani	IAM1015	16%
Escherichia coli	IFO3301	15%
Aureobacterium saperdae	JCM1352	15%
Cellulomonas biazotea	JCM1340	15%
Micrococcus varians	IAM1314	14%
Flavobacterium dehydrogenans	ATCC13930	13%
Micrococcus luteus	ATCC4698	13%

　グルコースを用いると培養液に多糖を生成し,粘性が高くなり遠心分離で集菌する際に問題となることが判明した。そこで値段の安価さなどからキシリトールとエリスリトールを組み合わせることとした。また培地成分の窒素源は,酵素活性と生育を重視しながらも価格などの面から魚肉エキスを用いることとした。

5.3.3 反応検討

　反応の温度,およびpHを最適化した。反応にエリスリトール単独で用いると反応が途中で止

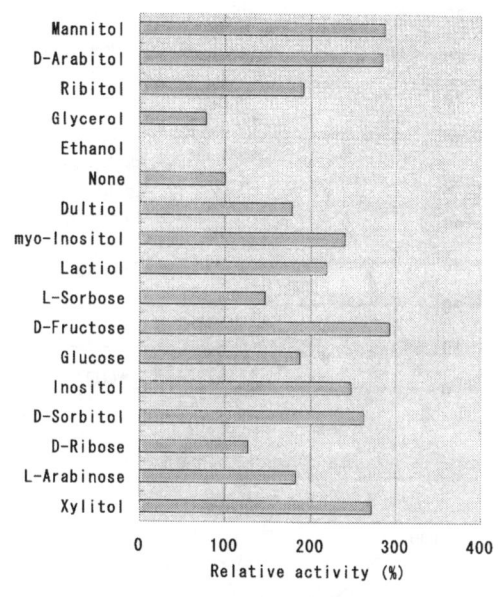

第 2 章 バイオ法によるキラル化合物の開発

図7 添加物の反応促進効果

まることから，反応に直接あるいは間接的に関わる補酵素を再生するために各種の炭素源を添加して効果を見た（図7）。フルクトースなどに反応を促進する効果が高いことがわかった。添加濃度の最適化を検討し，濃度を低く（10g/l以下）に押さえることで良い成績が得られた。

5.3.4 生産検討

以上の結果をもとに，5lのジャーファーメンターを用いてスレイトールの生産試験を行った。基質阻害はないことから80g/lの濃度になるようにエリスリトールを最初から添加し反応させた。エリスリトールの濃度が下がると変換速度の低下が見られた（図8）。エリスリトールの比率を対数でプロットするとほぼ直線に乗ることから反応は一次であると解析された（図9）。

5.3.5 スレイトールの潜熱蓄熱材への応用

以上の様に我々は安価なエリスリトールからのスレイトールの製造方法を確立した[12]。最初に述べたキラルビルディングブロックとしての用途もあるものの，最近ではスレイトールの特有の性質を生かしての潜熱蓄熱材への開発研究を検討中である。潜熱蓄熱は顕熱蓄熱に比べて高密度で蓄放熱が可能となる利点を活かし，電力負荷の平準化を目的とした冷暖空調用の氷蓄熱が広く復旧している。潜熱蓄熱材としては水-氷以外に使用温度域に合わせて，種々の無機物水和塩やパラフィン，脂肪酸などが提案されている。近年，太陽熱，地熱，電子機器，燃料電池や内部機

図8 スレイトール生産反応

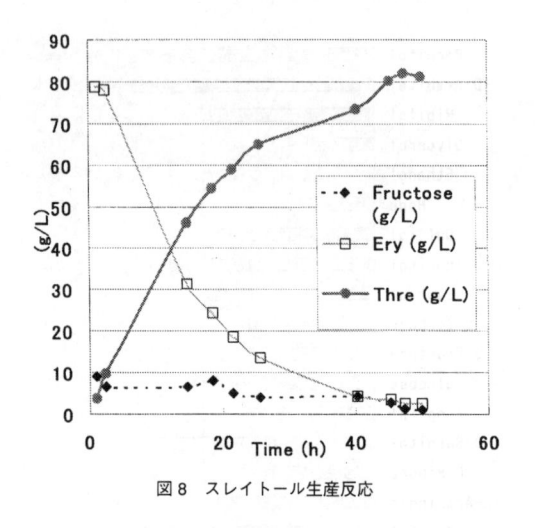

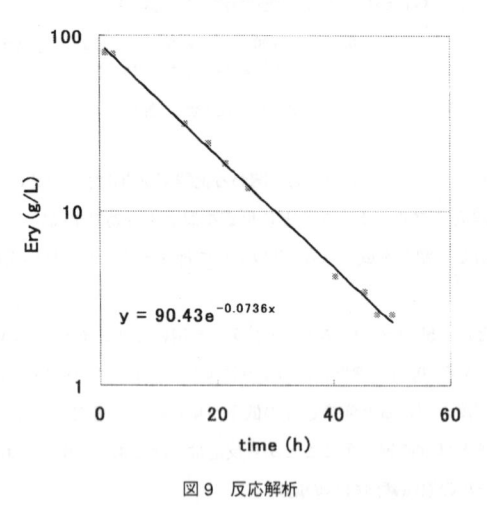

図9 反応解析

$y = 90.43e^{-0.0736x}$

関からの排熱などの高温の熱源からの熱を蓄えて，暖房空調，給湯などへの熱利用に適した高温蓄熱材が切望されている。既存の高温蓄熱材である無機水和塩の多くは金属に対し腐食性があったり劇物に指定されているなどの問題を有していた。パラフィンは融解潜熱量が小さく，明確な融点を持たないため使用しづらい状態である。最近，メソエリスリトール，マンニトール，キシルトール，ガラクチトール，ソルビトールなどの糖アルコールが高温蓄熱材として注目されてい

第2章 バイオ法によるキラル化合物の開発

る[13]。糖アルコールは高温域に大きな融解潜熱を持ち，食品添加剤であることから毒性も無く，環境調和性に優れ，金属容器への腐食も低いなど多くの利点を有する。しかしこれらのメソエリスリトール，マンニトール，ガラクチトールは融点が120度以上であり，給湯蓄熱への応用には装置の耐圧性が要求される。一方，キシリトール（融点93.6℃），ソルビトール（融点106℃）は過冷却現象が大きく，実用レベルの使用には問題が残されていた。

日高らの研究[14]によると表3に示すようにスレイトールは融点88.7度で225kJ/kgと比較的大きな融解潜熱量を有し，単位体積あたりの蓄熱密度は氷の融解熱（305kJ/dm^3）とほぼ同じであった。30gのD-スレイトールを用いた融解，凝固特性の繰り返し評価実験より90度で融解し40-46℃の間で速やかに凝固することが明らかとなった。これによりD-スレイトールは給湯用の蓄熱システムに適用可能な蓄熱材であることが示された[15]。

今回我々が開発したD-スレイトールの製法はパイロット生産が可能であることが実証済みであるが，さらなる合理化検討とサンプル評価を継続し，蓄熱材などの大きな需要に対応できる様，研究開発を続けたいと考えている。

表3 D-スレイトールおよびエリスリトールの基礎特性

	D-Threitol	meso-Erythritol
Melting point [℃][a]	88.7	119
Heat of fusion [kJ/kg][a]	225	340
Specific heat [kJ/kg. K][b]	1.28 at 20℃	1.38 at 20℃
	1.61 at 60℃	2.77 at 140℃
	2.40 at 100℃	
Density [kg/dm^3][c]	1.386 at 20℃	1.48 at 20℃
	1.357 at 60℃	1.30 at 140℃
	1.299 at 100℃	
Heat conductivity [W/m. K]d	0.73 at 20℃	0.73 at 20℃
	0.66 at 60℃	0.33 at 140℃
	0.48 at 100℃	

[a] mesured by DSC (DSC200C) of Seiko Instruments Inc.
[b] mesured by the Heat Insulation Type Specific Heat Measurement Apparatus (SH3000) of ULBAC-RICO, Inc.
[c] mesured by Archimedes Method
[d] mesured by Hot Wire Type Heat Conductivity Measurement Apparatus (ARC-TC-1000) of Agne Gijutu Center, Inc.

5.4 おわりに

有用酵素の遺伝子探索，大腸菌などへの形質転換，酵素の分子進化による改良といった分子生物学の発展を背景として，酵素反応による不斉合成技術は産業への適応性を高めることが可能になりつつある。バイオテクノロジーは発展途上の学問であることから，光学活性体合成のための

新たな有用酵素反応・物質生産系が今後も開発されるであろう。さらに，ゲノム解析の急展開は，微生物の代謝を改変・解析し望ましい方向にデザインする代謝工学的な手法による物質生産手法を可能にしつつあり，安価な糖質からの光学活性体を含む高機能化学品の生物的生産も実用レベルに近づいていくと考える。

文　献

1) T. Shimonishi and K. Izumori, *J. Ferment. Bioeng.*, **81**, 493 (1996)
2) 川口智子ら，特開H10-210994
3) 川口智子ら，特開H11-332592
4) A. Vuolanto *et al.*, Xylose isomerase catalyzed monosaccharide C2 epimerization. The 5th spring meeting of the division of synthetic chemistry, May 14-15, Turku, Finland (2001)
5) S. G. Lee *et al.*, *Tetrahedron Asymmetry,* **11**, 1455 (2000)
6) S. Babu *et al.*, US 5,705,647
7) 詫摩勇樹ほか，特開平11-349558
8) 詫摩勇樹ほか，特開平11-349585
9) Birkinshaw *et al.*, *Biochem. J*, **42**, 331 (1948)
10) M. A. Andrews *et al.*, *J. Org. Chem*, **54**, 5257 (1989)
11) W. T. Haskins *et al.*, *J Am Chem Soc,* **63**, 1663 (1943)
12) 安田磨理ら，特開平11-266887
13) W Geux, *et al.*, US Patent 4, 795, 580 (1989)
14) 日高秀人ら，化学工業論文集，第30巻，第4号，pp552-555 (2004)
15) 山崎正典ら，特開2000-87020

6 新規バイオリアクター開発によるキラルアルコールの工業生産

八十原良彦[*1]，長谷川淳三[*2]

6.1 はじめに

　酵素や微生物を用いるバイオ技術は，有機合成化学技術では比較的困難とされる位置特異的あるいは立体特異的な反応を比較的容易に実現することができる。その反応産物である光学活性化合物は，精密かつ高機能化する医薬品の原料を中心に盛んに利用されてきており，その製造技術は有機合成化学や分析技術と結びついてキラルテクノロジーという重要な技術分野を形成している。遺伝子操作技術の日常化，ポストゲノム時代の到来といったバイオテクノロジーの急速な発展，さらに有機合成化学における金属錯体触媒技術の発達など，この分野における技術環境もダイナミックに変化し，進展しつつある。

　さらに，バイオ反応は生産物の高付加価値化を目的とするにとどまらず，低エネルギー，安全性などの環境配慮型プロセスという地球的視点からも注目されつつある。したがって，この両面を満足させるためにも高生産性への要求が高まることが想定され，今までにもまして高性能な酵素の獲得と遺伝子操作技術等による経済的生産とその活用法の開発がポイントとなるであろう。

　カルボニル化合物の光学活性アルコールへの還元反応は，光学分割反応とは異なり，原料から1ステップで化学量論的な収率が見込める理想的な不斉合成反応であることから，種々の光学活性アルコール類の合成やキラル化合物合成の鍵反応としての有用性は高い。近年では不斉金属錯体触媒反応が脚光をあびているが，バイオ反応によるものもその利用の歴史は古く，さまざまな変遷をたどってきた。

　本稿では，筆者らが有用還元酵素の発掘と遺伝子操作技術の活用によって確立した，バイオ不斉還元反応の実用化について紹介する。

6.2 実用的不斉還元酵素の探索

6.2.1 バイオ不斉還元反応について

　バイオ法によるカルボニル化合物の不斉還元反応は，20世紀初めのパン酵母を利用した反応にさかのぼる[1)]。以来，膨大な研究がなされている。なかでもパン酵母は，安価かつ入手が容易であり，培養のための装置や特別なスキルを必要としないため，精密有機合成の分野で光学活性

---

*1　Yoshihiko Yasohara　㈱カネカ　精密化学品事業部　精密化学品研究グループ
　　　　基幹研究員
*2　Junzo Hasegawa　㈱カネカ　ライフサイエンスRDセンター　上席幹部

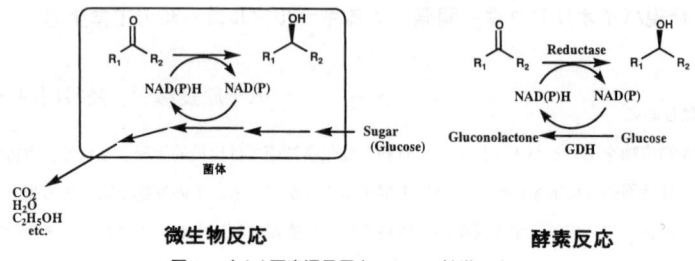

図1 バイオ不斉還元反応における触媒の違い

体調製用の資材として広く用いられてきた。しかし，このような菌体をそのまま用いる微生物反応は，実験室レベルでの利用にとどまっている場合が多い。これは，生成物の蓄積濃度などの生産性が低く，経済性を議論するまでの工業化技術に達していないためである。一般に，多くの微生物の菌体内には，利用しようとする基質に対しての反応性，親和性，立体選択性等の異なるさまざまな還元酵素が存在しており，またその酵素活性は弱く，基質や生成物によるダメージを受けやすい場合が多い。さらに，還元酵素はNAD(P)Hをプロトン供与体として必要とするが，その供給源となるのは，解糖系やTCAサイクルといったエネルギー代謝系であると思われる。微生物菌体活用法はこうした補酵素供給系を包含したバイオ触媒反応であるため，手軽に用いることができる反面，その代謝系に関与する酵素が多く複雑で制御が困難である。筆者らは，この微生物菌体による不斉還元反応の弱みを克服した工業化技術の確立を最終目標に，還元酵素反応の原点に立ち戻り，さらに遺伝子操作技術の導入も視野に入れつつ，還元酵素の探索研究から取り組んだ。

6.2.2 クロロアセト酢酸エチルの還元酵素

　光学活性な4-クロロ-3-ヒドロキシ酪酸エチル（CHBE）は，官能基としてハロゲン基，水酸基，カルボキシル基を有する代表的なキラルビルディングブロックであり，4-クロロアセト酢酸エチル（COBE）を不斉還元する方法が最も経済的な製法とされている。(R)体のCHBEは，L-カルニチンの合成原料となるため[2]，COBEを(R)体CHBEに還元するバイオ反応についての研究は非常に多い[3]。一方，(S)体のCHBEは，高脂血症薬の合成原料として注目されている[4]。

　筆者らは，COBEをCHBEに還元する微生物を広くスクリーニングし，さらに有機溶剤耐性，熱安定性などの選択圧をかけて微生物の選別を行なった結果，(S)体のCHBEを与える高活性菌として酵母菌 *Candida magnoliae* IFO705を見い出した。本菌から調製した粗酵素液，市販のグルコース脱水素酵素（GDH）による還元型補酵素再生系，および酢酸ブチルを混合して，COBEの不斉還元反応を行なうと，光学純度96.6%e.e.の(S)-CHBEが約90 g/l蓄積した[5]。

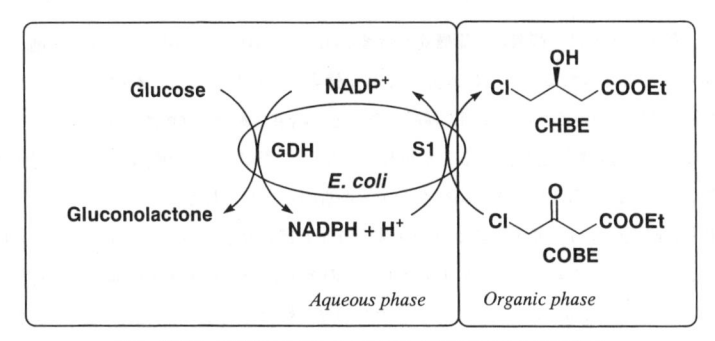

第2章 バイオ法によるキラル化合物の開発

図2 組換え大腸菌による4-クロロアセト酢酸エチルの不斉還元

表1 酵母菌の生産する4-クロロアセト酢酸エチル還元酵素

微生物	*Candida magnoliae*			*Candida maris*	*Rhodotorula glutinis* var. *dairenensis*
酵素名	S1	S4	R	AFPDH	RRG
分子量	77,000	86,000	33,000	58,000	30,000
サブユニット分子量	32,000	29,000	35,000	29,000	40,000
ファミリー	SDR [a]	SDR	aldo-keto reductase	SDR	SDR
至適pH	5.5	6.0	7.0	5.0-5.5 (reduction) 8.0-8.5 (oxidation)	5.0-6.0
至適温度	55°C	50°C	<40°C	50-55°C	40-50°C
COBEに対する立体選択性	>99%e.e. (S)	51%e.e. (S)	>99%e.e. (R)	>99%e.e. (S)	52%e.e. (S)

[a] Short chain alcohol dehydrogenase/reductase

表2 還元酵素S1によるβ-ケトエステルの不斉還元

基質		相対活性 (%)	生成物の光学純度
R_1	R_2		
Cl	CH_2CH_3	100	>99%e.e. (S)
Br	CH_2CH_3	72	>99%e.e. (S)
I	CH_2CH_3	16	>99%e.e. (S)
Cl	$(CH_2)_7CH_3$	4	>99%e.e. (S)
N_3	CH_2CH_3	0	N.T.[a]
$C_6H_5CH_2O$	CH_2CH_3	21	21%e.e. (S)
HO	CH_2CH_3	80	>99%e.e. (S)
H	CH_2CH_3	7	>99%e.e. (S)
H	$C(CH_3)_3$	0	N.T.
CH_3CH_2	CH_2CH_3	0.5	N.T.

[a] Not tested.

この際，酢酸ブチルは，酵素に悪影響を及ぼすCOBEやCHBEの抽出除去や安定化剤として効果があったと考えられる。本菌には強力な還元酵素系が存在することが示されたため，そのCOBE還元酵素についてさらに詳細に検討した。その結果，本菌は立体選択性の異なる少なくとも4つのCOBE還元酵素を生産することがわかった[6]。したがって，粗酵素液による還元反応では，生成した(S)-CHBEの光学純度が低かったものと説明される。

これらの酵素のうち，高光学純度の(S)体を与える還元酵素S1はNADPH依存性のカルボニル還元酵素であり，ニトロベンズアルデヒドなどのアルド-ケト還元酵素の典型的な基質には作用しない[7]。しかし，脂肪族のβ-ケトエステル類は良好な基質となり，立体選択性よく対応するアルコール体を生成した[8]。次に，本酵素をコードする遺伝子を取得し，大腸菌で高生産させることに成功した。上記と同様に，その粗酵素液と補酵素再生系を混合し，酢酸ブチルによる有機溶媒2相系でCOBEの還元反応を行なわせると，(S)-CHBEがほぼ定量的に125g/l蓄積し，その光学純度は99％e.e.以上であった[9]。

6.2.3 アセチルピリジン類の還元酵素

光学活性なピリジンエタノールは，医薬品や不斉合成用のリガンドとして有用な化合物群であ

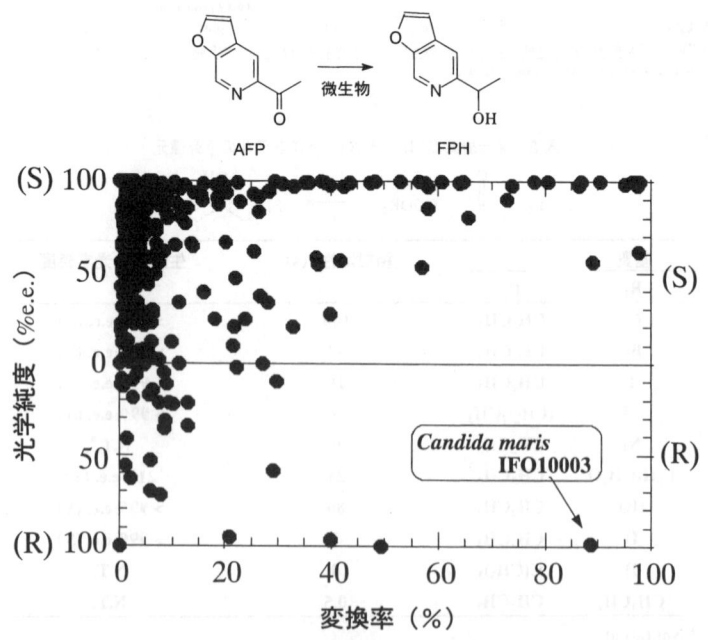

図3 アセチルピリジン誘導体を還元する微生物の多様性

第2章 バイオ法によるキラル化合物の開発

表3 還元酵素AFPDHによる光学活性化合物の合成

基質	生成物	生成物の光学純度
フロ[3,2-b]ピリジル メチルケトン	(R)-1-(フロ[3,2-b]ピリジル)エタノール	>99%e.e. (R)
2-アセチルピリジン	(R)-1-(2-ピリジル)エタノール	>99%e.e. (R)
3-アセチルピリジン	(R)-1-(3-ピリジル)エタノール	>99%e.e. (R)
4-アセチルピリジン	(R)-1-(4-ピリジル)エタノール	>99%e.e. (R)
3'-クロロ-α-ハロアセトフェノン	(S)-3'-クロロ-α-ハロ-1-フェニルエタノール	99.8%e.e. (S)
4-ハロ-3-オキソブタン酸エステル	(S)-4-ハロ-3-ヒドロキシブタン酸エステル	>99%e.e. (S)
3-オキソブタン酸エステル	(R)-3-ヒドロキシブタン酸エステル	>99%e.e. (R)

る。アセチルピリジン誘導体(AFP)を還元する微生物を探索したところ、還元活性を有したほとんどの微生物が(S)体のピリジンエタノール誘導体(FPH)を与える活性であったが、抗エイズ薬の中間体として利用可能な(R)体[10]を与える微生物として、*Candida maris* IFO10003を見い出した[11]。本菌から調製した粗酵素液を用いて、GDHによる補酵素再生系の存在下でアセチルピリジン誘導体を還元したところ、光学純度97%e.e.のFPHが90 g/l蓄積した。本菌からこの反応を触媒する酵素AFPDHを単離精製したところ、NADH依存性のアルコール脱水素酵素であった。本酵素は、上記還元酵素S1と同様に高光学純度の(S)-CHBEも与えるが、他のカルボニル化合物にも広く作用し、対応する光学活性アルコールを高光学純度で得ることができた。また、本酵素は可逆的にアルコール体の酸化反応も触媒するため、イソプロパノールの添加によって、GDHを用いることなくNADHの再生を伴いながらの不斉還元反応が可能である。

さらに、立体選択的酸化によるラセミ体アルコールの光学分割反応にも応用できる。本酵素についてもコードする遺伝子を取得し、大腸菌で高発現させた。組換え大腸菌を用いた場合、有機溶媒との2相系反応で、99%e.e.以上の(R)体FPHを200g/l蓄積させることができた。

6.2.4 フェナシルハライド類の還元酵素

フェナシルハライド類を不斉還元して得られる光学活性なハロヒドリン類は、アルカリで処理することにより容易に光学活性なスチレンオキサイド類に誘導することができる。このものも医薬品合成原料として有用なキラルビルディングブロックである。バイオ法によるフェナシルハライド類の不斉還元については数例知られているが、その強い毒性によって微生物や酵素がダメージを受けるためか、概して変換能力の低いものであった。そこで、広範な微生物スクリーニングを実施した結果、Rhodotorula属酵母が有力な酵素源となることがわかった。このうち、Rhodotorula glutinis var. dairenensis IFO415の粗酵素液を用いた場合、補酵素再生系の存在下で、130g/lの(R)-(2-クロロフェニル)-1-エタノールを蓄積した。本菌からフェナシルハライド還元酵素を精製し、その性質を調べたところ、本酵素はNADPH依存性のカルボニル還元酵素であり、分子量約40kDaの単量体蛋白質と推定された。本酵素も、さまざまなカルボニル化合物に広く作用したが、特にフェナシルハライド類には高い(R)体選択性を有しており、光学活性スチレンオキサイド類の合成のための有用な触媒となると期待される[12]。

以上の研究結果から、カルボニル化合物の酵素還元反応においては、還元型補酵素の効率的な供給、所望の立体選択性を有する還元酵素の強化、および基質に適した酵素の選択が技術開発上のポイントといえる。

表4 還元酵素RRGによるフェナシルハライドの不斉還元

基質	R_1	R_2	X	生成物の光学純度
Phenacyl chloride	H	H	Cl	>99%e.e. (R)
Phenacyl bromide	H	H	Br	>99%e.e. (R)
3-Chlorophenacyl chloride	H	Cl	Cl	>99%e.e. (R)
4-Chlorophenacyl chloride	Cl	H	Cl	>99%e.e. (R)
4-Chlorophenacyl bromide	Cl	H	Br	>99%e.e. (R)

第 2 章　バイオ法によるキラル化合物の開発

6.3　補酵素再生系との共役システム化

還元酵素による不斉還元反応では，NADPHもしくはNADHといった還元型補酵素が基質と等モル量必要となる。これらは非常に高価で大量入手も困難であることから，酵素を利用して触媒量の酸化型補酵素を還元型に再生する試みが種々なされてきた。このうち，ギ酸を水と炭酸ガスに酸化する際にNADを還元するギ酸脱水素酵素利用は，副生成物を伴わないクリーンな反応が実現できる。また，グルコースを酸化するグルコース脱水素酵素（GDH）は，NADP，NADともに基質とし得る。そのほか，グルコース-6-リン酸脱水素酵素やヒドロゲナーゼの利用も試みられている。

還元反応を補酵素再生系と共役させる場合，2つの酵素が必要となる。京都大学の清水らは，COBEを還元するアルデヒドレダクターゼとGDHを同時に生産する大腸菌を育種し，(R)体

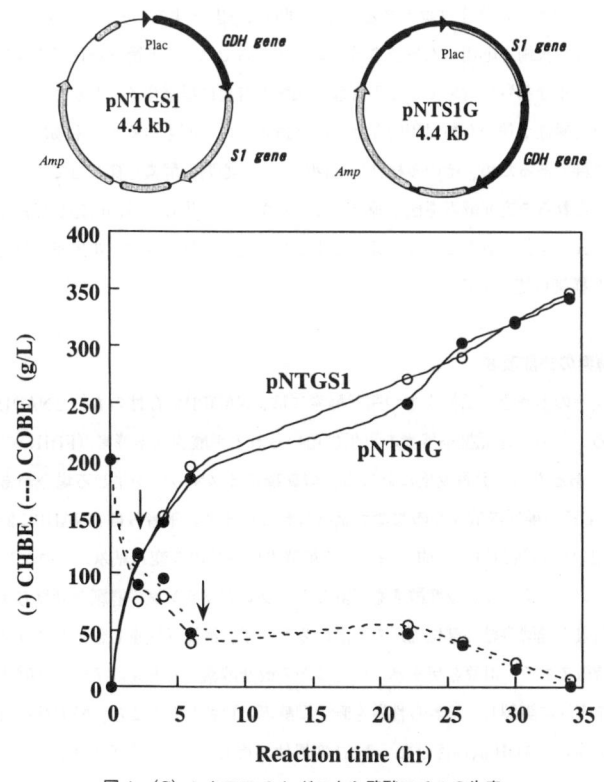

図4　(S)-4-クロロ-3-ヒドロキシ酪酸エチルの生産

CHBEの効率的な生産に成功している[13]。筆者らは,上述の還元酵素S1とGDHを高生産する大腸菌を育種した。本菌を用いた場合,約18時間の反応で300g/l程度の(S)体CHBEを蓄積した[14]。この際,同一プラスミドのプロモーターの下流に両酵素遺伝子をタンデムに連結した発現ベクターを使用したが,その連結順序によって組換え大腸菌の還元能力に差はみられなかった。さらに,遺伝子発現系,培養条件・安全性など組換え微生物の工業化に必要となる要素を検討し,(S)-CHBE生産の実用化プロセスの確立に至った。補酵素NADPのターンオーバー数は20,000以上に達し,製造コストに与える影響は小さい。反応後は,溶剤抽出,蒸留といった簡単な方法で製品とすることができた。このような組換え微生物を用いる共役還元システムにおいては,所望する立体選択性を有する酵素のみの大量生産と,両酵素間の補酵素のスムーズな授受及び還元型補酵素の再生が十分に満たされたことが,高効率化反応の達成の要因と考えられる。また,2酵素が1つの微生物で生産できることは,工業プロセス上も有利となり,経済的にも品質的にも光学活性アルコール類の生産プロセスとして合理的な形態とすることができた。

この遺伝子操作技術を応用した補酵素再生系システムでは,還元酵素遺伝子を交換することによって,さまざまな基質に対応できる不斉還元触媒を容易に構築することができる。一般に,還元酵素は基質特異性が狭いため汎用的な利用には適さない一面もあるが,生物に普遍的に存在する重要な酵素群であるため,その多様性には期待でき,必要な酵素を探し当てることができると考えられる。これらを還元酵素遺伝子源としてライブラリー化し,目的に応じて都度共役システムとしてモジュール化することによって,さまざまな光学活性アルコール生産に対応できるバイオ還元触媒が構築可能となる。

6.4 還元酵素の機能改変

カルボニル基の不斉還元活性をもつ還元酵素には,NADPH依存性のものとNADH依存性のものが存在する。一方,還元型補酵素の再生に用いられるギ酸脱水素酵素(FDH)のほとんどはNAD依存性であるため,共役反応における補酵素種にミスマッチが生じる場合がある。蛋白質工学によるFDHの補酵素依存性の改変も試みられている[15]。筆者らは,NADPH依存性還元酵素である前記のS1の蛋白質工学的手法による補酵素依存性の改変を試みた。コンピューターを用いたモデリングによって,改変酵素を設計した。プログラミングの詳細と計算方法は割愛するが,酵素蛋白質の補酵素結合部位周辺の設計のみならず,触媒活性をも含めたプログラミングとしたことが特徴である。計算結果を基にいくつかの改変酵素,たとえば7アミノ酸残基を置換したものなどを実際に調製し,それら性質を野生型酵素と比較したところ,酵素活性自体に大きな損失はなく完全にNADH依存性となったS1変異体が得られた。これをFDHと共役反応させることによって,約240g/Lの(S)-CHBEを合成し得ることが確認できた[16]。よりクリーンなバ

第2章 バイオ法によるキラル化合物の開発

表5 還元酵素 S1 の補酵素依存性の改変

酵素	変異箇所 41-43／63-66	比活性 (units/mg)	K_m値 (mM) NADPH	NADH
S1 (wild type)	SSS／WYNS	27.8	16.7	N.D.[a]
S1M1	AAQ／IDIN	2.8	N.D.	160
S1M4	AAR／IDIN	9.9	N.D.	62

[a] Not detected.

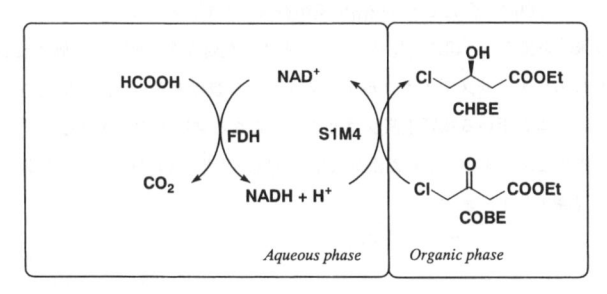

図5 補酵素依存性改変酵素による 4-クロロアセト酢酸エチルの還元

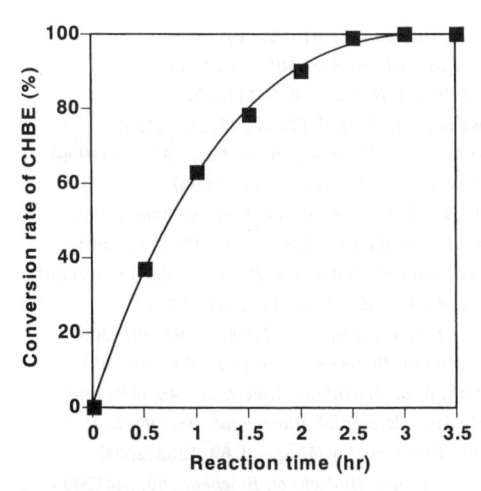

図6 補酵素依存性改変還元酵素とギ酸脱水素酵素による(S)-4-クロロ-3-ヒドロキシ酪酸エチルの生産

イオ還元反応にはFDHの利用が望ましく，還元酵素側の補酵素依存性改変とともに，実用的なNADPH依存性FDHの獲得が期待されるところである．

6.5 おわりに

冒頭にも述べたように，バイオ還元反応は長い歴史をもつ有用な立体選択性反応であるが，基質と生成物と微生物の相性がよかった場合のみ実用的な反応となっていたといえる．筆者らは，ここで紹介した酵素以外の複数の還元酵素についても組換え微生物を用いる還元システムが良好に機能し，工業的に利用可能な不斉還元反応が実現できることを実証してきており，所望する光学活性アルコールを自由に合成できる技術環境が整ってきている．また，本技術については日本のみならず欧米の企業も取り組みを見せており，その有効性が多方面から評価されつつある．ポストゲノム時代の到来，サステイナブルケミストリーの観点からも，還元反応をはじめとしてスーパーエンザイムを用いる物質生産プロセスのさらなる進展が期待される．

最後に，ご指導ご鞭撻を賜りました京都大学大学院応用生命科学専攻・清水昌教授および片岡道彦助教授に深謝申し上げます．

文　献

1) C. Neuberg et al., Biochem. Z., **91**, 257 (1918)
2) B. Zhou et al., J. Am. Chem. Soc., **105**, 5925 (1983)
3) K. Kita et al., J. Biosci. Bioeng., **88**, 591 (1999)
4) D. S. Karanewsky et al., J. Med. Chem., **33**, 2952 (1990)
5) Y. Yasohara et al., Appl. Microbiol. Biotechnol., **51**, 847 (1999)
6) M. Wada et al., J. Biosci. Bioeng., **87**, 144 (1999)
7) M. Wada et al., Biosci. Biotechnol. Biochem., **62**, 208 (1998)
8) Y. Yasohara et al., Tetrahedron: Asymmetry, **12**, 1712 (2001)
9) Y. Yasohara et al., Biosci. Biotechnol. Biochem., **64**, 1430 (2000)
10) D. G. Wishka et al., J. Med. Chem., **41**, 1357 (1998)
11) S. Kawano et al., Biosci. Biotechnol. Boichem., **67**, 809 (2003)
12) N. Kizaki et al., Biosci. Biotechnol. Biochem., **69**, 79 (2005)
13) M. Kataoka et al., Appl. Microbiol. Biotechnol., **48**, 699 (1997)
14) N. Kizaki et al., Appl. Microbiol. Biotechnol., **55**, 590 (2001)
15) V. Tishkov et al., Biochemistry (Moscow), **69**, 1252 (2004)
16) S. Morikawa et al., Biosci. Biotechnol. Biochem., **69**, 544 (2005)

第3章　光学活性体の光学分割技術

1 ジアステレオマー塩形成法光学分割のサイエンス
―― キラル識別反応を制御する新しい分割法 ――

酒井健一*

1.1　はじめに

　現在,光学活性な化合物を数トン規模で製造する方法として,酵素法などの生化学的方法,ジアステレオマー塩形成法(ジアステレオマー法)や優先晶析法などの物理化学的方法,キラル化合物を用いた不斉誘導法,さらに不斉触媒による方法などが知られている。これらの中でジアステレオマー法は,操作が簡単で,実験室のデータをそのまま現場生産規模で再現でき,検討開始から工業化まで最も早く対応可能であること,結晶化操作によって不純物が分離し易いことなどの特徴があり,光学活性体を得ようとする場合,まず最初に試される方法である。実際,光学活性医薬品やその中間体の製法検討では,開発段階の半数以上でジアステレオマー法が採用されている[1]。しかしながら,ジアステレオマー法の分子認識メカニズムに関する報告例は少なく,最適分割条件の検討は未だ試行錯誤によって行われている。そのため,ジアステレオマー法は研究者の習熟度によって検討の深さが異なることとなり,結果として充分な研究が行われることなく別法に変更されることが多い。そこで本稿では,工業規模生産に適したジアステレオマー法を多くの研究者が理解し,かつ工業規模生産へ大いに利用して頂くため,我々が開発した3つの新しい分割技術について,それぞれの分子認識メカニズムを解説すると共にその適用例を紹介する。

1.2　Tailored Inhibitor による塩結晶の形状制御[2〜5]

　一般に,実験室におけるジアステレオマー法光学分割の主な研究ターゲットは光学分割剤と分割溶媒の検討及び最適化である。それゆえ,分割で得られる難溶性ジアステレオマー塩結晶そのものが注目されることは少ない。しかしながら,実験室で確立した分割条件を生産規模で再現したとき,最も顕著な差として表れるものが塩結晶の固液分離性である。本項では,工業規模分割で得られた難溶性塩結晶の光学純度が研究段階よりも低かったことをきっかけにその原因究明を行い,分割系内のある特定のキラルな不純物が塩結晶の晶癖を変化させる現象を見出し,これを利用して固液分離性を改善して塩結晶の光学純度向上に成功した例を紹介する。

＊　Kenichi Sakai　山川薬品工業㈱　取締役　研究開発部　部長

1.2.1 光学純度低下の原因

1990年初期，1-Phenylethylamine（PEA）の光学活性 Mandelic acid（MA）による分割において，得られるジアステレオマー塩結晶中のPEAの光学純度は実験室規模では常に99%ee以上であるのに対し，生産現場では97-99%eeと幅があり，安定的に高光学純度の塩結晶を生産することが出来なかった（図1）。

図1

実態調査の結果，生産現場で得られる塩結晶には大別して「薄くて長い板状」と「厚い六角形」の2つの形状があり，前者は後者に比べ遠心分離機による固液分離性が悪く，分割母液の残留付着によって光学純度が低くなっていることが判明した（図2）。

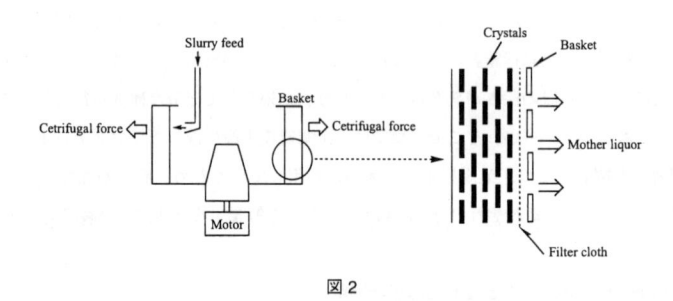

図2

1.2.2 結晶形状変化の原因

現場生産では，分割によって母液中に分離された不要のエナンチオマーを単離し，ラセミ化して次バッチへリサイクルする。精製蒸留したラセミPEAだけを使用した分割では，固液分離性が悪い薄くて長い板状結晶が結晶化することから，ラセミ化で副生する不純物が結晶形状を変化させている可能性があると考え，現場の実態調査を行った。その結果，不要のエナンチオマーのラセミ化工程で副生する二級アミン（bisPEA；bis(1-phenylethyl)amine）の3種の光学異性体（(R,R)，(R,S)，(S,S)）のうち，難溶性塩として析出する塩を形成する光学活性PEAと少なくとも1つ以上同じ立体配置を持つbisPEAが分割反応系に共存しているとき，結晶形が固液分

第3章　光学活性体の光学分割技術

離に有利な形状に変化することを突き止めた。例えば目的とする難溶性塩が (R)-PEA·(R)-MA であるとき，bisPEAの効果濃度は分割基質 (RS)-PEAに対して (R,R)-bisPEAは0.007mol%，(R,S)-bisPEAは0.29 mol%であり，(S,S)-bisPEAは1 mol%添加しても結晶形状が変化しなかった。さらに，(R,R)-bisPEAと類似の分子構造を持つ (R)-N-Bn-PEAやアキラルな $EtNH_2$ は全く効果がなかった。これらの事実より，この添加物による結晶形状の変化は，極めて構造特異的かつ立体特異的であると結論された（図3，図4）。

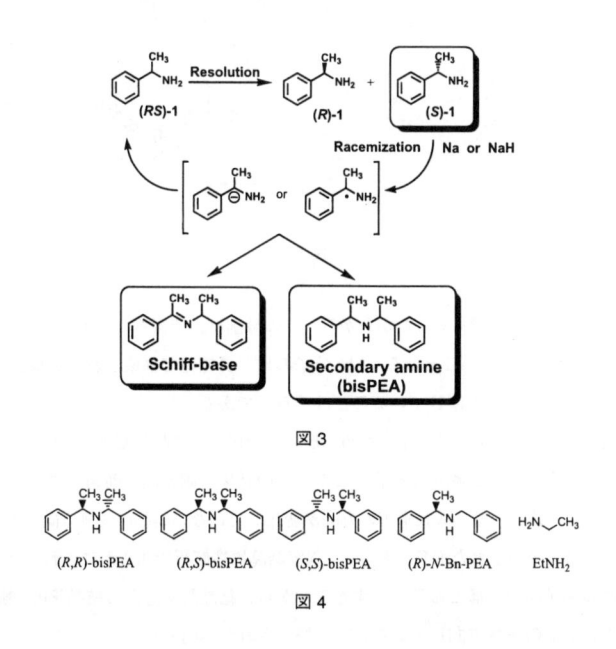

図3

図4

1.2.3 結晶形状変化のメカニズム

結晶形状の変化のメカニズムを探るため，ジアステレオマー塩結晶の単結晶X線構造解析を行った。図5に水素結合を含む (R)-PEA·(R)-MA塩の結晶構造を示す（図5）。

ここで，点線はO–H⋯OまたはN–H⋯O水素結合を示す。結晶中に存在する水素結合は，結晶学的 b–c 軸で構成される一平面にのみ存在し，a 軸方向には全く水素結合のつながりはなく，MA分子とPEA分子がそれぞれ結晶学的 b 軸方向にそれぞれ列をなして配列しているのがわかる。また，MA分子同士はO–H⋯Oの水素結合で繋がり合い一列に並んだ層構造を形成している。さらに，このO–H⋯O水素結合はMA分子とPEA分子間で形成されたラセンカラムを c 軸＋および－両サイドから固定しており，PEA分子を中心に見ると，PEA分子がMA分子の層で

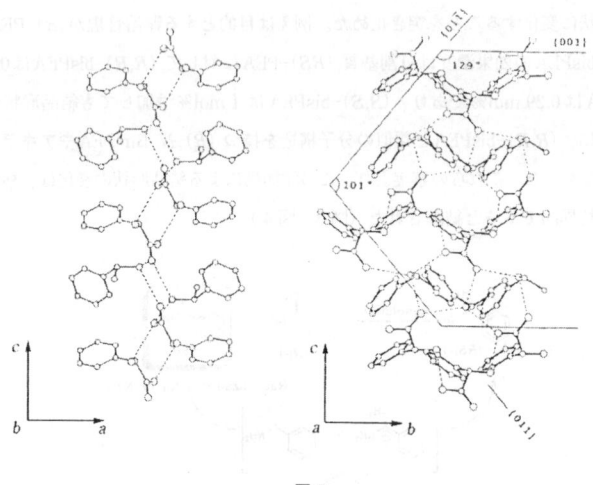

図5

挟まれたサンドイッチ構造であることがわかる。この分割反応で得られる第一析出塩中のPEAの光学純度が99％ee以上と高いことから，MA分子の単一異性体で構成された層構造がPEA分子のキラル識別に重要な役割を演じていることは明らかである。

一方，結晶の成長阻害方向を特定するため，形状の変化した結晶と変化していない結晶の外角に現れる2つの面角鈍角 α と鋭角 β を測定した。その結果，両結晶の面角 α（103°）と β（128°）がそれぞれ完全に一致し，結晶成長阻害の方向が変化していない結晶の長軸方向であることが明らかとなった。ここで得られた面角 α と β は，X線結晶構造解析で明らかにされた結晶格子定数から計算される格子内角とほとんど一致することから，結晶阻害方向は結晶学的 b 軸方向（形状変化していない結晶の長軸方向）であることが特定された（図6）。

以上の実験事実から，PEA分子とMA分子との間の水素結合で作られるラセンカラムの伸長方向である結晶学的 b 軸方向へ成長阻害が起こっていると結論された。これらの研究結果から考察した結晶の成長阻害メカニズムのモデル図を図7に示す。

分割プロセスにおける二級アミン（bisPEA）添加による塩結晶の形状変化は，基質PEAと分割剤MAが互いに立体を認識してN-H…OおよびO-H…N水素結合で結合して結晶化してゆく過程において，二級アミンbisPEAがPEAに代わって認識された結果，結晶学的 b 軸方向への水素結合が一部分断されて引き起こされたものと解釈される。結晶の成長阻害は，分割剤 (R)-MAと添加物bisPEAとの水素結合が，(R)-PEAとのそれよりも強いことによるものと考えられる。成長阻害が明らかに起こっている結晶の長軸方向 |011| 面には (R)-PEAを受容する分割剤MA

第3章　光学活性体の光学分割技術

$\alpha_A = \alpha_B = 128°$
$\beta_A = \beta_B = 103°$

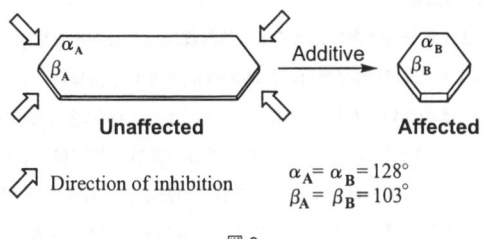

図6

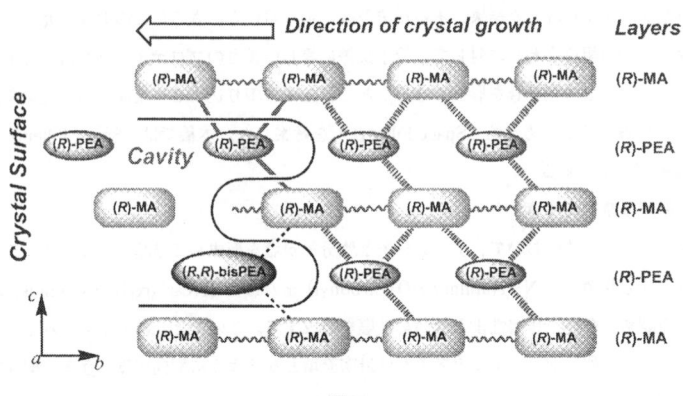

図7

の単層で作られたキラルな空間(サンドイッチ構造)がある。このキラルな空間は，水素結合能を有する分割剤MAのみで形成された (R)-PEAを受容するキャビティと考えることができる。分割過程において，もっぱら (R)-MA・(R)-PEAが結晶化することから，このキャビティに (S)-PEAははまらないと考えて間違いない。このような立体化学依存性は，添加物bisPEAについても同じであると考えられる。すなわち，(R)-構造を持つ (R,R)-または (R,S)-bisPEAはこのキャビティに認識される。このとき，添加物bisPEAは二級アミンであるため，結晶成長方向への水素結合が作れない結果，結晶学的 b 軸方向への成長が阻害されたものと結論された。

1.2.4　現場生産への応用

　実際の製造では，不要の光学異性体のラセミ化反応条件を制御し，結晶形状変化に必要な分だけの二級アミンbisPEAを副生させたラセミPEA（bisPEA 0.1～3％）を分割原料の一部として使用することで，常に好ましい形状の塩結晶を得ることに成功し，安定して＞99.5%eeの高光学純度の製品を得る工業的製法を確立した。

1.3 Space Filler法の試み[6〜9]

ジアステレオマー法光学分割研究における主な検討課題は，分割剤と分割溶媒の最適化である。しかしながら，現在でもなお分割剤選択のための理論はなく，溶媒についてもまた試行錯誤によって最適化して行くほかないのが現状である。そのため，いかに多くの分割剤や溶媒を試せるかが，研究を成功に導く鍵となっている。一方，被分割基質と類似構造(分子の大きさなど)を有する分割剤がヒットし易いことは古くから知られていたが，これまで分子構造と分割成績との相関について研究された例はほとんどない。そこで，分割成功例だけでなく，分割不能或いは不満足な実験結果を含め，いくつかの分割例を被分割基質と分割剤双方の分子の長さ(分子長)を基準に分割データを整理した結果，ある作業仮説に辿り着いた。さらにこの仮説を元に，分子長が揃わない分割の組み合わせに対して，分子長差に等しい長さのプロティックな溶媒分子を分割系へ添加して新たな水素結合を形成させることで結晶中に取り込ませ，結晶の最密充填を実現させて結晶化へ導く新しい考え方「Space Filler法」を考案した。本稿では，Space Filler法の基礎とその適用例を紹介する。

1.3.1 最適分割剤の検索[6〜7]

ジアステレオマー法において，アミン分子と酸分子が塩を形成して結晶となるとき，これらの分子はほとんど例外なく N–H(amine)…O(carbonyl) または O–H(carboxyl)…N(amine) 水素結合で互いを認識し合い，難溶性または易溶性塩を形成する。このとき，結晶中でこれらの分子は水素結合し易い配列を取り，かつ出来るだけ最密充填となるように配列する。うまく配列できないときは固溶体やオイルとなる。難溶性塩の結晶構造を観察すると，塩中で互いに水素結合しているアミン分子と酸分子がそれらの官能基部位を向かい合わせて水素結合で形成される親水性層を形成し，それらの外側にフェニル基(アルキル基など)が平行に並んだ疎水性層が形成される(図8a)。被分割基質と分割剤の分子長が同じで，分割に成功した塩結晶の疎水性層は，その最末端がほぼ平坦となり，凹凸がほとんどない。一方，塩結晶の光学純度が再結晶でも上がりにくい分割の組み合わせで得られる塩の結晶構造を見ると，疎水性層の最末端がやや凸凹していることが多い(図8b)。

このことから，アミン分子と酸分子は，分子の長さすなわち分子長が相互の認識(結晶形成のし易さ)に深く関係しているものと考え，アミンと酸の分子長と分割成績との関係を比較検討した。検討の対象として，分割例が多く報告されているPEAに代表される1-アリールアルキルアミン類とMAに代表される2-ヒドロキシカルボン酸類の間の分割成績との関係を調べ，分子構造との相関の解明を試みた。1-アリールアルキルアミン類と2-ヒドロキシカルボン酸類の基本骨格と分子長の数え方を図9に示す。

図9において，アミノ基とカルボキシル基は水素結合に関与して互いを固定することから，こ

第 3 章　光学活性体の光学分割技術

2₁ column　　Planar surface　　Non-planar surface

(a)　　　　　　　　　　(b)
Common less-soluble salt　　Non-resolved or unstable salt

図 8

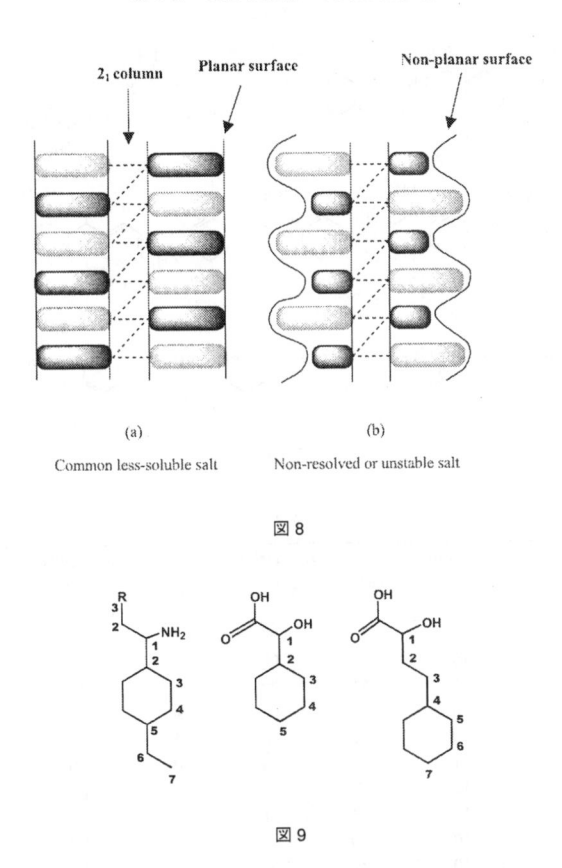

図 9

の水素結合に関与する部分を除外し，アミン分子では α-炭素を番号 1 とし，酸分子でも α-炭素を番号 1 として，それぞれの分子の末端までを遠い方へ重原子の数で数えた。たとえば，アミン分子のうち PEA は，フェニル基の末端が分子長 5 となり，p-メトキシ置換体では分子長 7 となる。一方，酸分子のうち MA（2-Hydroxyphenylacetic acid）は分子長 5 となり，HPBA（2-Hydroxyl-4-phenylbutyric acid）は分子長 7 となる。このようにして，各分子の長さ（分子長）と分割成績（第一析出塩の光学純度）との関係を調査した。本検討に用いた化合物を図 10 に，分割成績を表 1 に示す。

表 1 において，分割能のレベル（Resolvability level）は第一析出塩の光学純度を基準に次の 4 段階で判定した：A ≧ 90%ee，70%ee ≦ B ＜ 90%ee，50%ee ≦ C ＜ 70%ee，F ＜ 50%ee または分割不可。分子長の差は酸分子がアミン分子よりも短いときに －（マイナス），長いとき ＋（プ

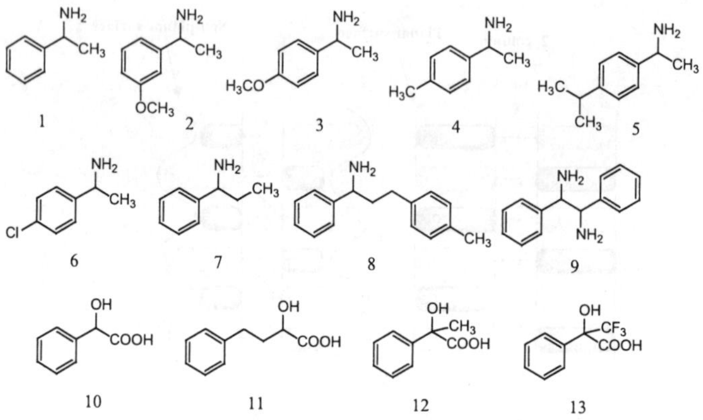

キラル医薬品・医薬中間体の開発

図 10

表 1

Entry	Racemate	Resolving agent	Resolvability Yield*1	Resolvability De%*2	Resolvability Level*3	Molecular length difference*4	Symmetry of p-substituent*5
1	1	10	76	99	A	0	Y
2	2	10	70	99	A	0	Y
3	7	10	81	92	A	0	Y
4	8	10	74	97	A	0	Y
5	9	10	82	100	A	0	Y
6	4	11	77	85	B	−1	Y
7	5	10	80	—	B	+2	Y
8	3	11	98	54	C	0	N
9	4	10	Oil		F	+1	Y
10	6	10	34	3	F	+1	Y
11	3	10	85	0	F	+2	N
12	10	1	80	75	B	0	Y
13	11	1	108	—	F	−2	Y
14	11	4	58	81	B	−1	Y
15	11	7	Oil		F	−2	Y
16	12	1	92	—	B	0	Y
17	13	1	44	—	B	0	Y

*1 Calculated based on a half amount of racemate.　*2 Based on enantiomeric purity of target amine or acid in the salt.　*3 Level of resolution: A =＞ 90%ee, B = 70 ＜%ee ＜ 90, C = 50 ＜%ee ＜ 70, F =＜ 50%ee or impossible to resolve.　*4 Difference of molecular length = Amine − Acid molecule.　*5 p-Substituent of amine molecule: Symmetrical = Methyl, chloro, iso-propyl; Dissymmetrial = Methoxy.

ラス)とした。これに付記される数字は，分子長の差(重原子数差)を表す。また，アミン分子の p-位置換基の対称性は分子を平面(二次元的に)で見たときの対称性を表した。

第3章　光学活性体の光学分割技術

表1の結果から，分割剤と被分割基質間の分子構造と分割成績との間に次のような関係のあることがわかった。

(1)　分割剤と被分割基質との相対的分子長が同じであれば，良好な結果が得られる(Entry 1-5)。
(2)　アミン分子のm-位置換基はメトキシ基程度までは分割成績に影響しない（Entry 2）。
(3)　アミン分子の長さが酸分子よりも1分子長程度短い場合では，ある程度の成績が期待できる（Entry 6）。
(4)　p-位置換基は，平面的に見たとき対称であれば，分子長に差があってもある程度の成績が得られる（Entry 7）。
(5)　以上，いずれの条件も満たさない組み合わせでは，ほとんど分割できない。
(6)　酸分子をアミン分子で分割する場合，その反対の組み合わせよりも光学純度が低くなる傾向がある（Entry 12-17）。

以上の考察をもとに，化合物3（1-(4-Methoxyphenyl)ethylamine，分子長7）の化合物10（MA，分子長5）および11（HPBA，分子長7）による分割を試みた。分割を行うにあたって，先の経験則から分割剤10では分割不能であり，分割剤11ではアミン3のp-位置換基の対称性が無いことから，分割できても光学純度は低くなると予測した。実験結果は予想した通り，分割剤10による分割で得られた塩結晶の光学純度はゼロとなり（Entry11），分割剤11による分割では，54%deの塩が得られた（Entry 8）。これらの実験結果は，分割剤と被分割基質間の分子長が同じであれば，p-位置換基が非対象であってもある程度分割できることを示唆しており，分子長差が分割過程における分子認識に決定的な要素であることを示している。

化合物1と化合物10間の分割で，Entry 1（分割剤＝化合物10）とEntry12（分割剤＝化合物1）は全く反対の組み合わせである。しかしながら，後者は前者に比べて光学純度が低い。この理由は，酸分子10がヒドロキシル基を持つことに起因していると考えられる。すなわち，酸分子同士がO–H···O水素結合で繋がる傾向があり，加えてO–H···O水素結合エネルギーがN–H···O水素結合エネルギーよりも強いことによるものと判断される。それゆえ，(RS)-10は光学活性な分割剤アミン1で分割されるとき，O–H···O水素結合による酸分子のエナンチオマー同士で繋がる傾向に支配される結果，分割剤アミン1による分子認識を阻害することとなり，得られる難溶性塩の光学純度が低くなったものと考えられる。一方，化合物1を光学活性10で分割するケースでは，同一の立体配置を持つ10が先ずO–H···O水素結合に基づく一列に並んだキラルな層を形成し，この層に挟まれる形でアミン分子が認識されるため，キラル分子認識がより厳格に行われる結果，光学純度の高い塩が得られるものと考えられる。

本項に示した分割例は少なく，ジアステレオマー法光学分割における1-アリールアルキルア

ミン類と2-ヒドロキシカルボン酸類間の分子構造相関に関して，普遍的な法則を見出すには資料不足は否めない。特に分割不可の場合はほとんどデータが公開されないため，データ収集が困難である。しかしながら，分割剤と被分割基質との相性は，疑いなく水素結合に基づく相互の分子認識と分子構造に支配されていると言える。今後，ジアステレオマー塩の結晶構造解析が進むことで，これらの分子認識機構はより明確に解明されることが期待される。

1.3.2 Space Filler法の考案[9, 11]

ジアステレオマー法光学分割における分子間相互作用は，水素結合と分子構造(分子の大きさ)であることが明らかとなった。しかし，結晶が溶媒分子を伴って結晶化するケースも知られている。このようなケースでは，結晶中に取り込まれるべき溶媒分子が分割系に存在しない場合，結晶化すら起こらないことが多い。これらの事実は，前項でも述べたように，最密充填を前提とした結晶化過程において，溶媒分子が決定的な役割を演じているものと考えることができる。塩結晶がキラルな空間群 ($P2_1$, $P2_12_12_1$ など) で結晶化するとき，酸分子とアミン分子は2_1カラムに沿って交互に並ぶ (図8a)。そのため，それぞれの分子長が同じとき，水素結合に関与しないフェニル基やアルキル基などの疎水性部分の最末端はほぼ平坦に並ぶ。一方，分子長が異なるときは凸凹になる。実際，分割に成功したPEAとMA間の分割で得られた難溶性塩結晶では，疎水性層の最末端が平坦となっている (図5参照)。つまり，塩を結晶化させ分割を成功させるには，疎水性層の最末端を平坦に出来ればいいことになる。このことから，被分割基質と分割剤の分子長に差がある場合には，積み木をするように分子長の差に等しい長さの分子(例えば溶媒分子)を補填できれば，分子長差が相殺されて疎水性層最末端が平坦にできると考えられる。より具体的には，被分割基質と分割剤間の水素結合ネットワークで形成される親水性層に水素結合能のある分子長差相当の長さの(プロティックな)分子を導入すれば，両分子の分子長差が相殺され疎水性層最末端が平坦となり，最密充填を実現して結晶化が促されると考えた (図11)。この考え方に基づいて溶媒分子等で分子長を補償する方法「Space Filler法」を考案した。以下，この適用例を紹介する。

1.3.3 Duloxetine鍵中間体の分割[8, 9]

新規抗うつ剤Duloxetineの鍵中間体である二級アミンMMT (3-(methylamino)-1-(2-thienyl)propan-1-ol) の分割を試みた。三級アミンDMT (3-(dimethylamino)-1-(2-thienyl)propan-1-ol) は光学活性マンデル酸 (MA) を用いて分割できることが知られていたが，MMTは同条件では結晶化しなかった。そこで，分割剤選択に関する作業仮説"Space Filler法"に基づき，相互の分子長差に等しく，かつ水素結合能を持つ「水」分子を分割系内へ添加し，等モルの水を構成成分とする＞99.5%eeの難溶性ジアステレオマー塩を結晶化させることに成功した (図12)。

Space Filler法は，酸分子とアミン分子の分子長の差を溶媒分子で補償する方法である。両分

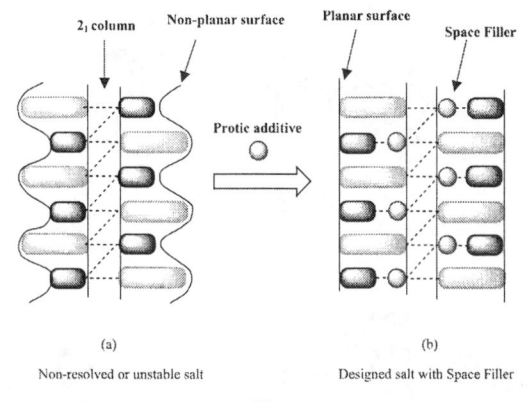

第 3 章　光学活性体の光学分割技術

図 11

(a) Non-resolved or unstable salt
(b) Designed salt with Space Filler

図 12

(S)-1, Duloxetine
(S)-DMT
(S)-MMT
(S)-MA

子の分子長に差がある場合，その差に相当する重原子数の水素結合能を有する溶媒分子，例えば水（分子長＝1）やメタノール（分子長＝2）などを必要量添加するか，分割溶媒として用いることでその差を補填する。つまり，二級アミン MMT の場合，分割剤 MA との分子長差は 1（MMT(6)−MA(5)＝1）であり，重原子 1 個の水が添加物として選択された。そこで，分割系へ水を添加した結果，見事塩結晶が析出し，光学分割に成功した（図 13）。

1.3.4　分子長差の補償：結晶構造からの検証

MMT の光学活性 MA による分割において，溶媒もしくは溶媒の一部として水を用いたとき，水を構成成分の一部とした難溶性塩が析出した。この分子認識を解明するため，難溶性塩の単結晶 X 線結晶構造解析を行った。図 14 に難溶性塩の結晶構造を示す。

図 14 を見ても明らかなように，水分子は酸分子 MA とアミン分子 MMT の水素結合で作られた親水性層に水素結合で参加して分子長差を見事に相殺し，疎水性部位（フェニル基）の配列を平坦にしている。溶媒分子が結晶に取り込まれることで結晶化を実現した例は少なくないが，結晶学的にメカニズムの立場から明らかにした例は少ない。分割に成功した塩結晶の構造的特徴は

図13

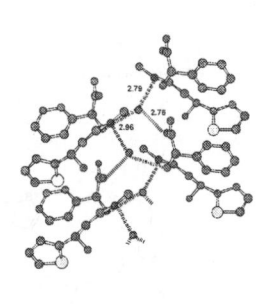

図14

　あらゆる分割塩でも同じであると考えられ，分子間の分子長差を水素結合可能な分子で補填するSpace Filler法が多くの分割系に適用できる可能性を強く示唆するものであり，溶媒が関与した多くの分割例がこの考え方で説明できると思われる。

1.4　DCR法によるキラリティー制御[10～16]

　前項で明らかになったように，ジアステレオマー塩法光学分割における分子間のキラル識別は，関連分子の分子構造だけでなく，その反応環境（溶媒など）によっても大きく影響される。特に難溶性塩中に溶媒が構成成分として取り込まれるとき，溶媒分子が結晶中のある空間を占有して結晶構造を変化させたり，分割剤や被分割基質との相互作用によってこれら分子の識別形態を大きく変化させる要素となる。本項では，溶媒の性質（誘電率）を調整することで，結晶中への溶媒分子の出し入れを制御し，得られる塩結晶の光学純度ばかりでなく，目的基質のキラリティーをも制御できる DCR （Dielectrically Controlled Resolution；誘電率制御分割）現象について紹介する。

1.4.1　DCR現象の発見[10～13]

　光学活性 Lysine の製造中間体および光学活性医薬品の製造原料として有用な α-Amino-ε-

第3章 光学活性体の光学分割技術

caprolactam（ACL）の光学分割法を検討した。その結果，(RS)-ACLの効果的分割剤としてN-Tosyl-(S)-phenylalanine（TPA）を見出した。次いで分割溶媒の最適化過程において，アルコール類および含水アルコールを中心に検討を行った結果，ただ1種の分割剤(S)-TPAを用いてMeOHや水からは(S)-ACLを多く含む難溶性塩が，EtOHや2-PrOHからは(R)-ACLを多く含む難溶性塩が得られた。さらに，これらの溶媒の含水率を変化させると，得られる難溶性塩中の目的成分（ACL）の光学純度が大きく変化するだけでなく，キラリティーが反転することがわかった。例えば，溶媒がMeOHの場合，純MeOHからは(S)-ACLを多く含む塩が析出するのに対し，水添加によってMeOH濃度が下がると次第に(R)-ACLを多く含む塩が析出した。一方EtOHの場合はMeOHと反対に，EtOH濃度が下がると次第に(R)-richから(S)-richへ傾き，81%EtOHでは(S)99%deの塩が析出した（図15，表2）。

表2を見る限り，キラリティーが変化する現象の理由がわからない。そこで，この現象が溶媒の物性に基づくものと考え，これら溶媒の種々の物性を軸に光学純度／キラリティー変化との相関関係を調べた。その結果，溶媒の誘電率を横軸として，実験結果（ジアステレオマー塩中のACLの光学純度）を縦軸としてプロットしたところ，ACLの光学純度／キラリティーの変化と分割溶媒の誘電率とが見事に相関していることを見出した。さらにCHCl$_3$，DMF，MIBK，DMF，

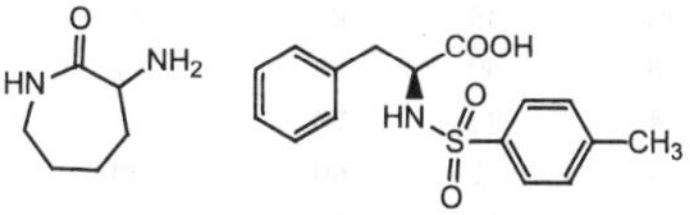

ACL　　　(S)-TPA

図15

表2

Entry	Solvent	Solvent/ACL (w/w)	Yield	De%	Resolution efficiency (E)	Absolute configuration
1	MeOH	10	30	93	56	S
2	60% MeOH	11	9	95	17	S
3	45% MeOH	8	48	3	3	S
4	35% MeOH	6	16	13	4	R
5	10% MeOH	19	37	35	26	R
6	EtOH	32	68	7	10	R
7	90% EtOH	15	60	10	12	S
8	81% EtOH	12	24	99	48	S
9	2-PrOH	50	64	32	41	R
10	89% 2-PrOH	11	59	29	34	R
11	Water	18	30	28	17	R

DMSOなどのアプロティックな溶媒について同様の検討を行った結果，プロティックなアルコール-水系溶媒から得られた相関に全て乗ることが判った。表3および図16に整理結果を示す。これらの事実は，このキラリティー変化現象が，溶媒の誘電率で制御されたものであることを明確に示している。

分割実験で得られたジアステレオマー塩結晶の分析を行った結果，MeOHやDMSOなどの中程度の誘電率（$29<\varepsilon<58$）を持つ溶媒からは (S)-ACL・(S)-TPA・H_2O 塩が，その範囲外（$27>\varepsilon$ または $\varepsilon>62$）の誘電率を持つ2-PrOHや水などからは (R)-ACL・(S)-TPA塩が結晶化したことが明らかとなった。この現象に基づき，一種の光学分割剤(S)-TPAを用いて，誘電率を調整した2つの溶媒を交換するだけで (S)-と(R)-ACLをそれぞれ難溶性塩として高効率で取り分ける工業規模に適した光学分割法を考案した（原報参照）[14]。

表3

Entry	Solvent	Dielectric constant (ε)	Solvent volume*1 (versus (RS)-ACL) (w/w)	Yield (%)*2	Diastereomeric excess (%de)	Resolution efficiency (E)*3	Absolute configuration
1	Chloroform	5	7	24	69	33	R
2	EDC	11	6	44	61	54	R
3	MIBK	13	45	63	41	52	R
4	2-PrOH	18	50	65	32	42	R
5	EtOH	24	32	70	7	10	R
6	89% 2-PrOH	25	11	60	29	35	R
7	85% 2-PrOH	27	10	55	22	24	R
8	90% EtOH	29	15	63	10	13	S
9	MeOH	33	10	32	93	60	S
10	81% EtOH	34	12	25	99	50	S
11	95% MeOH	35	16	16	92	29	S
12	DMF	37	27	28	90	50	S
13	74% EtOH	38	14	13	100	26	S
14	1,2-Ethandiol	39	43	38	99	75	S
15	DMSO	49	32	20	96	38	S
16	60% MeOH	51	11	10	95	19	S
17	55% MeOH	53	5	42	25	21	S
18	45% MeOH	58	8	49	3	3	S
19	30% EtOH	62	10	45	6	5	R
20	35% MeOH	63	6	16	13	4	R
21	10% MeOH	74	19	38	35	27	R
22	Water	78	18	31	28	17	R

*1：Solvent volume is a minimum volume to obtain clear solution at 50℃ except for a case using 74% EtOH.　*2：Yield is calculated based on a half amount of (RS)-ACL.　*3：Resolution efficiency (E, %)＝yield(%)×diastereomeric excess(%de)×2/100.

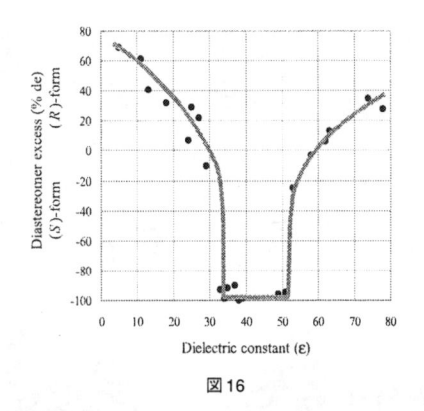

第 3 章　光学活性体の光学分割技術

図 16

1.4.2　DCR現象のメカニズム[14, 15]

　DCR現象のメカニズムを解明するため，得られた2つの難溶性塩結晶の単結晶X線構造解析を行った。図17にそれぞれの結晶構造を示す。(S)-ACL・(S)-TPA・H_2O塩において，水分子はACL分子やTPA分子間の水素結合で形成された親水性層の中に，これらと水素結合することなく水分子同士で連続的水素結合列を作って，うまく空間を埋めていることがわかった。一方，(R)-ACL・(S)-TPA塩では水分子が無く，その分TPA分子とACL分子間の分子間距離が近いように見える。このことはSpace Filling図で明確に見てとれる。

　そこで，これらが実際にどの程度の差があるかを結晶学的に測定した。(S)-ACL・(S)-TPA・H_2O塩結晶と(R)-ACL・(S)-TPA塩結晶の親水性層の幅を計測するため，分割剤TPA間のカルボニル炭素（C）とスルホニル硫黄（S）原子間の距離を測定した（図18）。

　その結果，(S)-ACL・(S)-TPA・H_2O塩と(R)-ACL・(S)-TPA塩における距離はそれぞれ9.42および7.89 Åであった。すなわち，双方の親水性層の空間容量は(S)-ACL・(S)-TPA・H_2O塩（$D_{calc}=1.294$）の方が明らかに大きく，結晶の密度も(R)-ACL・(S)-TPA塩（$D_{calc}=1.345$）に比べて明らかに小さいことが判明した。言い換えれば，水を含む(S)-ACL・(S)-TPA・H_2O塩は(R)-ACL・(S)-TPA塩に比べ，特に親水性層においてルーズにパックされていると言える。

　これらのDCR現象および結晶構造解析結果から，キラル識別に重要な役割を果たしている「水分子の結晶中への取り込み」のON/OFFは，溶媒の誘電率によって制御されていると考えられる。言い換えれば，キラル分子間の水素結合ネットワークで形成される親水性層の幅が反応環境場（溶媒）の誘電率で制御され，その幅によって受け入れる分子のキラリティーを識別しているものと考えられる。

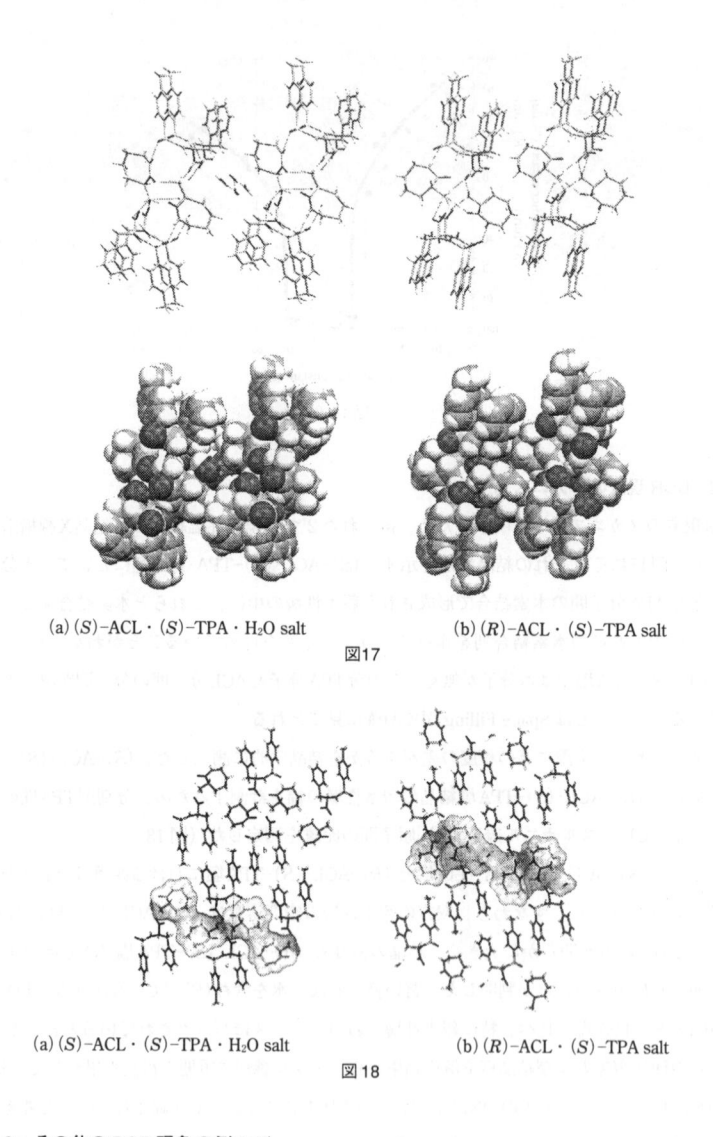

(a) (*S*)-ACL・(*S*)-TPA・H₂O salt　　　　　(b) (*R*)-ACL・(*S*)-TPA salt

図17

(a) (*S*)-ACL・(*S*)-TPA・H₂O salt　　　　　(b) (*R*)-ACL・(*S*)-TPA salt

図18

1.4.3　その他のDCR現象の例[16, 17]

　溶媒の誘電率（ε）を分割反応（キラル分子識別）の環境場を表す一つのファクターとして考慮し，各種分割系について検討を行った。その結果，(*RS*)-1-Phenyl-2-(4-methylphenyl)ethylamine（PTE）[16] や (*RS*)-1-Cyclohexylethylamine（CHEA）[17] の光学活性MAによる分割

第3章 光学活性体の光学分割技術

においても同様のDCR現象が認められた。

PTEの分割では,溶媒の分子構造が分子識別に大きく影響することが判明した。すなわち,溶媒としてMeOHを除く一級のアルコールからは(R)-PTEを多く含む無水の塩が,二級アルコールからは(RS)-PTEを含む塩が得られ,これに水分を加えて誘電率が高くなると,いずれも次第にS体側へ変化し,最終的に(S)-PTEを含む1水和塩が結晶化する現象が認められた(図19,20)。これらの実験結果は,ACL-TPA分割系同様,分割剤MAが被分割基質PTEを分子認識する際,「結晶中への水の取り込み」が反応環境,すなわち溶媒の誘電率によって制御されていることを示していると共に,溶媒の分子構造(カサ高さ)が分子認識に大きく影響していることを示している。

一方CHEAの分割では,分割剤のモル比が分子識別に大きな影響を及ぼすことが判明した。すなわち,分割剤MAのモル比が基質CHEAに対して等モルのとき,溶媒が水の場合(R)-CHEAを多く含む含水塩が析出するのに対して,モル比0.6ではほとんどラセミ塩(無水)しか析出しない。これに対して,溶媒が低誘電率の2-PrOHの場合,分割剤のモル比が小さくなると逆に分子識別能が改善され,光学純度が向上することが判明した(図21,22)。これらの実験結果につ

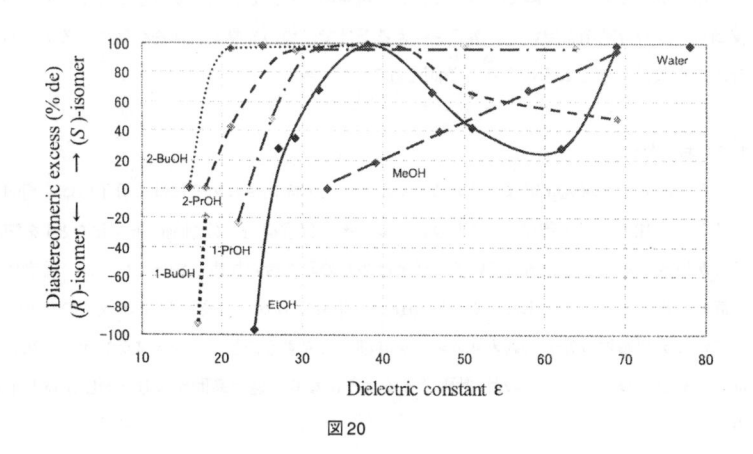

図19

図20

図21

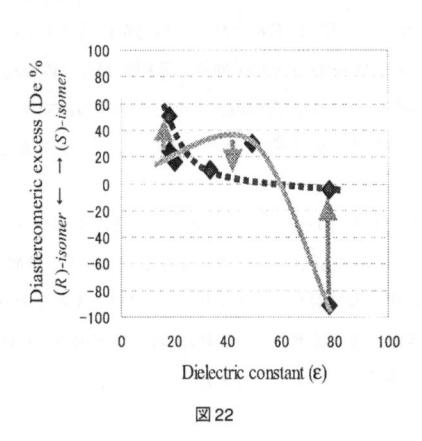

図22

いては，未だ明確な解明が出来ていないが，分子間のキラル識別では溶媒の誘電率以外にも制御因子があることを示している。

　我々は，DCR現象が発現する組み合わせをこれまで数多く見出している。それゆえ，この現象は本稿に示した例だけに発現する特異的なものではなく，あらゆる組み合わせの分割系でも起こり得る現象であると結論できる。今後この現象のより詳しい解明が進むことで，入手が容易で安価な一つの分割剤を用いて，溶媒を変えるだけで二つの光学異性体を分離できる実用的な光学分割法を設計できるようになると予測される。

1.5　おわりに

　ここで紹介した研究成果は，ジアステレオマー法で成功を収めるには，分子の構造相関を考慮することに加え，反応環境場(溶媒の誘電率やその分子構造，分割剤のモル比など)を制御することが重要であることを示している。前者は多くの研究者が挑戦を続けているが，後者については詳細に検討された例が未だ少なく開拓途上の領域である。今後，成功・不成功の双方の分割例について分割過程の分子認識メカニズムを詳細に研究することで，ジアステレオマー法光学分割はより高度な戦略をもって設計・計画できるようになり，適用範囲がより一層広がると予想される。

第3章　光学活性体の光学分割技術

文　　献

1) A. Maureen Rouhi, *Chemical & Engineering News*, May 5, pp 46-52(2003).
2) K. Sakai, Y. Maekawa, K. Saigo, M. Sukegawa, H. Murakami, H. Nohira, *Bull. Chem. Soc. Jpn.*, **65**, 1747(1992).
3) 酒井，有機合成化学協会誌，**57**, 458(1999).
4) 酒井，畠平，横山，キラル医薬品のプロセス技術，新開一郎編，技術情報協会, p 75(2001).
5) K. Sakai, S. Yoshida, Y. Hashimoto, K. Kinbara, K. Saigo, H. Nohira, *Enantiomer*, **3**, 23(1998).
6) 酒井，西郷，村上，野平，第14回光学活性体研究会(東京), Oct. 22(1993).
7) 酒井，博士論文(埼玉大学), (1994).
8) K. Sakai, R. Sakurai, A. Yuzawa, Y. Kobayashi, K. Saigo, *Tetrahedron: Asymmetry* **14**, 1631(2003).
9) 酒井健一，化学と工業，**57**(5), 507(2004).
10) 酒井，シンポジウム・モレキュラー・キラリティー2003(静岡), IL-8, Oct. 19(2003).
11) H. Nohira, K. Sakai, *Enantiomer Separation: Fundamentals and Practical Methods*, p 165, Toda Fumio Ed., Kluwer Academic Publishers(2005).
12) 櫻井，酒井，湯澤，平山，シンポジウム・モレキュラー・キラリティー2003(静岡), PA-11, Oct. 19(2003).
13) K. Sakai, R. Sakurai, A. Yuzawa, N. Hirayama, *Tetrahedron: Asymmetry* **14**, 3713(2003).
14) K. Sakai, R. Sakurai, N. Hirayama, *Tetrahedron: Asymmetry* **15**, 1073(2004).
15) K. Sakai, R. Sakurai, T. Akimoto, N. Hirayama, *Org. Biomol. Chem.*, **2005**, 360(2005).
16) K. Sakai, R. Sakurai, H. Nohira, R. Tanaka, N. Hirayama, *Tetrahedron: Asymmetry* **15**, 3495(2004).
17) 櫻井，田中，平山，酒井，日本化学会第85年会(横浜), 3PA-092(2005).

2 クロマト法（SMB/SFC法）による光学活性体の分離・生産

牧野成夫*

2.1 はじめに

　医薬分野における新規医薬品の開発において，近年，光学活性な医薬品として開発される比率が益々多くなっており，必要とされる光学活性体を如何に確保するかということが生産に向けてプロセス開発を進める上で大きな課題の一つとなっている。光学活性体の入手方法としては，ジアステレオマー法，不斉合成法，バイオ法などが広く用いられていることは周知の通りであるが最近，これらの従来技術に伍して，クロマト法が光学活性な医薬中間体，原体の生産プロセスとして，特に欧米において，開発，実用化が進められている。その開発の現状を紹介する。

　ここでいうクロマト法とは，①単塔式液体クロマト法（"単カラム法"と略），②擬似移動床式液体クロマト法（"SMB法"［Simulated Moving Bed］と略），③超臨界流体クロマト法（"SFC法"［Supercritical Fluid Chromatography］と略）を指し，それぞれの特徴を簡単に紹介する。

　更に，これらのクロマト法を用いたプロセスによる光学活性体の生産性は，用いられるキラル充填剤（"CSP"［Chiral Stationary Phases］と略）の分離性能，サンプル負荷量に負うところが大きい。そこで，著者らが実施しているCSPライブラリー拡充への取り組み，そのライブラリーから生産性の高いCSPを選択するためのスクリーニングシステム，そこで得られた高生産性CSPの例などについて，更に，より生産性の高いCSPを得るための新規CSP開発についても簡単に紹介する。

2.2 光学異性体分離用カラム

　これまでに文献等で発表されたCSPは1,000種類以上，その内，分析カラムとして販売されたものは，用いる不斉認識剤の分子量によって，光学活性なアミノ酸誘導体などの低分子系と，タンパク質や多糖誘導体などの高分子系とに大別され，総計200種類前後に上る[1~7]。これらはベースとしてシリカゲルを担体として用いているが，最近，シリカゲルをロッド状に加工し，それに各種の修飾を加えたものを装填した"モノリスカラム"と呼ばれるカラムが市場で注目されている。分離性能が高く，通液時の圧損が少ないということで将来，大型分取用カラムへの応用が期待される[8, 9]。

　これら非常に多岐に亘るCSP群の中からスクリーニングにより最適なCSP，移動相溶液（溶離液）を選択することで現状では大部分の光学異性体（"ラセミ体"と略）が分離可能となって

---

* Shigeo Makino　ダイセル化学工業㈱　CPIカンパニー　企画開発室　副室長

第 3 章　光学活性体の光学分割技術

いる。分析カラムで分離が確認されれば，カラム径を大きくすることにより，新規医薬品開発の初期段階で必要な化合物探索研究・評価のための少量サンプルを迅速，且つ両活性体を高い光学純度で入手することができる。

分析カラムに一般的に求められるのは1本のカラムでできるだけ多くの光学異性体を高い分離性能で分離できる汎用性であるが，ラセミ体の分離による光学活性体の生産("分取"と略)を目的とする場合には，生産性の高い分取条件を如何に見出すか，言い換えると，如何に最適なCSPと移動相の組合せを迅速に選択できるかが重要なポイントとなる。用いられる移動相に対するラセミ体の溶解性も高い生産性を得るための不可欠な要因の一つである。

図1にカラム（CSP）スクリーニングシステムの概略図を，写真1に弊社の欧州現地法人に設置したスクリーニングシステムを示した。図2，図3に弊社製CSPを用いた場合のCSP及び移動相の相違による分離特性の違いを示した。CSP及び移動相の選択が分離性能に大きく影響することが判る。ここで用いられる"CSP生産性"とは，CSP 1kgを使用して1日当り何kgの光学活性体を分取できるかを示し，[kg-活性体/kg-CSP/day]で表される。

1次スクリーニングによるCSP及び移動相の選択を行った後，移動相の混合比率や流量，温度，サンプル注入量や注入間隔など，いくつかの基本的要因について最適化を図ることで生産性の向上を図る。更に，被分離化合物の種類によっては移動相に酸，例えばトリフルオロ酢酸，または塩基，例えばジエチルアミンを添加することも行われる。この場合，分取後の濃縮工程における添加物による被分取物への影響も考慮しておく必要がある。

これら単カラム法による分取は運転条件の設定が容易で迅速に対応できる，高い光学純度が得られる，両光学活性体が同時に分取できる，多成分の中から目的成分の分取が容易であるなど，

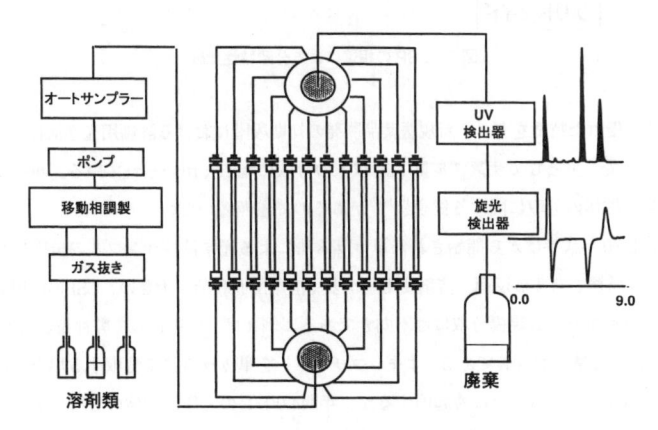

図1　カラム選択：スクリーニングシステム

キラル医薬品・医薬中間体の開発

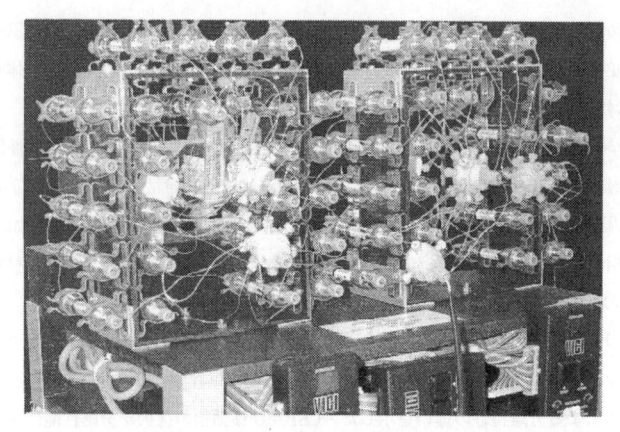

写真1　カラムスクリーニングシステム

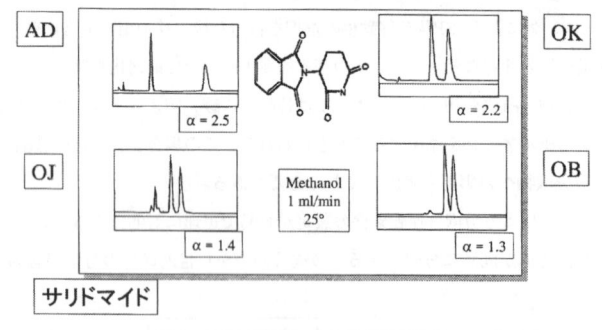

図2　CSPの相違による分離特性比較

クロマト法の優れた特徴を有し，新規医薬品開発の初期段階における評価用光学活性サンプルの入手手段として，主としてサンプル量1kg以下の分取に幅広く用いられている。単カラム法を含めた光学活性体の分取に関する総説[10, 11]があるので参照願いたい。

しかし，1980年代半ばから開始された単カラム法による光学活性サンプルの分取については上記のような特徴を有する反面，溶剤使用量が多く溶剤回収負荷が大きい，CSPの使用効率が低いなどの短所もあり，大規模分取には不向きである。例えば，CSPとして弊社製CHIRALPAK®ADを用い，尿失禁症治療薬である'オキシブチニン'を単カラム法で分取する場合，このCSPの生産性が不充分であることにも起因するが，年間4.0トンの光学活性体の分取に必要なカラムサイズを試算すると，30cmID＊100cmLと大きく，溶剤使用量は7,300klに達し，回収・再使用

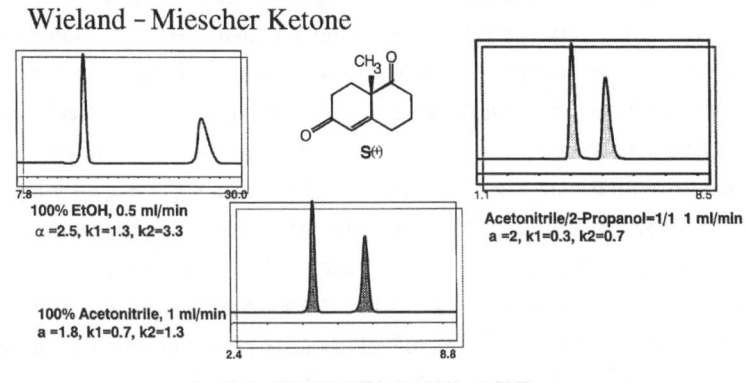

第3章　光学活性体の光学分割技術

図3　移動相の相違による分離への影響

するにしてもその量は厖大となる。そこで1990年代初頭，著者らはクロマト法の特徴・長所を残したまま，これらの問題点を大幅に改善・改良し，工業規模プロセスとして応用可能と考えられるSMB法の開発に着手し，1991年，液クロ法分取に関する国際シンポジウムにて初めてSMB法による光学活性体の分取についての報告を行い[12]，10数年を経て，現在，商業ベースの大型生産プロセスとして主として欧米で実用化が進められている。以下，SMB法について紹介する。

2.3　SMB法による光学活性体の生産

SMB法は1960年代初頭に米国Universal Oil Products社（現UOP社）によりp-キシレンの分離・精製を目的として開発された技術[13, 14]であり，その後，1970年代には異性化糖分離（ブドウ糖，果糖の分離）への応用が図られ，各種石油製品などの生産プロセスとしても多くの実績を持つ技術である。そこで用いられた充填剤はイオン交換樹脂やシリカゲルであり，1990年代初めに，光学活性体生産プロセスへの応用としてCSPを充填剤としたキラルSMB法の開発がスタートし，1990年代前半，分取用CSPが市場に出回るようになって開発が加速され，現在，医薬分野における光学活性体生産プロセスの一つとして実用化されるに至っている。

SMB法の原理の詳細については紙面に制約があるため，ここでは省かせて頂き，多数出ている文献[15, 16]や出版物[17]，更には弊社を含め，SMB装置関連事業を行っている企業のホームページなどを参照願いたい。

図4にSMBシステムの概略図を示した。多数本のカラム（ここでは8本）を直列・無端円状に接続し，各溶液タンクと系内とを結ぶ接続ラインに，ライン切換えのためのロータリーバルブを配したものである。

153

図5にはSMBシステムの基本構成を示した。被分離化合物であるラセミ体はフィード（仕込み液［Feed］）として，移動相溶液はデソーベント（脱離液［Desorbent］）として系内に連続的に供給され，又，CSPとの吸着の弱い成分はラフィネート（回収液［Raffinate］）として，吸着の強い成分はエクストラクト（抽出液［Extract］）として分離され，連続的に系外に取出される。移動相溶液はカラム8→カラム7→ … →カラム1→カラム8の方向にシステム内を循環させる。デソーベント仕込み口とエクストラクト取出口の間を'ゾーン1'，エクストラクト取出口とフィード仕込み口の間を'ゾーン2'，フィード仕込み口とラフィネート取出口の間を'ゾーン3'，ラフィネート取出口とデソーベント仕込み口の間を'ゾーン4'と呼ぶ。

SMB法の特徴は，①2成分の分離に適している，②分離が連続で行われるため，CSPの使用効率が高く，生産性が大幅に向上する，③溶剤使用量の低減が図れるという点にある。著者らはラセミ体の分離が原則的にR体，S体の2成分分離であることからこのシステムに着目し，光学

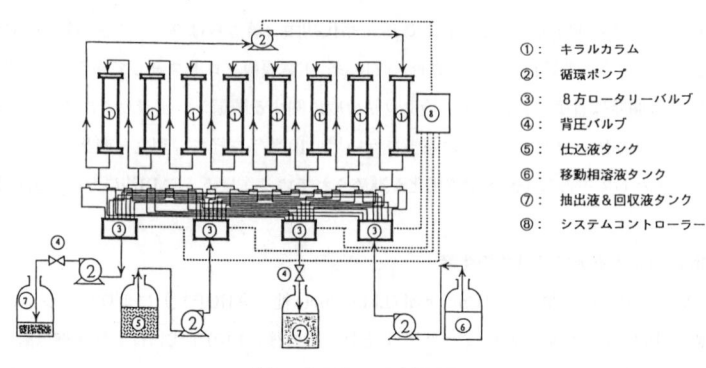

図4　SMBシステム概略図

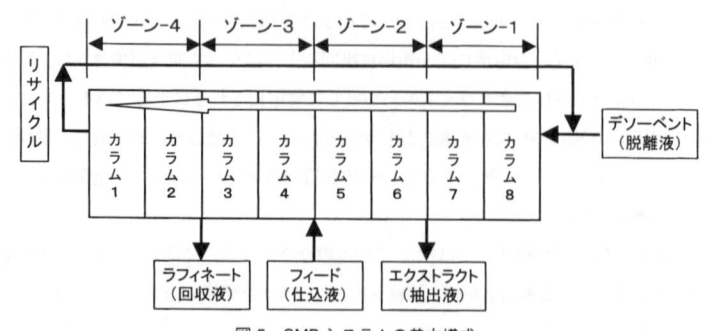

①：キラルカラム
②：循環ポンプ
③：8方ロータリーバルブ
④：背圧バルブ
⑤：仕込液タンク
⑥：移動相溶液タンク
⑦：抽出液＆回収液タンク
⑧：システムコントローラー

図5　SMBシステムの基本構成

第3章　光学活性体の光学分割技術

活性体の生産プロセスの一つとして開発に着手した経緯がある。

　SMBシステムの運転は移動相として用いる溶剤を一方向に内部循環させながら断続的，且つ周期的に，仕込み口（仕込液［Feed］，脱離液［Desorbent］），取出口（抽出液［Extract］，回収液［Raffinate］）をバルブによるカラム切換えにより一定方向に順次，移していく。運転条件設定には多くの決定すべき因子があり，しかもお互いに関連しているため，単カラム法に比較してその決定には多くの困難さを伴う。運転条件決定のための要因として，①CSP（種類，粒径），②移動相（溶剤種類［溶解性，粘度］，混合比率），③カラム仕様（口径，長さ，本数），④カラム切換え時間（ステップタイム），⑤ラセミ体仕込み濃度，⑥各ゾーンへのカラム本数配分，⑦各ゾーン液流量，⑧温度などが挙げられる。現在では運転条件探索用シミュレーションソフトの開発が進み，単カラムによる検討で得られる被分離化合物に対するCSPの吸脱着特性，負荷能力などの基礎データをシミュレーションソフトに入力することで比較的容易にそれぞれ決定できるようになっている。特異な吸着特性を示すケースについてはTrial & Errorで条件の絞込みを行う場合もある。

　例として，図6に上記の化合物「オキシブチニン」を用いた場合の単カラムによる分離を，図7にサンプル注入量を1mg～20mgまで振った場合のサンプル負荷クロマトのチャートを示した。ここで得られた吸着特性データをシミュレーションソフトに入力することにより大略の運転条件が得られ，後は実際に運転しながら各装置の特性に合わせた微調整・最適化を行うことで運転条件設定は完了する。図8にシミュレーション結果を下に，小型SMB装置を運転した場合のシステム内濃度分布，運転条件及び得られた光学活性体の光学純度を示した。シミュレーション結果と実運転結果が非常に良く合った例である。

　シミュレーションにより単位時間当りの光学活性体のシステム生産性や溶剤使用量も試算でき，カラムの単位断面積当りの移動相流量（流束）を一致させることによりSMBシステムのスケールアップが容易であることから，極めて短時間に大型設備による光学活性体生産コストの概略試

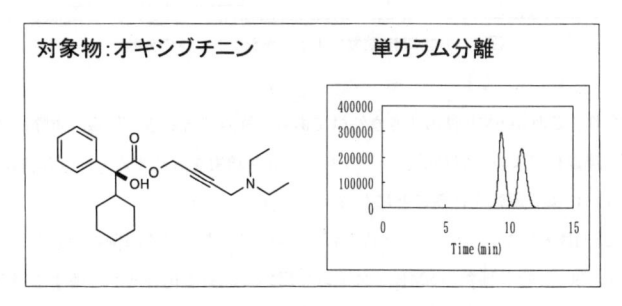

図6　運転条件シミュレーション基礎データ

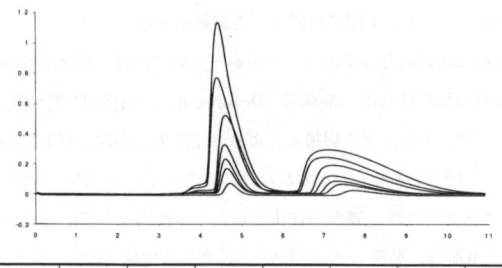

Load (mg)	1.05	2.1	3.0	4.5	9.0	15.0	20.0
Vol ml	0.035	0.070	0.100	0.150	0.300	0.150	0.200
k'_1	0.57	0.55	0.54	0.53	0.53	0.47	0.48
k'_2	1.58	1.48	1.44	1.40	1.41	1.36	1.37
α	2.77	2.69	2.67	2.64	2.66	2.89	2.85

4.6mm ID* 25cmL column; Chiralpak® AD 20μ; detector UV 280nm; flow rate 1ml/min; sample concentration 30 & 100 g/L

図7 単カラムによる負荷データ

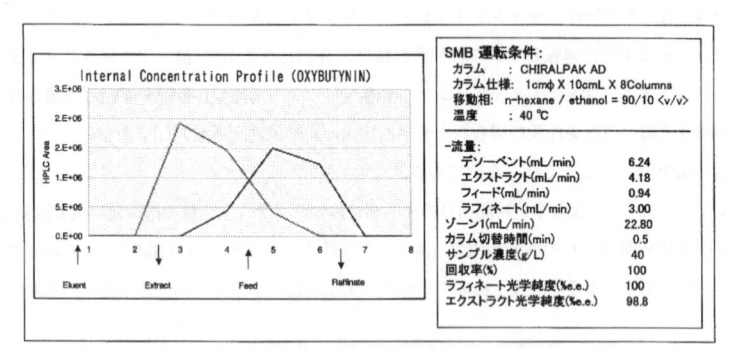

図8 小型SMB装置によるオキシブチニンの分離

算も可能であり、これがSMB法の大きな特徴であり、強みでもある。勿論、実際には小型SMB装置による実証運転により(数日間)、シミュレーション結果を確認するという作業を行った後、スケールアップによる運転を行うことになる。

　上で述べたSMB法のスケールアップの容易さについて、表1にその例を示した。カラム径が2.6cm，10cm，30cmの3種類のSMBシステムを用いて、ある化合物を分離する場合の各システムの運転条件を比較した。ここではラフィネート成分として分離される光学活性体が目的成分

第3章 光学活性体の光学分割技術

表1 SMBシステムのスケールアップ比較

カラム径 (cm)	2.6	10	30
断面積流束 (L/hr/cm^2)			
ゾーン1	0.74	0.80	0.84
デソーベント(脱離液)	0.22	0.19	0.22
エクストラクト(抽出液)	0.20	0.16	0.20
フィード(仕込液)	0.046	0.045	0.045
ラフィネート(回収液)	0.071	0.080	0.071
エクストラクト			
濃度(g/L)	3.15	3.77	3.02
光学純度(%e.e.)	77.9	82.7	89.0
ラフィネート			
濃度(g/L)	6.82	6.35	7.83
光学純度(%e.e.)	99.8	99.1	99.2

であり,光学純度はいずれの場合も99% e.e.以上をクリアしている。表1から判るように,システムの規模は違っても単位断面積当りの流束を一定にすることでほぼ同等の結果が得られる。言い換えると,小型SMB装置で実証・確認された運転条件を用いると,単位断面積当りの流束を合わすだけで大型設備の概略設計が可能であり,光学活性体の生産コストの試算が容易にできることを意味する。

以上のように,光学活性体生産のためのSMBプロセスの応用・開発は,1990年代初頭から10数年を経て,①本目的に合せたSMBシステムの開発・改良が進んだこと,②市販の分取用CSPの入手が可能になったこと,③シミュレーションソフトの開発が進み,運転条件の設定が容易になったこと,④評価・検討用の小型SMB装置の普及が進んだことなどを背景に,1999年には初の商業規模SMB設備(カラム径80cm)が米国で稼動,最近では欧州でカラム径1mのSMB設備が数基稼動するに至っている。弊社においても2001年,商業用30cmSMB設備を導入し,医薬重要中間体の生産に供している。写真2に弊社で2001年に導入し稼動中である30cmカラム搭載のSMB商業設備を示した。SMB法を利用した光学活性体の分取については1990年代前半から多数の報告がされている[18〜28]。

現在,SMB法は,①新規医薬品の生産プロセスとしての採用以外に,②製法転換(医薬品の特許切れ対策としてのコストダウンが主),③ラセミスイッチ(ラセミ体として上市した医薬品の光学活性体化)などへの応用が図られており,②についてはジアステレオマー法からのプロセス変更が主流のようである。

SMB法の優位性を発揮するには,多岐に亘る医薬原体合成ルートの中で,どの工程でSMB法を採用するか(どの工程,どの化合物を分離するのが最も生産性・経済性が高いか)が重要であ

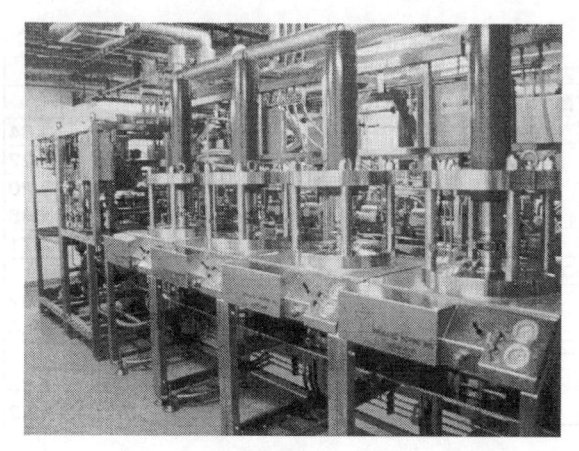

写真2　SMBコマーシャル設備

り，サンプル溶解度の高い移動相，分離生産性の高いCSPの選択・組合わせによる運転条件の最適化を図る必要がある。更に，SMBプロセスによる分離後の不要成分の回収，ラセミ化による再使用も含め，コスト低減に向けた総合的なルート開発が行うことが重要である。

更に，SMBシステムで分離・生産される両光学活性体の光学純度と採用される運転条件・操作範囲との相関についての解析がMorbidelliらによりなされており，"トライアングル理論"として提唱されている[29,30]。

又，最近では，より生産効率の高いSMB運転方法の開発やコストダウンへの取り組みも盛んに行われている。運転時のカラム切換えを4ゾーン同時に行わず，一部，タイミングをずらすことにより，CSPの使用効率を上げ，必要カラム本数の削減，及びコスト削減を図る"VariCol"と呼ばれる運転方法があり，実用化が進められている[31～34]。又，ラセミ体仕込み液流量（Feed）を徐々に変化させることでカラム使用効率を改善しようという"Power Feed"と呼ばれる試みも紹介されている[35]。更に，基本的にゾーン1の吸着特性を弱め，ゾーン4の吸着特性を強めることで分取効率を向上させようとの考え方から，このゾーン間における温度[36]，圧力，移動相種類[37,38]などに勾配を設けることも検討されている。この内，圧力に関して勾配を設けるケースとして，超臨界流体を移動相として用いたSMB法についていくつかの報文が出されている[39～41]。超臨界流体クロマト法については後述する。又，Seidel-Morgensternらにより，SMBシステムのカラム切換えの時間を更に前半・後半に分け，ラセミ体仕込み（Feed）を前半，後半のいずれかで短時間，高濃度で行うことで生産性が向上するという"ModiCon"という方法も提唱されている。以上，最近の生産性向上に向けてのいくつかの試みについて紹介した。

第3章　光学活性体の光学分割技術

前述のように，一般に，分析レベルにおけるクロマト法による光学異性体の分離では，対象化合物が酸性化合物の場合には酸添加系移動相（トリフルオロ酢酸など）を，塩基性化合物の場合には塩基添加系移動相(ジエチルアミンなど)を用いることが多いが，分取レベルにおいては，①分離後の濃縮工程においてそれらの添加物との反応，分解などの懸念があること，②回収・再使用する移動相中に微量のそれら添加物が混入し，システムへの移動相仕込み組成に影響する可能性があることなどの理由から，対象化合物をエステル化してSMBプロセスで分離した後，加水分解して戻すということが行われている。この場合，エステル化＆加水分解という2工程が追加されることになるため，コスト面ではやや割高にならざるを得ない。

最近，このような欠点を補う技術として，超臨界流体クロマト法（SFC法）が注目され，光学活性体の分離・生産への応用技術としての開発が積極的に進められているので，以下，SFC法について紹介する。

2.4　SFC法について

CSPを用いたSFC法による光学異性体の分離に関する技術開発は，1980年代半ばに分析・評価への応用として国内外で盛んに行われたが，装置の信頼性，耐久性などの問題が表面化し，1990年代初めには一部の企業を除いて，ほとんど顧みられることもなくなっていた。ところが最近，①装置の改善・改良による信頼性，耐久性向上，②地球環境に優しい技術としての認知などによりSFC法が見直されており，特に，光学活性体生産のためのプロセスとしての技術開発が進められているのでその一端を紹介する。

ここでいう'CSPを用いたSFC法'とは，超臨界条件下，移動相として二酸化炭素（CO_2）を使用し，サンプル溶解性が低いことを補うために，エントレーナー(添加溶媒)としてアルコール類などを5〜20％程度，混合した移動相を用いたクロマト法をいう。

超臨界流体とは，図9に示すように，気体と液体が共存できる限界の温度，圧力(臨界点)を超え，気体と液体の密度が同じになり，2相が区別できなくなった状態を言う。液体と比較した場合の物性上の特徴を表2に示した。液体に比べ，①粘性が低い，②拡散速度が速いなどが上げられ，これらの物性が液体クロマト法とは違った特徴，利点を生み出している。

又，移動相としてCO_2を使用することで次のような特徴も持つ。①臨界点が低く，取扱いが容易（31℃，7.3MPa），②化学的に不活性，③環境に優しい，④回収が容易（常温，常圧で気体），⑤溶解能力が低いため，これを補うためのエントレーナーの添加が必要。

SFC法の特徴をまとめると以下の通りになる。

(1)　超臨界流体状態では移動相の粘性が液体状態に比較し，一桁小さいため，移動相を高流速で流せ，拡散性が高くカラム効率が落ちないため，高い生産性が期待できる。

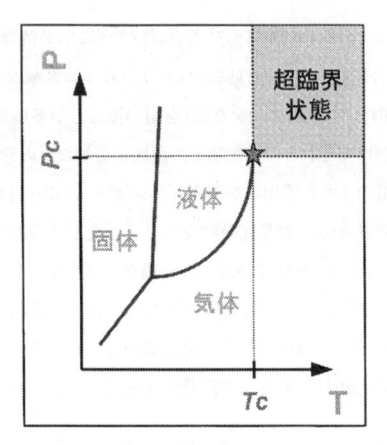

図9 超臨界状態

表2 超臨界流体の物性上の特徴

	超臨界流体	液体
粘度 [Pa·s]	10^{-4}	10^{-3}
拡散係数 [m²/s]	$10^{-7}\sim 10^{-8}$	$<10^{-9}$

(2) 移動相として用いるCO_2の弱酸性としての性質が酸添加なしで酸性化合物の分離を可能にする。

(3) 分離後の化合物取出しは放圧することでCO_2除去が可能であり容易。但し，スケールが大きくなるとCO_2の回収・再使用は不可欠になる。

(4) 有機溶剤類の使用量の削減（エントレーナー分のみ）になる。

図10に移動相流速を上げた場合のカラム効率について，SFC法とHPLC法を比較した例を示した。SFC法は内部での物質移動速度が大きいため，移動相流速を上げてもカラム効率の大幅な低下は見られず，高流速でも安定した分離が得られることがこの図から判る。

図11に上記(2)に関する酸性化合物の分離例を示した。左にSFC法，右にHPLC法を，無添加系，塩基添加系，酸添加系の順に示した。酸性化合物について，通常のHPLC法では微量の酸添加がなければ分離しないが，SFC法では無添加系で分離できている。これは分取後の濃縮操作においてサンプルを添加された微量の酸との共存下で加熱することによる分解などのリスク回避にも繋がり，合せてSFC法の大きな特徴であり，利点となっている。図12にHPLC法からSFC法に切換えることにより分離が改善された2例を示した。いずれも分析時間の短縮効果は

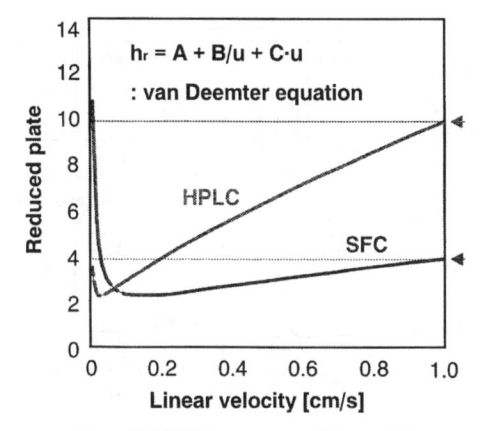

第3章　光学活性体の光学分割技術

$$h_r = A + B/u + C \cdot u$$
: van Deemter equation

図10　移動相流速によるカラム効率への影響

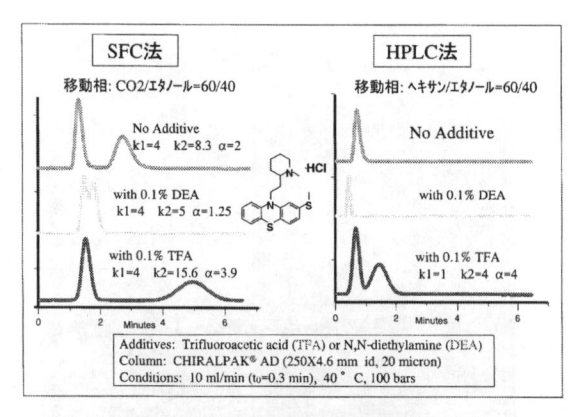

図11　SFCによる酸性化合物の分離

顕著であり，化合物AについてはSFC法により酸無添加系移動相で分離できた例であり，化合物Bについては明らかに分離も改善されている。

写真3に弊社で導入し現在稼動中であるSFC小型分取装置を示した。大きなトラブルもなく，順調に稼動している。ベンチ装置を用いた化合物 'Guaifenesin' の分取例を図13に示した。CSPとしてChiralcel®ODを充填した1cm径×25cm長カラムを使用，移動相として，CO_2/エタノール＝80/20，ラセミ体の注入間隔約2分の運転条件で分取した例である。結果として，4.06 kg－活性体/kg–CSP/day という極めて高い生産性が得られ，分取された両光学活性体ともに高い光

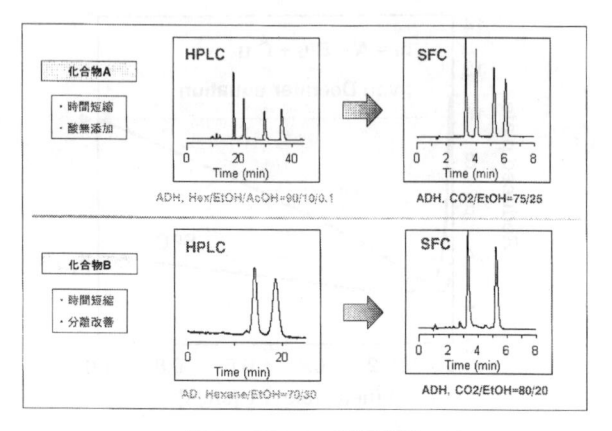

図12 SFCによる分離改善例

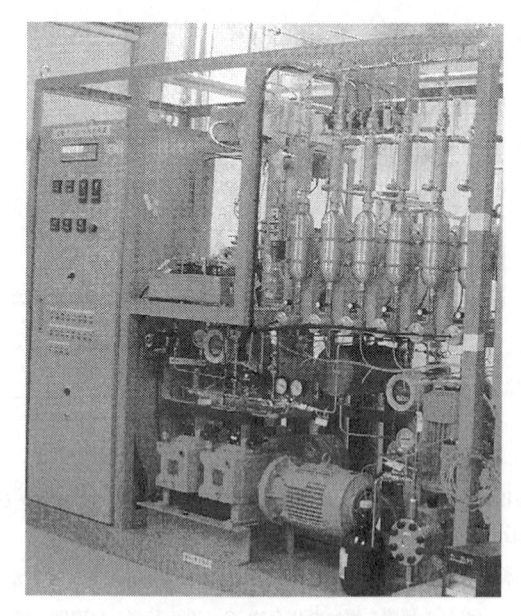

写真3 SFC小型分取装置

学純度,収率が確保されている。2cm径×25cm長カラム搭載のSFCシステムを用いた場合を想定するとシステムとして1日当りの活性体生産量は'200g'となり,医薬品メーカーの新規医薬

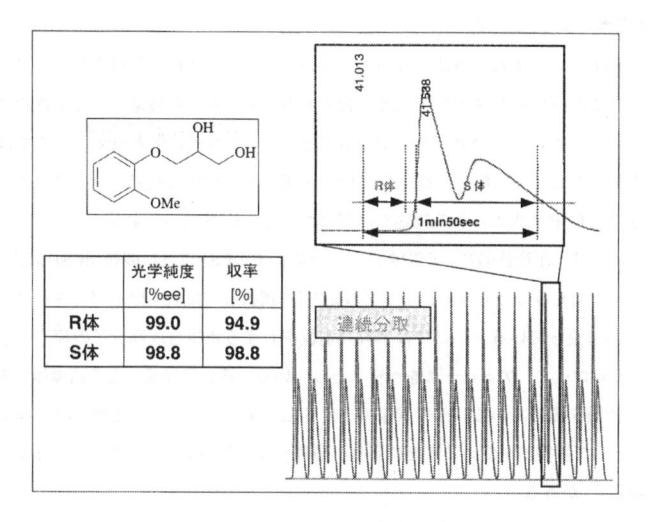

第3章 光学活性体の光学分割技術

図13 SFCによるGuaifenesin分取例

品開発における評価用光学活性体の少量サンプル供給のための能力としては充分であろう。SFC法による光学活性体の分取についての総説[42, 43]や分取例が報告されている[44, 45]。又、前述のように、超臨界流体条件下でのSMB法による光学活性体の分取（"SF/SMB"法）についても検討が進められている[39〜41]。

以上のように、SFC法は、超臨界流体の持つ低粘性、高拡散性という優れた特徴を活かした高い生産性が期待できる、迅速な分取が可能である、サンプルの濃縮・回収が放圧により容易である、酸性化合物を直接、分取することができるなど、多くの利点を有し、SMB法との相互補完技術として今後、更に開発が進むであろうし、光学活性体生産手段の一つとして実用化されていくと期待している。昨年5月、米国ボルチモア市で開催された分取に関する国際シンポジウムにおいて、米国製薬大手のメルク社がSFC法による光学活性体の分取（2.5kg）に関する検討結果を発表し、SFC法開発に対する関心の高さを示すとともに、メルク社が保有する2cmカラム搭載SFC装置（Berger製）、及び6cmカラム搭載SFC装置2系列（Novasep製、Thar Tech.製）についても紹介された。以前からメルク社はSFC法の開発に熱心であり、本法に対する我々の期待を後押しするものである。

2.5 高生産性 CSP について

SMB法、SFC法のいずれの方法についても高いシステム生産性を獲得するために重要な鍵を握るのは分離に用いられる'CSP'である。数多くのCSPの中から最適なものを選択するためのスクリーニングシステムやCSPと移動相の最適化については前に触れたが、ここでは生産性の高いCSPを見出した例や、新たに高生産性CSPを開発するための試みについて、さらに分離性能以外に分取用CSPに求められる物性や品質についても簡単に紹介する。

弊社においては、生産性の高いCSPを見出すため、市販CSP以外に開発用CSPを試作し、CSPライブラリーに加えることでラインナップの充実化・選択肢の拡大を図る努力を続けており、その数は50種類に至っている。ここでは不斉識別能を有する新規合成高分子の探索とともに、多糖類であるセルロース、アミロースをベースとし、いろいろな置換基による誘導体化を進めることでCSP選択肢を広げている。その成果の一部を紹介する。又、同じ多糖類の一種であるキチンをベースとして置換基を変えることにより、分離性能にどのような影響を与えるかについては岡本らの報告[46]がある。

ライブラリーCSPにより生産性が向上した例として、

① 移動相組成は同一で、CSPのみ既存品からライブラリー品に入れ替えた場合：

  ⇒ 分離係数（α）1.95倍；生産性　2.30倍

② 移動相組成も変更（溶解度向上）し、ライブラリーCSPに変えた場合：

  ⇒ α　2.1倍、溶解度　4.7倍；生産性　4.9倍

などが挙げられる。又、6種の化合物に対し、市販CSPとライブラリーCSPを用いた場合のα値の比較を表3に示した。サンプル1及び2のケースではライブラリーCSPの使用によりα値が飛躍的に向上する結果が得られている。サンプル5及び6でも改善は見られる。これらα値の改善が必ずしも高い生産性に繋がらないことは経験上判っており、その理由として、用いた移動相に対するサンプル溶解度が小さいことやCSPへのサンプル飽和吸着量が小さく過負荷条件下では直ぐに飽和吸着状態に達するため、負荷量を上げられないなどの原因が挙げられる。更には、特異な吸着挙動を示す'化合物'と'CSP'の組合せも稀に見られる。しかし、一般的に、α値の大きい方が分離条件の選択の幅が広がり、高い生産性が期待できる。α値が生産性を論じる上で大きな指標の一つであることは間違いない。

又、生産性を決定する大きな要因として、CSPの分離性能とともに、移動相溶剤に対するサンプル溶解度が挙げられることは前出の通りであり、サンプル溶解度を改善する方法として、耐溶剤型（化学結合型）CSPの使用が挙げられる。図14に'Laudanosine'（右記化合物）を被分離化合物として用いた場合のコーティング型CSP（左上）、

Laudanosine

第3章 光学活性体の光学分割技術

表3 ライブラリーCSPの効果

サンプル	市販充填剤		CSPライブラリー	
	CSP	分離係数(α)	CSP	分離係数(α)
1	AD	2.50	A	4.37
2	AD	1.30	B	4.54
3	AD	2.05	C	1.93
4	OD	1.45	D	1.47
5	AS	3.73	E	4.55
6	OF	1.43	F	2.49

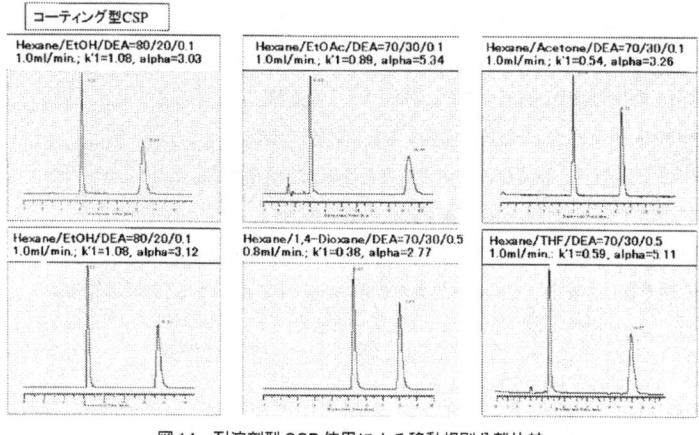

図14 耐溶剤型CSP使用による移動相別分離比較

及び5種類の極性溶媒を含んだ移動相を用いた耐溶剤型CSPによる分離を比較した。

結果が示す通り，移動相として極性溶剤を使用することにより，溶解度向上が見込める以外に，それぞれ分離挙動が大きく異なることから，生産性向上のための分離条件選択の可能性が広がることが期待される。更に，アミロース系CSPによるベンゾインエチルエーテルの分離について，コーティング型CSPと耐溶剤型CSPを用いた場合の単カラム法による生産性の比較を表4に示した。この場合，耐溶剤型CSPに移動相として酢酸エチルを使用することで分離係数 α，及び溶解度が大幅に向上し，生産性200倍以上になることを示している。これは耐溶剤型CSPの

キラル医薬品・医薬中間体の開発

表4　コーティング型と耐溶剤型の生産性比較

CSP	コーティング型(20μ)	耐溶剤型(20μ)	比率
移動相	Hex/IPA = 200/1	Hex/酢酸エチル = 40/60	
分離係数(α)	1.5	3.3	2.2
溶解度(mg/ml)	47	656	14
サンプル注入量(mg)	0.47	19.68	42
注入頻度(min)	12.5	2.5	0.2
システム生産性(mg/hr)	1.1	236	214

サンプル：ベンゾインエチルエーテル

使用が生産性の向上をもたらす極めて顕著な例である。弊社では2004年春，耐溶剤型カラム第一弾として"CHIRALPAK®IA"を，引き続き，2004年末から05年初めにかけて第二弾"CHIRALPAK®IB"を相次いで市場に投入，セミ分取カラムも含め，需要は極めて堅調であり，耐溶剤型カラム，CSPに対する市場の要請の大きさを実感している。多糖誘導体系耐溶剤型CSPについての総説[47]も参照して頂きたい。

最後に，分取用CSPに求められる要件について簡単に触れておきたい。現状ではこれらのクロマトプロセスはほとんどが医薬分野への応用であり，これまで述べてきた高い生産性以外にCSPに対して求められるいくつかの必要条件がある。以下にそれら要求される点を挙げてみる。

① 寿命：機械的強度を含めた寿命。分取コストに直接，反映される
② cGMP生産：安定した品質を保証するための管理体系
③ 安全性：原材料，製品CSPに関する安全性確認と溶出物レベルコントロール
④ 供給安定性：原材料の安定的確保とCSP生産能力
⑤ 保存安定性：製品CSPの保存条件とそれをサポートするための実証データ

高い生産性を有し，安全で安定した品質のCSPを供給するためにはこれらの課題をクリアしていく必要がある。

2.6　おわりに

SMB法，SFC法による光学活性体の分離・生産において，システムの信頼性・安定性とともに，CSPの果す役割は大きく，かつ重要であり，今後とも生産性向上に向けての積極的な研究・開発が継続され，その成果としてSMB法，SFC法が光学活性体生産手段の一つとして更に広く実用化されることをこれらの方法の開発に携わってきた者として強く期待したい。

最後に，本稿作成に当り，資料やデータを提供して頂いた弊社CPIカンパニー・ライフサイエンス開発センター筑波研究所及び新井工場のスタッフ諸氏にお礼申し上げます。

第3章 光学活性体の光学分割技術

文　献

1) 岡本佳男ほか, 有機合成化学協会誌, **51**(1), 41(1993)
2) Y. Okamoto et al., *Angew. Chem. Int. Ed.*, **37**, 1021(1998)
3) P. Franco et al., *J. Chromatogr. A*, **906**, 155(2001)
4) S. Andersson et al., *J. Chromatogr. A*, **906**, 195(2001)
5) D.W. Armstrong et al., *J. Chromatogr. A*, **1031**, 159(2004)
6) W. Lindner et al., *J. Chromatogr. A*, **1035**, 37(2004)
7) F. Gasparrini et al., *J. Chromatogr. A*, **1064**, 25(2005)
8) W. Lindner et al., *J. Chromatogr. A*, **1036**, 135(2004)
9) Y. Okamoto et al., *J. Chromatogr. A*, **1042**, 55(2004)
10) E.R. Francotte, *J. Chromatogr. A*, **906**, 379(2001)
11) G. Guiochon, *J. Chromatogr. A*, **965**, 129(2002)
12) M. Negawa et al., *J. Chromatogr. A*, **590**, 113(1992)
13) D.B. Broughton, US Pat. 02985589(1961)
14) D.B. Broughton, *Chem. Eng. Prog.*, **64**, 60(1968)
15) L.S. Pais et al., *Chem. Eng. Sci.*, **52**(2), 245(1997)
16) M. Schulte et al., *J. Chromatogr. A*, **906**, 399(2001)
17) 大橋武久ほか, キラルテクノロジーの工業化, シーエムシー出版, p.195(1998)
18) C.B. Ching et al., *J. Chromatogr. A*, **634**, 215(1993)
19) R.-M. Nicoud et al., *Chirality*, **5**, 267(1993)
20) E. Küsters et al., *Chromatographia*, **40**, 387(1995)
21) F. Charton et al., *J. Chromatogr. A*, **702**, 97(1995)
22) E. Cavoy et al., *J. Chromatogr. A*, **769**, 49(1997)
23) E. Francotte et al., *J. Chromatogr. A*, **769**, 101(1997)
24) S. Makino et al., *J. Chromatogr. A*, **832**, 55(1999)
25) R.M. Nicoud et al., *Sep. Sci. Technol.*, **35**(9), 1285(2000)
26) L.S. Pais et al., *Sep. Purif. Technol.*, **20**(1), 67(2000)
27) L. Miller, M. Juza et al., *J. Chromatogr. A*, **1006**, 267(2003)
28) Y. Zhang, O. McConnell, *J. Chromatogr. A*, **1028**, 227(2004)
29) M. Morbidelli et al., *AIChE J.*, **39**, 471(1993)
30) M. Morbidelli et al., *J. Chromatogr. A*, **769**, 3(1997)
31) R.M. Nicoud et al., *Sep. Sci. Technol.*, **35**(12), 1829(2000)
32) R.M. Nicoud, G. Terfloth et al., *J. Chromatogr. A*, **947**, 59(2002)
33) M. Morbidelli et al., *J. Chromatogr. A*, **989**, 95(2003)
34) E. Rodrigues et al., *J. Chromatogr. A*, **1006**, 33(2003)
35) M. Morbidelli et al., *J. Chromatogr. A*, **1006**, 87(2003)
36) M. Morbidelli et al., *Ind. Eng. Chem. Res.*, **40**, 2606(2001)
37) A. Seidel-Morgenstern et al., *Chem. Eng. Sci.*, **56**, 6667(2001)
38) M. Morbidelli et al., *J. Chromatogr. A*, **944**, 23(2002)
39) R.M. Nicoud, M. Perrut, Fr. Pat. 9205304(1992)

40) M. Mazzotti et al., J. Chromatogr. A, **786**, 309 (1997)
41) M. Morbidelli et al., Ind. Eng. Chem. Res., **40**, 4603 (2001)
42) G. Terfloth, J. Chromatogr. A, **906**, 301 (2001)
43) M. Roth, J. Chromatogr. A, **1037**, 369 (2004)
44) D.W. Armstrong et al., J. Chromatogr. A, **989**, 31 (2003)
45) L. Toribio et al., J. Chromatogr. A, **1046**, 249 (2004)
46) Y. Okamoto et al., J. Chromatogr. A, **1021**, 83 (2003)
47) P. Franco, L. Oliveros et al., J. Chromatogr. A, **906**, 155 (2001)

3 高分子膜を用いた医薬品の光学分割

樋口亜紺*

3.1 はじめに

医薬,農薬,香料,生化学関連産業の分野において,単位当たりの薬効の向上並びに副作用・薬害の防止のために,ラセミ体ではなく薬効を有する光学活性体のみを用いることが極めて重要になってきている。たとえば,グルタミン酸の場合,L体 (S) には旨みがあるが,D体 (R) には旨みはなく,酸味が感じられる。また,サリドマイド (N-phthaloylglutamimide,スキーム1) は (R) 体は薬効作用があるのに対して,(S) 体は強い催奇形成能があり,ラセミ体を用いたことにより悲惨な薬害事件 (Wiedmann syndrome) を引き起こす事態となってしまった[1]。

スキーム1 (R)体サリドマイド

医薬品の場合,R体,S体でその薬効,毒性において顕著な差を示す場合があるため,厚生省は1985年医薬品製造指針においてすでに「当該薬物がラセミ体である場合にはそれぞれの異性体についてラセミ体について吸収,分布,代謝,排泄動態を検討しておくことが望ましい」と記載している。これまでに市販されたラセミ体合成医薬品の例を表1に示す。

本稿では,大量分離が容易である高分子膜を用いた光学異性体分離の研究,開発状況を記載する。さらに,著者らが最近開発した,遺伝子であるDNAを機能素子(分子認識部位)として用いた,固定化DNA膜によるアミノ酸の光学分割法について紹介する。

3.2 従来の光学異性体分離方法

社会的要請に基づきラセミ体(アミノ酸の場合ではL体とD体の等量混合物)から光学活性体(例えば,L体アミノ酸)を得る様々な方法が考案されている。光学活性な対掌体を光学異性体の混合物から得る工業的方法としては,優先晶出法,ジアステレオマー法,酵素法,クロマトグラフィー法があるが,最近では膜分離法も研究が行われている。優先晶出法はラセミ体の過飽和溶液に一方の活性体の結晶を種として加えて,これと同種の活性体の結晶のみを優先的に成長さ

---

* Akon Higuchi 成蹊大学 理工学部 物質生命理工学科 教授

キラル医薬品・医薬中間体の開発

表1 ラセミ体合成医薬品の例（いずれも年商10億〜600億円前後）

薬効分類	一般名	構造
鎮痛, 消炎剤	プラノプロフェン	
鎮痛, 消炎剤	イブプロフェン	
鎮痛, 消炎剤	チアプロフェン	
鎮痛, 消炎剤	フルルビプロフェン	
鎮痛, 消炎剤	ケトプロフェン	
鎮痛, 消炎剤	ナプロキセン	
不整脈用剤 (β-ブロッカー)	アテノロール	
不整脈用剤 (β-ブロッカー)	ピンドロール	
不整脈用剤 (β-ブロッカー)	塩酸カルチオロール	
	塩酸プロプラノロール	
不整脈用剤 (β-ブロッカー)	酒石酸メトプロロール	
	硫酸ペンブトロール	
不整脈用剤	ジソピラミド	
合成抗菌剤	オフロキサシン	
消化器官用剤	マレイン酸トリメブチン	

第3章　光学活性体の光学分割技術

せて析出させる方法である。この方法は，結晶析出条件のコントロールが難しい点，さらに他方の活性体の析出が起こらないうちに分離操作を終えなくてはならないことが障害となっている。さらに，(1)ラセミ体と両対掌体(活性体)の溶解度を測定して，ラセミ体＞活性体であること，(2)融点が活性体のほうがラセミ体より高いこと，(3)ラセミ体の飽和溶液には活性体が溶けないことの最低3点を満たしていなければ優先晶出法を行なうことができないことが問題となっている[1]。

ジアステレオマー法は光学異性体の等量混合物であるラセミ体に光学活性な酸または塩基を反応させて，生成したジアステレオマーの溶解度の差を利用して分別結晶させて分離する方法である。この方法の欠点として，光学分割剤がラセミ体と容易に塩または誘導体を形成するものでなければならなく，分割剤選択の困難さの問題，さらに溶解度差が小さい場合には光学分割が困難である等の問題がある。

クロマトグラフィー法は光学活性な化合物を固定相として用い，移動相中の光学異性体との相互作用の差(不斉認識)を利用して分離する方法である。この方法は簡便な光学分割手段として有効であり，開発が盛んに行われている。例えば，セルロース等多糖類誘導体[2]，光学活性なポリ（メタ）アクリル酸アミド[3]，光学活性なポリアミノ酸[4]，光学活性なポリアミド（特開平11-335306等）よりクロマトグラフ用光学活性充填剤を調製して，光学分割することが報告されている。

しかしながら光学分割できない化合物が多く，さらに使用可能な溶媒が限定されている等の問題点がある。さらに，クロマトグラフィー法は，一方の光学活性体と他方の光学活性体との移動相中の拡散速度差に基づいて分離する非定常状態における分離法であるため，連続的にラセミ体溶液を移動相中に注入して光学分割することは不可能であり，大容量の光学分割には不向きである[5,6]。さらにフラクションコレクター等分収器を組み合わせなければ，連続的な光学分割は不可能であるという欠点を抱えている。

酵素法は，酵素のもつ基質に対する立体特異性を用いて光学分割する方法である。アミノ酸や光学活性な有機酸の工業的生産に応用されているが[7]，この方法の問題点は所望のラセミ体の分割に適した酵素を見つけることが非常に困難なことである。

3.3　高分子膜を用いた光学異性体分離

膜プロセスは，大量分離に適している。従って，光学認識部位を膜中に固定化することにより，光学異性体分離膜を調製して光学異性体の分離実験が研究されてきた。これまでに特許出願された光学分割膜の概要を表2にまとめた。1971年以降2003年1月現在，24件の特許が出願されている。

キラル医薬品・医薬中間体の開発

表2 特許出願された光学分割膜（1971年から2002年公開された特許）

特許番号	出願人	発明者	名称（一部省略）	光学活性物質	対象例
特開平04-110026	ダイセル化学工業	東稔,正稔	光学分割分離膜	光学活性アミノ酸縮合物	アミノ酸
特開平04-200620	ダイセル化学工業	緒方	光学分割膜	α-ヘリックス構造のポリアミノ酸	アミノ酸
特開平05-25060	ダイセル化学工業	緒方	光学分割膜を用いた分離法		
特開平08-323155	ダイセル化学工業	及川,青木	膜を用いた光学分割	ポリーL-グルタミン酸をドープしたポリピロール膜	トリプトファンマンデル酸
特開平07-62030	ダイセル化学工業	及川,青木	光学活性ポリアセチレンポリマーを用いた光学分割	ジメチルビナリルシリルプロピル重合体	ブタンジオール
特開平08-92133	ダイセル化学工業	及川,青木	光学分割方法	ジメチルビナリルシリルプロピル重合体	
特開平09-151212	ダイセル化学工業	及川,青木	新規な光学活性フェニルアセチレンポリマー	包接錯体を重合後,キラルなシクロデキストリン	
特開平09-176254	ダイセル化学工業	及川,青木	新規なグラフトコポリマー		
特開平09-227416	ダイセル化学工業	及川,青木	β-ブロッカーの製造方法	ポリ(ジメチルビナリルシリルノルボルナジエン)膜	β-ブロッカー
特開平05-237351	ダイセル化学工業	岡本,八島	光学分割膜	セルロース誘導体	
特開平07-101885	ダイセル化学工業	岡本,八島	光学活性3-フェニルプロパノール重合体及び製造方法	セルロース誘導体	医薬品
特開平08-217843	ダイセル化学工業	岡本,八島		3-フェニルプロパノール重合体	
特公平03-62445	工業技術院	山口,新保	光学異性体分離膜	光学性クラウン化合物	アミノ化合物
特公平05-25873	工業技術院	山口,新保	光学異性体分離法	シクロデキストリンを含む重合体	アミノ酸
特公平05-21616	相模中央研究所	松井,石原	アミノ酸光学分割用重合体膜	シクロデキストリン	アミノ酸
特開平03-101816	ユニコロイド	服部,高橋	光学異性体分別膜	シクロデキストリン	
特開平03-275635	ユニコロイド	服部,高橋	うせミ化合物分割膜	アニリン誘導体	
特開平04-68025	巴川製作所	岡	膜異性体分割膜	シクロデキストリン	アミノ酸
特開平04-284828	日本合成化学工業	国眼,原,坂山			
	塩水港精糖	角田,原,甲田			
特開平11-335306	日本化薬	木村,荒石	光学分割法	光学活性ポリアミド	
特開平2002-342943	宇部興産	吉川,正和	光学分割ナイロン膜	分子インプリントナイロン誘導体	アミノ酸
特開平2002-166145	宇部興産	横尾,金井	光学分割膜	光学活性オレフィン誘導体	ピナノール
特開平2002-166146	宇部興産	横尾,金井	光学分割法	R体とS体光学分割膜を備えた光学分割セル	ピナノール
特開平2002-21211	旭化成	樋口,斎藤,真俊	光学分割方法	DNA固定化膜	アミノ酸

第3章　光学活性体の光学分割技術

分離膜を用いた光学分割法の文献に報告されている例として，例えば，アポ酵素(酵素反応はしないが特異的基質を結合することができる酵素)を多孔膜中に固定化して光学分割膜を調製して，D, L-トリプトファン並びに D, L-フェニルアラニンの分離を行なったことが Lakshmi と Martinにより報告されている[8]。しかしながら酵素を用いているために，光学分割する物質の範囲が酵素と特異的に結合する物質に限定されてしまう欠点を有している。

アルブミン等の光学分割剤を光学分割する物質と共に溶媒中に溶解させて，多孔膜でろ過させるアフィニティーろ過法が報告されている[9~12]。樋口らは，アルブミンを光学分割剤として用いてトリプトファンの光学分割を行った[9,10]。アルブミンの分子量は67,000なので分画分子量30,000の限外ろ過膜をアルブミンは透過することはできない(図1参照)。従って，L-トリプトファンはアルブミンと結合することにより限外ろ過膜を透過することが可能である。しかしながらアルブミンと結合していないD-トリプトファンは限外ろ過膜を透過することが可能である。このアフィニティーろ過法は吸着剤を用いた光学分割法と原理は同じである。従って，膜分離法の特徴である連続的な光学分割を行なえない(光学分割の限界吸着が膜に存在している)という問題点が存在する。

同様に，特開平5-237351，特開平11-335306で報告されている光学分割膜は，膜の形状を有しているが光学分割のメカニズムが吸着法であり，一方の光学活性体を優先的に膜が吸着することにより他方の光学活性体の膜透過を優先的に生じさせている。この光学分割膜(アフィニティーメンブレン)は膜分離法の特徴である連続的な光学分割を行なえない(光学分割の限界吸着が膜に存在している)という問題点がある。

また，丸山，讃井，緒方らは，α-ヘリックス構造を有し，かつ両親媒基を側鎖に有するポリ

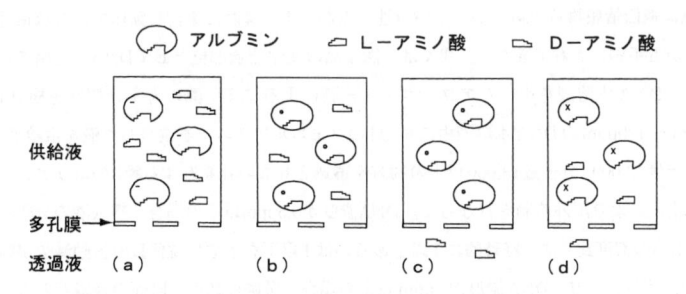

図1　アフィニティーろ過法による光学分割原理図

アルブミン並びにラセミアミノ酸混合水溶液を多孔膜で限外ろ過する(図中a-d)。L-アミノ酸は選択的にアルブミンと結合する(図中b)。アルブミンは高分子量のため多孔膜を透過できない(図中a-d)。アルブミンに結合していないD-アミノ酸は膜を透過する(図中c)。タンパク質をマイルドに変性させることにより結合しているL-アミノ酸を解離させて膜透過させる(図中d)。

アミノ酸より光学分割膜を調製した[13]。濃度4.9 mmol/Lのラセミトリプトファン水溶液を供給液として用いてこのα-ヘリックス構造を有する光学分割膜を用いて透析実験をした結果，光学分割性は著しく高かったが，精製物であるD-トリプトファンは0.2 μmol/cm^{2}しか透過せず，透過量があまりにも低すぎ，工業的な応用は困難な状況である。

及川，青木らは，1-（ジメチル（10-ピナニル）シリル）-1-プロピンの光学活性体を重合して得た光学活性ポリアセチレンより光学分割膜を調製した[14]。濃度勾配を駆動力として物質を膜に透過させる透析法より上記の膜を用いてβ-ブロッカー剤として知られるプロプラノールのラセミ体の光学分割性を報告している。この場合の光学純度は54%ee（R体優先）であったが，透過係数は，1.4×10^{-6}gm/m^{2}hrと透過量が微量であり工業的な応用は不可能であった。

濃度勾配を駆動力として物質を膜に透過させる透析法を用いて光学分割する場合[15]，透過側の物質濃度は供給側の濃度より低くならざるをえない点並びに光学活性体の透過量は極端に低い点が問題となっている。

東稔，正脇は，L-フェニルアラニンをグルタールアルデヒドで縮合して，このL-フェニルアラニン縮合物とポリスルホンとのブレンドにより限外ろ過膜を調製した[16]。この場合，圧力を駆動力として水溶液系でのラセミフェニルアラニン，ラセミメチオニン並びにラセミフェニルグリシンの光学分割性が検討されており，光学純度はそれぞれ，61%ee，14%ee，78%eeの値を得た。圧力を駆動力とした限外ろ過膜による光学分割法のため比較的光学活性体の透過量は良好と考えられる。

3.4　DNA固定膜を用いた光学異性体分離

DNAは遺伝情報物質であるが，この特性のみならず，優れた電荷移動体であり導電性を有することが近年報告されてきた[17]。我々は，医薬品の光学認識部位としてDNAは有用ではないかと考え，DNA水溶液を用いたアフィニティー膜によるアミノ酸の光学分割性を検討した[18]。0.05ppm～100ppmのDNA水溶液中に6μMのフェニルアラニンを混合した液を供給液として，分画分子量13,000（分子量13,000以上の物質を透過させない孔を有する膜）のポリアクリロニトリル中空糸により限外ろ過を行なった。DNA濃度が0.5ppm以下の場合，透過液の分離係数（α，D体とL体の濃度比）は，経時的に1以上あるいは1以下を示す分離係数の振動減少が観察された（図2参照）。一方，DNA濃度が5ppm以上の場合，分離係数は，時間の経過とともに上昇した。このことより，DNAが高濃度で水溶液中に存在する場合，DNAは結合したL体を放出することなく，結合し続けることが明らかとなった。

以上の結果よりDNAは光学認識特性を有していることが確認されたため，DNA固定化膜を用いてアミノ酸の光学分割性を検討した[19, 20]。DNA固定化膜は，セルロース透析膜をベース膜

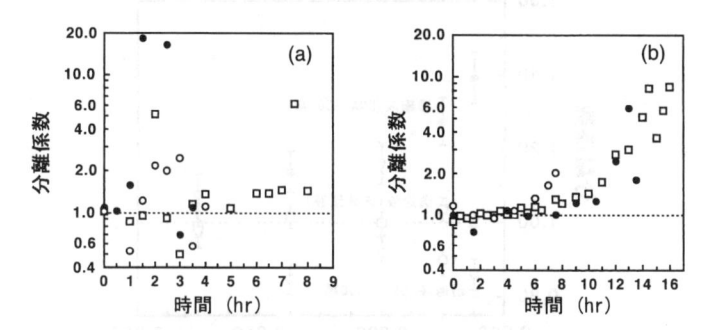

第3章 光学活性体の光学分割技術

図2 DNA水溶液と6μMラセミフェニルアラニン水溶液を供給液として分画分子量13,000の膜を用いて限外ろ過した時の透過液中の分離係数[18]。
(a) DNA水溶液濃度（○：0.05 ppm，●：0.1 ppm，□：0.5 ppm）
(b) DNA水溶液濃度（○：5 ppm，●：50 ppm，□：100 ppm）

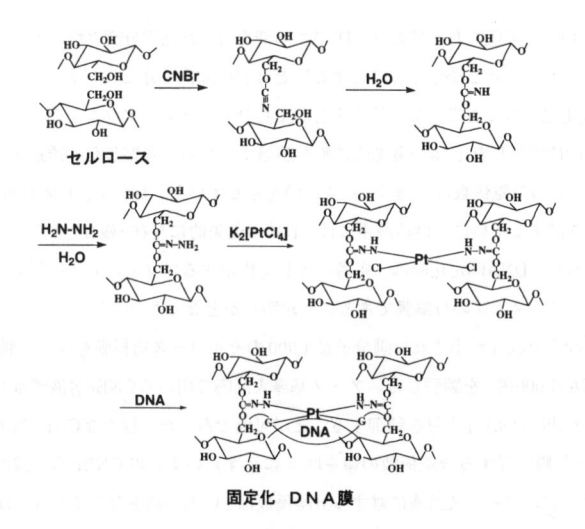

スキーム2 固定化DNA膜の調製

として用いて白金錯体を導入した後に，DNAを共有結合法によりセルロース膜表面に固定化させた（スキーム2参照）。分画分子量8,000膜（分子量8,000以上の物質を透過させない孔を有する膜，孔径約3 nm）をベースとして調製したDNA固定化膜（DNA-8,000膜）に対する分離係数（α，D体アミノ酸濃度/L体アミノ酸濃度）の供給液濃度依存性の結果を図3に示す。透過

175

キラル医薬品・医薬中間体の開発

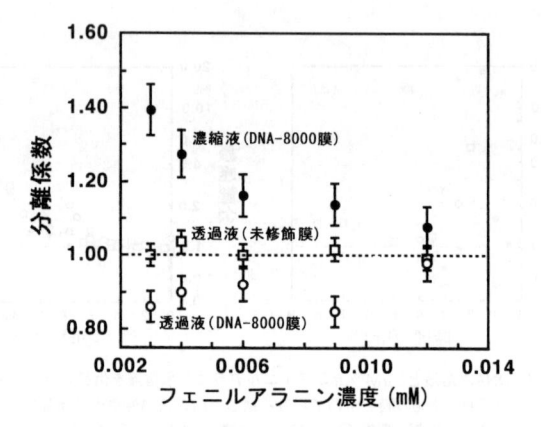

図3 固定化DNA膜(DNA-8000膜: ○,●)並びに未修飾膜(□)を用いた
フェニルアラニンの光学分割における供給液濃度依存性

　液の分離係数は1以下の値を有しており，DNA水溶液を用いた光学分割実験の場合（$\alpha > 1$，DNAはL体フェニルアラニンと優先的に結合する）とは逆の傾向を示していた。この原因として，DNAは膜に固定化されても光学分割特性を有しており，フェニルアラニンのL体と優先的に結合して，膜孔内に堆積したL体が優先的に膜を透過するためと考察した。透過8時間後の供給溶液（濃縮溶液）の分離係数は，逆に1以上の値を示していた。従って，L体がDNA固定化膜中を優先的に透過するために，供給液中には，D体が優先的に存在（残存）することが明らかとなった。すなわち，DNA固定化膜は，吸着剤として作用するアフィニティー膜ではなく，生体膜のようなチャネルタイプの分離膜であることが明らかとなった。

　DNA-8,000膜より孔径が小さな分画分子量1,000のセルロース透析膜をベース膜としてDNA固定化膜（DNA-1,000膜）を調製した。アミノ基導入反応で用いるCNBr溶液濃度を変化させると，アミノ基と共にDNA導入量を制御することが可能であった。様々なCNBr溶液濃度で調製したDNA固定化膜に対する分離係数の値を図4に示す。いずれのCNBr溶液濃度で調製したDNA固定化膜においても，透過液に対する分離係数は1以上の値を有しており，DNA-8,000膜をベースとして調製したDNA固定化膜に対する光学分割実験の場合（$\alpha < 1$）とは逆の傾向を示していた。また，濃縮液に対する分離係数は，逆に1以下の値を示していた。従って，分画分子量1,000のセルロース透析膜をベース膜として調製したDNA固定化膜においては，D体がDNA固定化膜中を優先的に透過するために，供給液中には，L体が優先的に存在（残存）することが明らかとなった。

　DNA-8,000膜を用いた場合，L体透過選択性のDNA固定化膜が得られているが，DNA-1,000

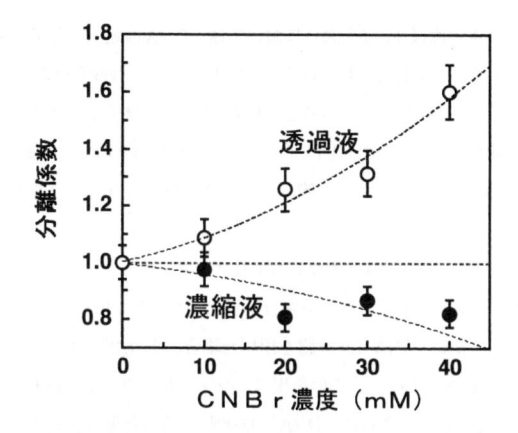

第 3 章 光学活性体の光学分割技術

図4 固定化DNA膜（DNA-1000膜）によるフェニルアラニンの光学分割
における反応溶液中CNBr濃度依存性

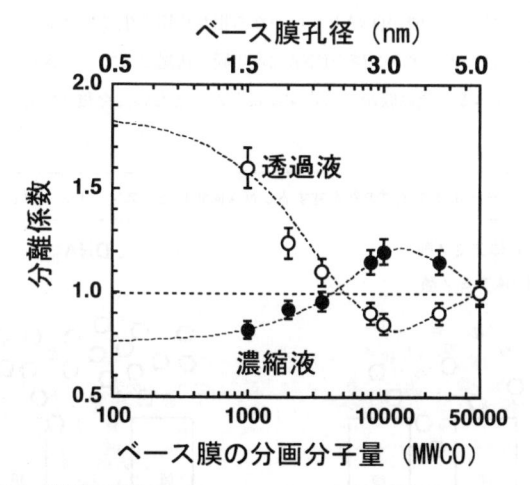

図5 固定化DNA膜によるフェニルアラニンの光学分割におけるベース
膜の孔径と分離係数との関係

膜を用いた場合，D体透過選択性のDNA固定化セルロース膜が得られた。このＤＬ透過逆転現象は，膜孔径の大きさ（分子キャビティー）に依存するために生じたと考察している。図5に膜孔径と透過液並びに濃縮液における分離係数の関係を示す。ベース膜孔径の大きさに依存して，D体透過選択性か，L体透過選択性かが制御されていることが明らかとなった。この原因として，

孔径の小さい膜（DNAの直径2nm未満）においては，DNAは膜中の分子キャビティー中に入ることができずに膜表面に固定化されているのに対して，ある程度孔径の大きな透析膜（DNAの直径2nm以上）をベース膜として用いると，DNAは膜中の分子キャビティー中に入って固定化されることに起因すると考察した（図6参照）。いずれの場合のDNA固定化膜においても，本研究で調製したDNA固定化セルロース膜は，チャネル機構を有していることが明らかとなった[19〜21]。

フェニルアラニン以外のアミノ酸，すなわちトリプトファンとフェニルグリシンのラセミ体水溶液を用いて，光学分割実験を行った。分画分子量1,000並びに10,000のDNA固定化膜を用いた。その結果を図7に示す。DNA-1,000膜を用いた場合，トリプトファンとフェニルグリシンは，L体を優先的に透過させていた。この結果は，フェニルアラニンのD体が優先的に透過する傾向とは，逆の傾向を示した。さらに，DNA-10,000膜を用いた場合，トリプトファンとフェニルグリシンは，D体を優先的に透過させた。すなわち，DNA-1,000膜を用いた時のL体トリプトファンとフェニルグリシンの優先透過傾向の逆傾向を示していた。

現在のところ，各種アミノ酸がDNAと，いかなる相互作用を生じているかは明らかではない。このために，現状では，各種アミノ酸をDNA固定化膜に透過させて，実験的に検証しなければ，D体優先透過膜か，L体優先透過膜かを決定することができない。今後，DNA固定化膜と各種ア

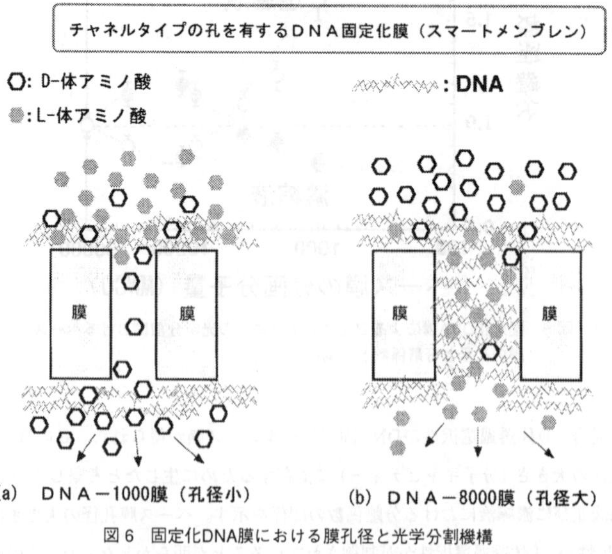

図6　固定化DNA膜における膜孔径と光学分割機構

第3章 光学活性体の光学分割技術

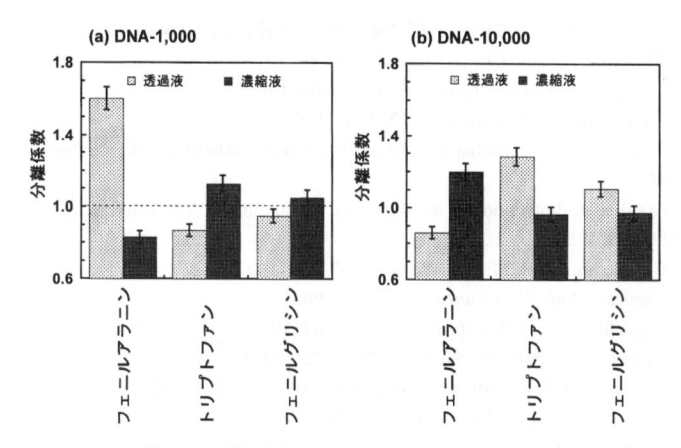

図7 DNA固定化膜による各種アミノ酸の光学分割

ミノ酸との相互作用を，コンピューターシミュレーションにより解析して，D体優先透過膜か，L体優先透過膜かを推定できるようになることが望まれる。

3.5 おわりに

　光学分割膜の決定的欠点は，分離性の低さである。たとえば，LakshmiとMartinは，D-アミノ酸アポ酵素膜を用いてラセミフェニルアラニンの光学分割を行ったところ，分離係数は4（光学純度［％ee］は60％ee）と報告している[8]。吉川らは酢酸セルロースを用いて分子インプリント膜を調製した[22]。この分子インプリント膜を用いたラセミグルタミン酸の光学分割実験において，分離係数は2.3（39％ee）であった。一方光学活性な医薬品等の製造段階において，一般に90％ee以上の純度が最終精製過程の前あるいは最終精製品に要求される。今後，高純度の光学異性体を膜分離法で得るためには，高性能な光学異性体分離膜を開発するとともに，光学異性体分離膜を高効率でカスケード状に組み合わせて，R体並びにS体をそれぞれ95〜99％ee程度に精製することが必要である。

文　　献

1) 山中宏，田代泰久，化学総説，学会出版センター，東京，6, 2(1989).

2) 例えば，特開昭59-166502，特開昭60-10875，特開昭60-226831．
3) G. Blaschke, *Angew. Chem. Int. Ed. Eng.*, **19**, 13(1980).
4) H. Yuki, *et al., J. Am. Chem. Soc.*, **102**, 6356(1980).
5) T. Aoki, *et al., Macromolecules*, **29**, 4192(1996).
6) J. D. Morrison, Asymmetric Synthesis, Analytical Methods; Academic Press: New York, 1983
7) S. Takahashi, Biotechnology of amino acid production, H. Yamada *et al.*(eds), Kodansha Ltd, p269(1986).
8) B. B. Lakshmi, C.R. Martin, *Nature*, **388**, 758(1997).
9) A. Higuchi, *et al., Desalination*, **90**, 127(1993).
10) A. Higuchi, *et al., J. Membrane Sci.*, **130**, 31(1997).
11) S. Poncet, *et al., Sep. Sci. Technol.*, **32**, 2029(1997).
12) J. Romero and A. L. Zydney, *J. Membrane Sci.*, **209**, 107(2002).
13) A. Maruyama, *et al., Macromolecules*, **23**, 2748(1990).
14) 特開平9-227416．
15) 例えば，特開昭62-258702，特開平4-200620，特開平5-25060，特開平6-145074，特開平7-62030，特開平9-227416，特開平2000-342943．
16) 特開平4-110026．
17) H.-A. Wagenknecht, *et al., J. Am. Chem. Soc.*, **122**, 1(2000).
18) A. Higuchi, *et al., J. Membrane Sci.*, **205**, 203(2002).
19) A. Higuchi, *et al., J. Membrane Sci.*, **221**, 207(2003).
20) A. Higuchi, *et al., J. Mol. Structure*, **739**, 145(2005).
21) 日経産業新聞，11月21日，2002年．
22) M. Yoshikawa, *et al., J. Appl. Polym. Sci.*, **72**, 493(1999).

第4章　キラル医薬中間体開発の最前線

1　Ti-クライゼン縮合の開発と1β-メチルカルバペネムの実用的合成への応用

永瀬良平[*1]，御前智則[*2]，田辺　陽[*3]

1.1　序論

　新薬の開発において，限られた期間に効率よく治験薬を提供することは不可欠である。医薬品のプロセス化学の研究開発は，最近本格的に学術として位置づけられるようになった[1]。わが国においても「プロセス化学研究会」を母体とする，「日本プロセス化学会」が2001年に発足し，現在精力的な活動が行われている[2]。これはプロセス化学の学際的な研究内容やそこでのノウハウを皆で共有しようという機運でもある。

　大学における研究は，当然基礎研究が中心になる。つまり，プロセス化学につながり役立つコンセプトを矢継ぎ早に提供することである。当然，全てが受け入れられるわけではなく，試行錯誤の連続であるが，大学も社会へのコミットを果たすべく活動を行う義務がある。関学のスクールモットー"Mastery for Service"である。そこには，これまでのプロダクトアウトのみならずマーケットイン指向で，ニーズにアンテナを張り業界のトレンドと刷りあわせることが重要である。

　私たちは，3つのコアビジネスを現在行っている。

(1)　*gem*-ジハロ（ハロ）シクロプロパンの高選択的骨格変換反応と生理活性リグナンラクトン天然物合成への応用[3]

(2)　チタン・ジルコニウムを利用するクライゼン縮合・アルドール付加の開発と有用ファインケミカルズ合成への応用

(3)　エステル化・アミド化・スルホニル化・シリル化：汎用反応の実用的合理化[4]

(1)は，プロダクトアウト指向，(3)はマーケットイン指向，(2)はその中間に位置する研究といえる。

　数年前から，チタン＝クライゼン縮合・アルドール付加という独自反応の開発と香料・医薬な

[*1]　Ryohei Nagase　関西学院大学大学院　理工学研究科　化学科　博士後期課程
[*2]　Tomonori Misaki　関西学院大学大学院　理工学研究科　化学科　博士研究員
[*3]　Yoo Tanabe　関西学院大学大学院　理工学研究科　化学科　教授

どの有用ファインケミカルズ合成への応用展開を行なってきた。これらの展開について述べる。

1.2 Ti-クライゼン縮合の開発
1.2.1 はじめに

エステルのα-位にエノラートアニオンを発生させ，もう一分子のエステルと縮合させβ-ケトエステルを合成する反応は，クライゼン（エステル）縮合として古くから知られ，有機化学の教科書に必ずと言って良いほど記載されている。発明から100年以上経つが，類型のアルドール付加反応が，今日，爆発的に発展したのとは対照的に研究例は驚くほど少なく，イノヴェーションのある研究は無いといってよい。

これには幾つかの理由が考えられる。
① これまでの強塩基条件下での反応では，基質一般性が劣る。例えば反応性が不十分で立体障害の影響を受けやすい。したがって単純なエステル基質に限られる。
② 一般性の高い交差型クライゼン縮合が開発されていない。
③ α,α-ジアルキル置換カルボン酸エステルのクライゼン縮合は，熱力学的に不利なため殆ど反応が進行しない。
④ 不斉クライゼン縮合は全く報告されていない。

Ti-クライゼン縮合は，ルイス酸を用いる初めての方法であるが，それにとどまらず，従来塩基法に比べ様々な長所を有する。以下，具体的に述べる。

1.2.2 端緒

1984年，$TiCl_2(OTf)_2$-Et_3N反応剤を用いる最初の Ti-クライゼン縮合を報告した[5]。メチルエステル間での自己縮合が中心である。選択性は不十分であるが，メトキシメチルエステルとメチルエステル間の交差型クライゼン縮合のコンセプトも述べた。その後，長い中断を経て，1997年に$TiCl_4$-Bu_3N反応剤を開発した[6]。この方法は，$TiCl_2(OTf)_2$を$TiCl_4$に代替し，反応性を損なう

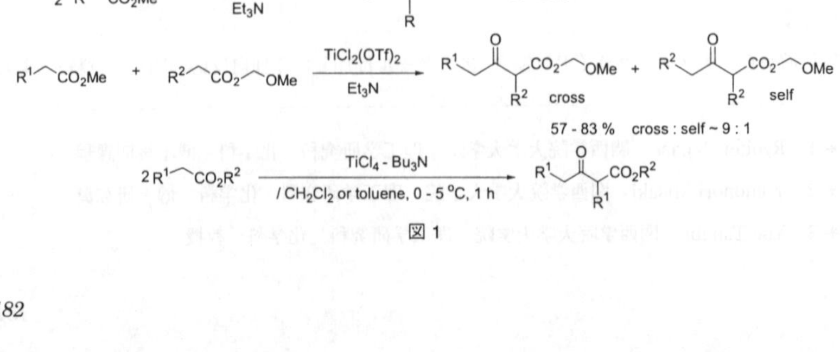

図1

第4章 キラル医薬中間体開発の最前線

ことなく，大幅に経済性・操作性を改善できた．これを契機にTi-クライゼン縮合の研究を再開した（図1）．

1.2.3 Ti-クライゼン縮合の基本的プロファイル

種々のカルボニル求核剤と求電子剤間で付加・縮合反応を行う合成手法（アルドール反応，マンニッヒ反応，クライゼン縮合など）は，有機合成で最も頻繁に行われている．これらの手法は，一般にLDAなどの強塩基性反応剤を用いる．一方，向山アルドール反応の発明は，ルイス酸を用いる革新的なコンセプトをもたらし，今日汎用法として普及している[7]．さらにルイス酸とアミンを用いる手法は温和な条件・操作の簡便さ・低コスト・低アトミエコノミーで行える点で魅力的である．

従来塩基法によるクライゼン縮合は，先述のとおり反応性や選択性に限界があった．Ti-クライゼン縮合やZr-クライゼン縮合，類型の重要なTi-直接・交差アルドール付加[8]は以下の優れた特徴を有す（図2）．

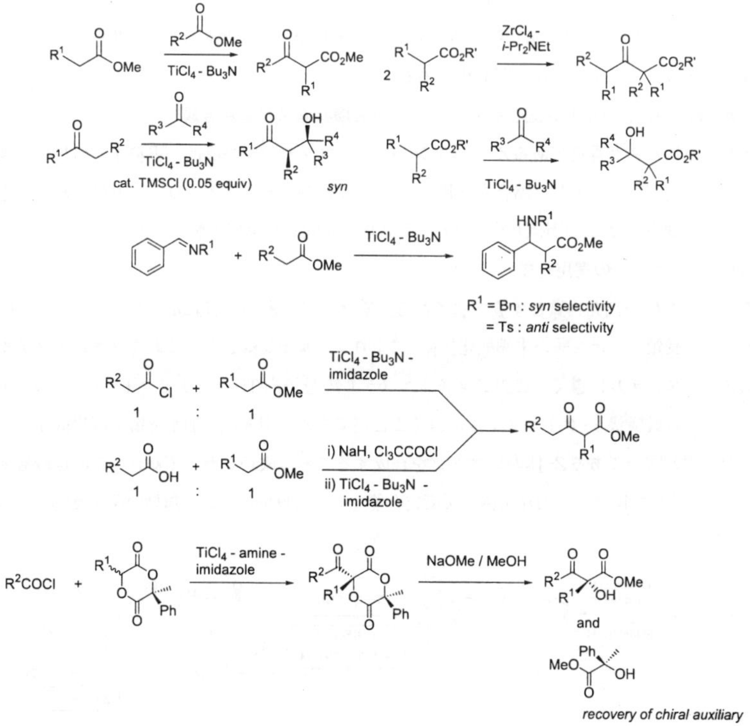

図2

① 塩基法（NaH，LDA等）に比べ高い反応速度・強力な反応性・高収率・高立体選択性
② 向山法であるエノールシリルエーテル・ケテンシリルアセタールを使用しない直接法であるためアトムエコノミー大・低コスト・省エネルギー
③ 塩基法に比べ温和・実用的な温度条件（－40～＋50℃），安価・安全な反応剤・溶媒（トルエン・ジクロロメタン）で可能（高価なエーテル系溶媒，LDA反応剤を使用しない）
④ 塩基に不安定な官能基（ハロゲン・ケトン・アルコール・トシルオキシ）と共存する基質への適応
⑤ 極めて低毒で，安価な Ti，Zr 試剤の使用にて環境調和型
⑥ Zr-クライゼン縮合は熱力学的不利で従来困難であった α,α-二置換エステルのクライゼン縮合が可能
⑦ ルイス酸で困難である単純エステルの直接アルドール型反応，マンニッヒ反応が可能
⑧ メチルエステル―酸クロリド間の高選択的交差型 Ti-クライゼン縮合の開発
⑨ 不斉交差型 Ti-クライゼン縮合への展開

こういった特徴を活かし，応用として，幾つかの有用ファインケミカルズ，生理活性天然物の実験室的さらには工業的製法を開発中である。

1.2.4 自己 Ti-クライゼン縮合を利用する天然大環状ムスク香料合成

天然大環状ムスク香料である Z-シベトン・R-ムスコンの実用合成は，香料化学の最重要課題である。自己 Ti-クライゼン縮合を利用して，シベトンの合成を 2 つの方法で行った。一方は実験室的に効率的な最短段階法で，他方は工業化を志向した実用的製法である。

（1） Z-シベトンの実用合成

Z-オレイン酸を出発物質とする方法である。Z-オレイン酸を新日鉱ホールディングスで確立されている長鎖カルボン酸の末端酸化技術[9]によりジカルボン酸とし，これをメチルエステル化しジメチルエステルに導く。このジメチルエステルの分子内 Ti-クライゼン（ディークマン）縮合によって17員環状 β-ケトエステルに導くことができた。引き続く加水分解，脱炭酸することで，天然物と同一である Z-体のシベトンを合成することに成功した[10]（図3）。この鍵段階である環化の最大の特徴は，強力な炭素―炭素結合能を有する反応のため，類型の環化反応に比べ高

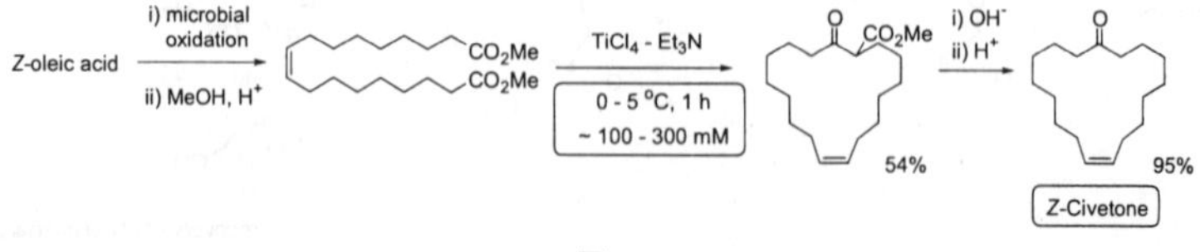

図3

第4章 キラル医薬中間体開発の最前線

濃度,短時間で進行する点でいわゆるグリーンケミカルなものである(Ti-ディークマン環化とTiCl$_3$-Zn/Cuを用いるMcMurryカップリングを比較。Ti-ディークマン環化:0-5 ℃,～100 mM,1 h。McMurryカップリング:80 ℃,～5 mM,～50 h)。

これは天然品と同一の立体配置を有するZ-シベトンの唯一ともいえる実用的合成である。しかも,安価な原料(Z-オレイン酸)・反応剤(TiCl$_4$, Et$_3$Nなど)を使用しているため工業的に有望な製法である。

(2) シベトンの実験室的短段階合成

メチル=2-デセノアートをTi-クライゼン縮合によって鎖状β-ケトエステルに導く。この反応も従来塩基法に比べ反応速度が格段に速い。続いてGrubbs触媒を用いるオレフィンメタセシス環化により17員環状β-ケトエステル(E/Z = ca. 3 : 1)を得ることができた。(1)項の方法と同様に加水分解・脱炭酸することによりシベトン(E/Z = ca. 3 : 1)を合成できた[11](図4)。3段階の通算収率が74%であり,これまでのシベトン合成の中で最も高い。

しかも興味深いことにこれら一連の反応がワンポットで進行することを見出した。すなわち,各段階の収率が高く同じトルエン溶媒を使用しているため可能であったが,脱メトキシカルボニル化まで反応が一気に進行するという,これまでの合成法の中で最もシンプルな製法となった。ただし,Grubbs触媒が非常に高価であること,環化の容積効率がTi-ディークマン縮合に比べ約30–100倍の高希釈を必要とすることから大量合成には不向きな実験室的な方法である。後述の(3)項および1.2.5(4)項のR-ムスコン合成でも述べるが,今後,触媒の高活性化,実用性向上に伴うオレフィンメタセシス環化の進歩が期待される。

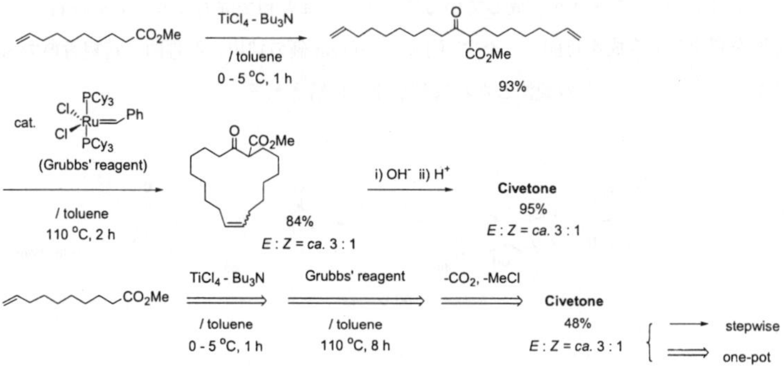

図4

(3) 自己Ti-アルドール直接付加を用いるR-ムスコンの実用的短段階合成

Ti-クライゼン縮合と類型のTi-アルドール直接付加を利用してR-ムスコンの短段階形式合成を行った。類型の強力なTi-アルドール付加（TiCl$_4$-Bu$_3$N）を利用し，入手容易なジメチルジケトンの分子内アルドール付加体を得た。原論文[8d]では環化濃度が10-50 mMであるが，その後のさらなる最適化により50-100 mMでも反応が進行することが分かった[12]。また，従来法では脱水を伴う縮合まで進行し，得られるα,β-不飽和エノンはE,Z混合物となる。初めて付加体を単離できたことを利用し，引き続く立体選択的脱水を検討し，Ti(OR)$_4$を作用させると温和な条件下，速度論的反応が進行してE-richのα,β-不飽和エノン（$E/Z=$ ca. 9：1）を得ることができた[8d]（図5）。このエノンを既知のRu-BINAP不斉水素化[13]を想定すれば，約80％eeのR-ムスコンの形式合成に相当し，工業的にも期待される方法である。

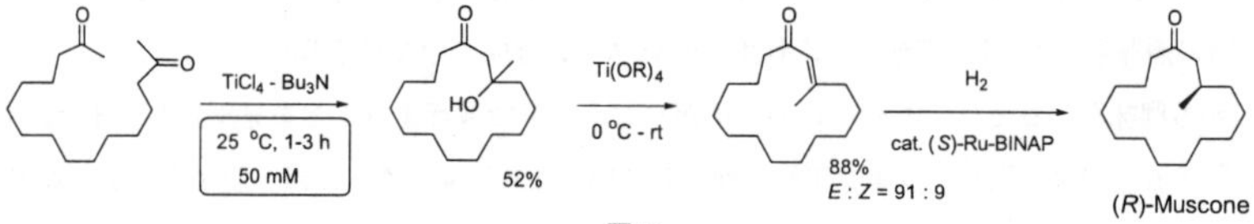

図5

(4) 交差Ti-アルドール型付加を用いるcis-ジャスモンのラクトンアナログの創製と合成

代表的ジャスミン天然香料cis-ジャスモンのラクトンアナログは合成香料として期待されていたが，これまで適当な合成法がなかった。すなわち，環状ケトンのラクトンへの等価変換は新規香料を探索する一手法であり，事実，デヒドロジャスモン（cis-ジャスモンの二重結合飽和体）のアナログはジ・ボーダン社が合成している[14]。私たちは温和で強力なエステルのTi-アルドール型付加を利用して合成を可能にした[15a]（図6）。調香評価の結果，個性的な新規香料であることが分かった[15b]。低コストの製法となれば製品化が期待される。

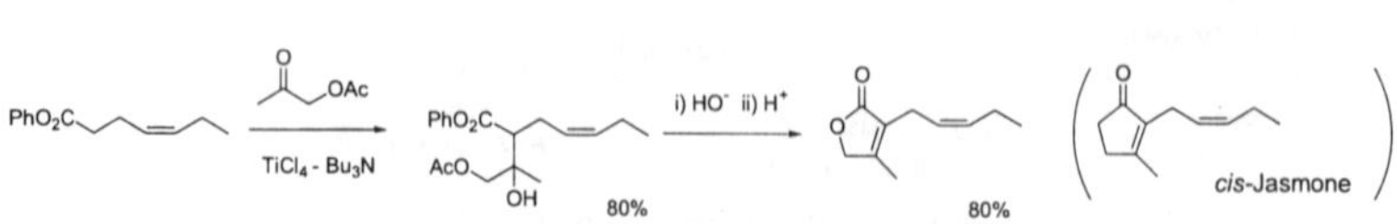

図6

(5) 交差Ti-アルドール縮合を用いる三置換フラノンの一段階合成と天然ミントラクトンの合成への応用

2(5H)-フラノンは天然物の基本骨格としてまた合成中間体として基本的に重要な複素環であ

第4章　キラル医薬中間体開発の最前線

るが，三置換体の一般的・実用的合成法は少ない。私たちはTi-アルドール縮合を利用する一般法を見出し，その応用として，ミント香料として重要な(R)-ミントラクトンの一段階合成を見出した[16]（図7）。これまでの幾つかの既存法は8～10段階を要した。すべて市販の原料・反応剤を用いる最もシンプルな合成と考えられる。このさらなる展開としてγ-アルキリデン-2($5H$)-フラノンの一般的合成を見出した[17]。今後，アメニティーライフの向上化に対しこの種の香料の利用が増すものと予想される。

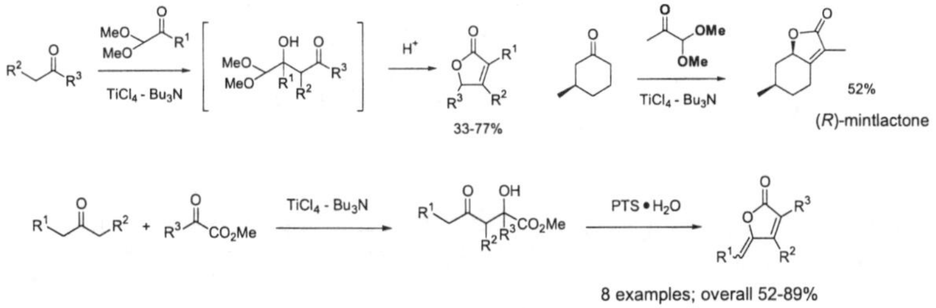

図7

1.2.5　交差型Ti-クライゼン縮合の開発とその応用

α-位に水素原子を有する2種類の異なるエステル同士のクライゼン縮合は，自己縮合，交差型縮合の各2種類，合計4種類の化合物が原理的に生成する。クライゼン縮合が発明されてから100年以上経つが，この有機合成上の問題は本質的に解決されていない。私たちは，当量同士の求核剤および求電子剤間の基質一般性の高い交差型Ti-クライゼン縮合の開発に取り組んだ。その結果，この制御が困難で要請の高い「交差型反応」を初めて可能にした。

（1）　2-tert-ブチルフェニルエステルとアシルイミダゾール間での高選択的交差型Ti-クライゼン縮合

求核剤として自己縮合を併発しない2-tert-ブチルフェニルエステル，求電子剤として活性アシル化剤であるアシルイミダゾールを1：1用いて，目的の一種類のβ-ケトエステルを得る反応を見出した[18]（図8）。この方法は，高収率かつ非常に高い選択性で目的物を得ることができる。しかし，求核剤，求電子剤いずれも誘導化が必要であり，基質一般性の点でも問題がある。

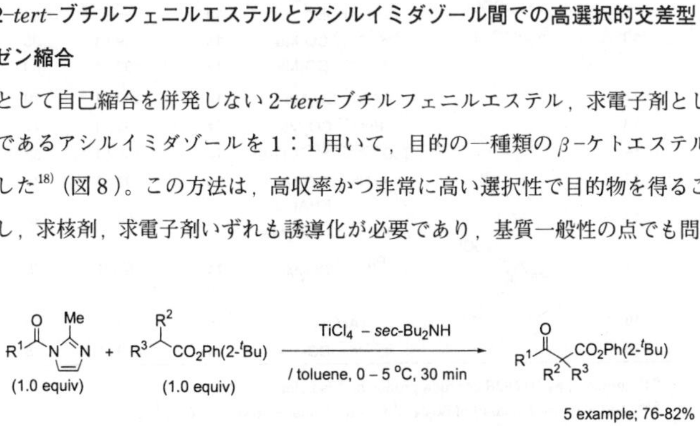

図8

(2) メチルエステルと酸クロリド間での高選択的交差型 Ti-クライゼン縮合

求核剤として最も汎用的なメチルエステル，求電子座として入手容易な酸クロリドを 1：1 で

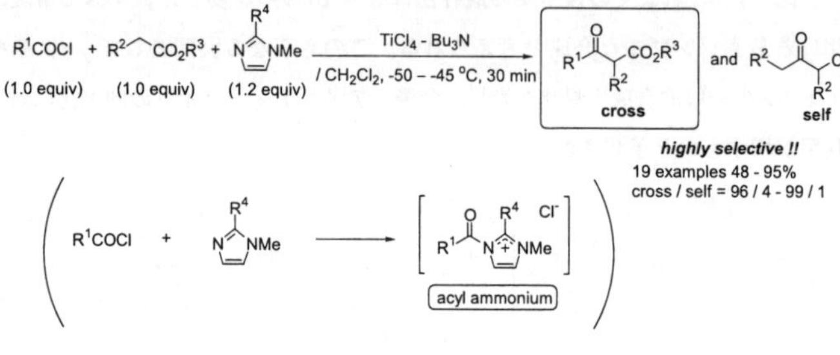

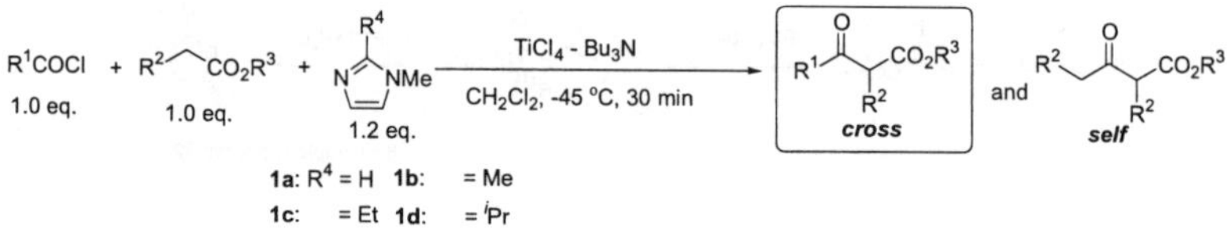

$R^1COCl + R^2CH_2CO_2R^3 + $ イミダゾール (1.2 equiv) $\xrightarrow{TiCl_4 - Bu_3N / CH_2Cl_2, -50 \sim -45\ ^\circ C,\ 30\ min}$ **cross** 生成物 and **self** 生成物

highly selective !!
19 examples 48 - 95%
cross / self = 96 / 4 - 99 / 1

（R^1COCl + imidazole → acyl ammonium 中間体）

R^1COCl (1.0 eq.) + $R^2CH_2CO_2R^3$ (1.0 eq.) + imidazole (1.2 eq.) $\xrightarrow{TiCl_4 - Bu_3N,\ CH_2Cl_2, -45\ ^\circ C,\ 30\ min}$ **cross** and **self**

1a: $R^4 = H$ **1b**: = Me **1c**: = Et **1d**: = ^iPr

entry	R^1COCl	$R^2CH_2CO_2R^3$	imidazole	cross / self [a]	yield / % [b]
1	^{n}PrCH$_2$COCl	^{n}C$_4$H$_9$CH$_2$CO$_2$Me	1c	98 / 2	80
2	CH$_2$=CH(CH$_2$)$_8$COCl		1c	>99 / 1	75
3		AcHN-CH$_2$CO$_2$Me	1c	>99 / 1	79
4	^{i}PrCH$_2$COCl	^{n}PrCH$_2$CO$_2$Me	1b	96 / 4	73
5	PhCH=CHCOCl	^{i}PrCH$_2$CO$_2$Me	1a	>99 / 1	71
6	BnOCH$_2$COCl	AcHN-CH$_2$CO$_2$Me	1c	>99 / 1	51
7	^{t}BuCOCl	^{n}PrCH$_2$CO$_2$Me	1a	>99 / 1	92
8		CH$_3$COCH$_2$CO$_2$Et	1a	>99 / 1	47 (66)[c]
9	cyclohexyl-COCl	AcOEt [d]	1a	—	94 [c]
10		^{n}PrCH$_2$CO$_2$Me	1a	>99 / 1	95
11		(CH$_3$)$_2$C=CHCO$_2$Me	1a	>99 / 1	69
12		PhCH$_2$CO$_2$Me	1a	>99 / 1	70
13		BnOCH$_2$CO$_2$Me	1a	>99 / 1	77
14		TsO(CH$_2$)$_3$CO$_2$Et	1a	>99 / 1	88
15		AcHN-CH$_2$CO$_2$Me	1a	>99 / 1	81
16		MeS-CH$_2$CH(NHAc)CO$_2$Me	1a	>99 / 1	48
17	(CH$_3$)$_2$C=CHCH$_2$C(CH$_3$)$_2$COCl	PhCH$_2$CO$_2$Me	1a	97 / 3	75
18	Et$_2$CHCOCl	AcOEt [d]	1a	—	90 [c,e]
19		^{n}PrCH$_2$CO$_2$Me	1a	>99 / 1	78

[a] Determined by ^{1}H NMR of crude products. [b] Isolated.
[c] ^{i}Pr$_2$NEt was used instead of Bu$_3$N. [d] 1.6 eq. Toluene solvent. [e] 0 - 5 °C.

図 9

第4章 キラル医薬中間体開発の最前線

用いる,すなわち誘導化が不要な方法に注力した。そのままでは反応は低収率,低交差選択的であったが,N-メチルイミダゾールを添加すると劇的な効果を示した[19]。この方法は,系内で酸クロリドとN-メチルイミダゾールが反応し,アシルアンモニウム活性中間体を形成することがポイントである。これまでクライゼン縮合で困難であった立体的に嵩高い基質や種々の酸素官能基,特にケトンカルボニルを有する基質に対しても適応できた。これは塩基法とは明瞭に異なるTi-クライゼン縮合の特徴である。また α-アミノ酸誘導体も基質として適応可能で,この方法の高い一般性を示すことが出来た(図9)。

ところで,このアシルアンモニウム活性化法は,エステルの α-位での C-アシル化といえるが,アルコールの O-アシル化である「エステル化」も可能である。この方法は,反応性・経済性・操作性に優れ,医薬プロセスにて最近実用化されつつある[20](図10)。

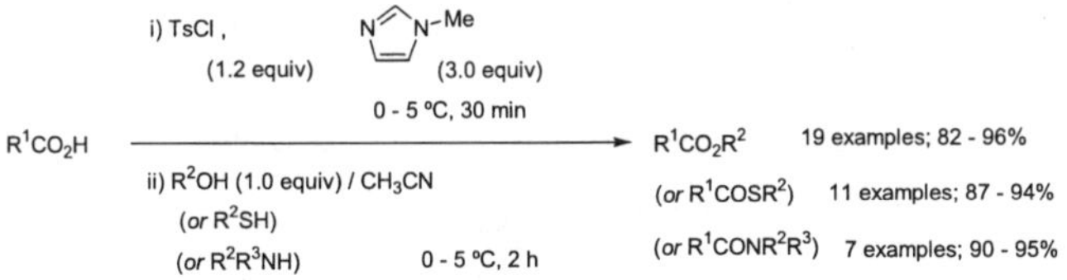

R^1CO_2H
i) TsCl, (1.2 equiv)
N⌒N-Me (3.0 equiv)
0 - 5 ℃, 30 min
ii) R^2OH (1.0 equiv) / CH_3CN
(or R^2SH)
(or R^2R^3NH)
0 - 5 ℃, 2 h

$R^1CO_2R^2$ 19 examples; 82 - 96%
(or R^1COSR^2) 11 examples; 87 - 94%
(or $R^1CONR^2R^3$) 7 examples; 90 - 95%

図 10

(3) カルボン酸とエステル間での交差型 Ti-クライゼン縮合

次の展開として,求電子剤として酸クロリドより汎用性の高いカルボン酸を用いる方法を開発した[19]。すなわち,まずカルボン酸を活性な混合酸無水物へと導く。そこに N-メチルイミダゾールを添加することにより,酸クロリド法と同様のアシルアンモニウム活性中間体へ導き,続く交差型 Ti-クライゼン縮合を one-pot で行なう方法である(図11)。エステル法と同程度の収率・交差選択性で進行することが特徴である。従って,酸クロリドを調整困難なカルボン酸基質で有効と考えられる。

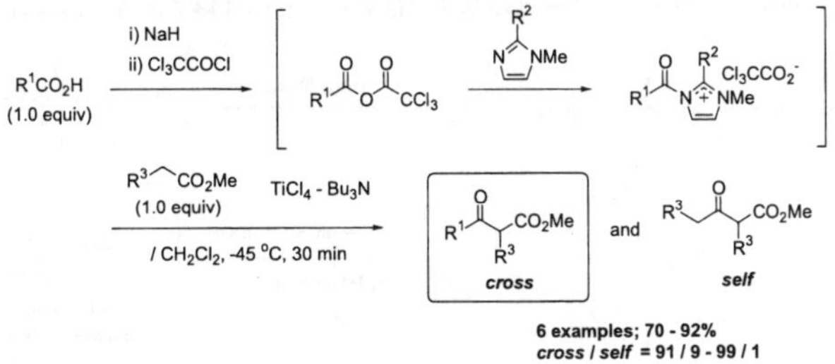

R^1CO_2H (1.0 equiv)
i) NaH
ii) Cl_3CCOCl

[R^1-CO-O-CO-CCl_3, R^2-imidazole-NMe → R^1-CO-N⊕(NMe)-R^2 · $Cl_3CCO_2^-$]

R^3⌒CO_2Me (1.0 equiv)
$TiCl_4$ - Bu_3N
/ CH_2Cl_2, -45 ℃, 30 min

R^1-CO-CH(R^3)-CO_2Me (cross) and R^3-CH$_2$-CO-CH(R^3)-CO_2Me (self)

6 examples; 70 - 92%
cross / self = 91 / 9 - 99 / 1

図 11

キラル医薬品・医薬中間体の開発

(4) 交差型 Ti-クライゼン縮合を利用する天然物香料の効率的短段階合成[19]

交差型 Ti-クライゼン縮合の応用として，天然大環状ムスク香料である (R)-ムスコンおよび代表的ジャスミン天然香料である cis-ジャスモンの短段階合成を行なった。これらは特異な環状構造を有し，新反応の有用性を示すスタンダードな標的化合物である。

まず，(R)-ムスコンの合成に関して述べる。安価で入手容易な10-ウンデセン酸メチルを求核剤，市販の (R)-シトロネル酸を求電子剤として交差型 Ti-クライゼン縮合を行い，目的の β-ケトエステルに導いた。ここで10-ウンデセン酸クロリドを用いると収率が低下する (66%)。加水分解，脱炭酸で得られたケトンを第二世代 Grubbs 触媒を用いるオレフィンメタセシス環化によって15員環を形成し，one-pot での接触水素添加により，(R)-ムスコンを合成することに成功した。これは，全て市販されている原料および反応剤からの最短段階，最高通算収率(通算収率53%) の合成である (図12)。

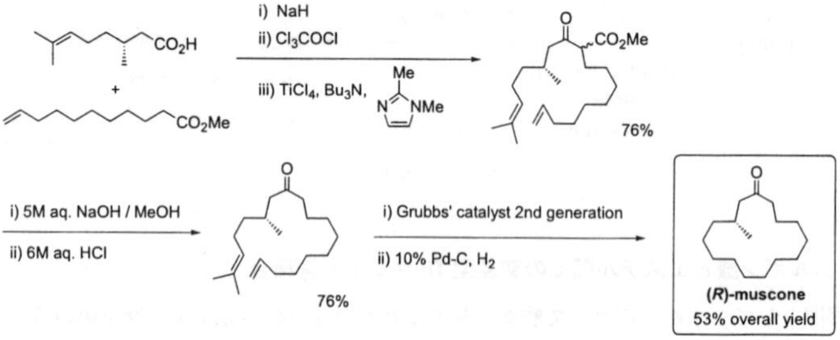

図 12

次に，cis-ジャスモンの合成に関して述べる。青葉アルコールから容易に導かれる酸クロリドを求電子剤として，当量のレブリン酸エチルとの交差型 Ti-クライゼン縮合を用いることで β-ケトエステルに導いた。特筆すべきは，ケトンカルボニル基の保護が必要ない，すなわちエステルカルボニル基の方が反応性が高い。これは塩基法では見られない性格である。得られた β-ケトエ

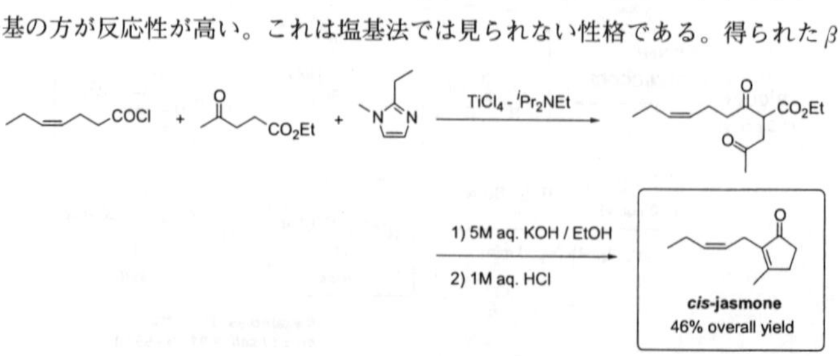

図 13

第 4 章　キラル医薬中間体開発の最前線

ステルを one-pot で加水分解，脱炭酸，分子内アルドール縮合を行なうことで cis-ジャスモンへと導くことができた．すなわち，これまでにないアプローチによる cis-ジャスモンの短段階合成に成功した（図 13）．

(5) 新規脱水型Ti-ディークマン環化を用いる1β-メチルカルバペネムの短段階・実用的合成

最も進化したβ-ラクタム系抗生物質である1β-メチルカルバペネムの実用合成法の確立ならびに合理化は重要な課題である．1β-メチルカルバペネムの合成のポイントは，二つの炭素骨格形成鍵段階（1β-メチルカルボン酸ユニットを導入する反応と炭素5員環形成反応）とみなせる．なお，基質となるβ-ラクタム部分は，高砂香料法，カネカ法，サントリー法など日本の製造法が競争力ある方法として確立しており，1β-メチルカルボン酸ユニットの合成に関しても種々の方法が報告されている[21]．

一方，1β-メチルカルバペネム骨格の効率的な構築法の例は限られている．これは化合物本来の不安定性に起因するのであろう．工業的な合成法としては，強塩基を用いるディークマン（分子内クライゼン）環化法（住友製薬）[22] がまず挙げられる．1β-メチル体以前の1-ノルメチル体の合成も含めると Rh-カルベン付加法（Merck-日曹）[23]，さらにヴィティッヒ型閉環法[24] がある（図 14）．しかし，未だ実用的に不満足な点が多いため，さらなる方法が望まれている．

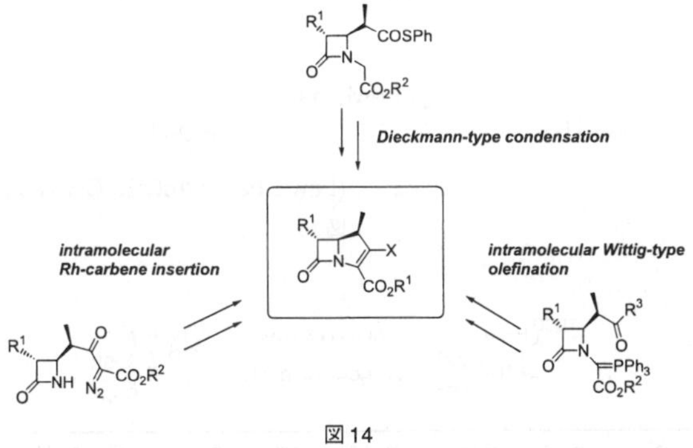

図 14

最近私たちは，Ti-反応を用いて効率的な1β-メチルカルバペネム骨格の合成反応を見出した．すなわち，鍵反応である炭素5員環形成反応にTi-クライゼン縮合を適用した．その結果，予期に反して従来の塩基法とは異なり，一般的に脱離しやすいチオール部位が残る，いわゆる脱水型Ti-ディークマン反応が進行することを見出した．これは，チタン反応剤が硫黄よりも酸素原子に対して強力な親和性があり進行したためと考えられるが，結果として従来よりも短段階である．

この反応は，高活性・高性能で重要なメロペネム中間体にも適応できる[25] (図15)。

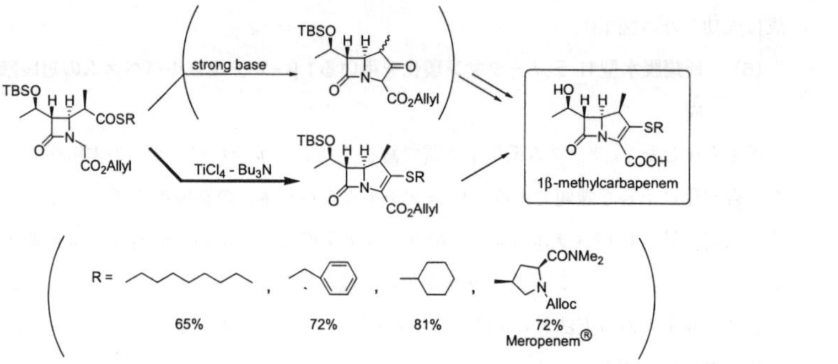

図15

ところで，得られた1β-メチルカルバペネムのTBS (*tert*-butyldimethylsilyl) 基の除去が必要である。唯一，$NH_4F \cdot HF$法が知られているが，反応時間が長い[26]。つまり，比較的不安定な1β-メチルカルバペネム骨格を維持したまま脱TBS化は意外に困難である。最近私たちは，$TiCl_4$–Lewis base (AcOEt *or* CH_3NO_2) 錯体を用いる温和な条件下での効率的なTBSエーテルの脱保護法を見い出した[27] (図16)。$TiCl_4$単独使用より反応性がかなり高く選択性も優れる点が特徴である。

$$RO\text{-}TBS \xrightarrow{TiCl_4 \text{ - Lewis base}} RO\text{-}H$$

(Lewis base; AcOEt, CH_3NO_2)

図16

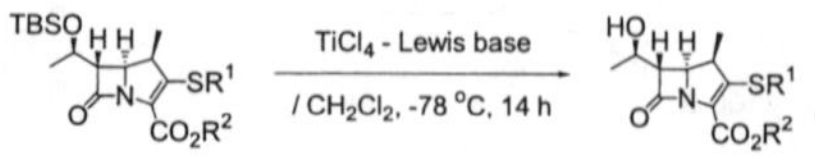

entry	R^1	R^2	Lewis base	yield / %[a]		R^1	R^2	Lewis base	yield / %[a]
1	Cy	PNB	AcOEt	trace	4	Ph	PNB	CH_3NO_2	79
2	Cy	PNB	CH_3NO_2	91	5	Bn	PNB	CH_3NO_2	79
3	C5H11	PNB	CH_3NO_2	80	6	pyrrolidine-CONMe2	Allyl	CH_3NO_2	60

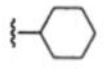

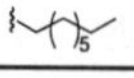

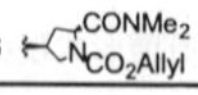

a) Isolated yield.

図17

第4章　キラル医薬中間体開発の最前線

この方法を1β-メチルカルバペネム合成の脱TBS化反応への応用を試みたところ，興味あることに，AcOEt錯体では未反応であったが，CH_3NO_2錯体を用いた場合，高収率で脱TBS化できることを見出した（図17）。

(6) 脱水型Ti-ディークマン環化の一般化

新規脱水型Ti-ディークマン環化の一般化の検討を行なった。その結果，ハーフチオールエステルを基質に用いた場合に目的の脱水型Ti-ディークマン環化が進行することが分かった。さらに，用いる反応剤の当量および反応温度を変えることによって，脱水環化体と脱水環化後酸化が生じたチオフェン環体を選択的に得ることができた[28]（図18）。

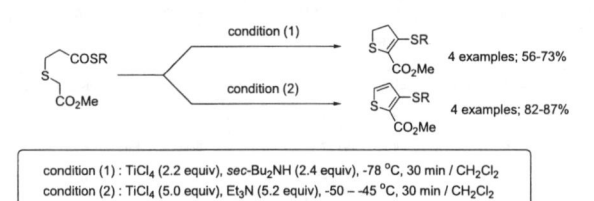

condition (1) : $TiCl_4$ (2.2 equiv), sec-Bu_2NH (2.4 equiv), -78 °C, 30 min / CH_2Cl_2
condition (2) : $TiCl_4$ (5.0 equiv), Et_3N (5.2 equiv), -50 – -45 °C, 30 min / CH_2Cl_2

図18

(7) α,α-ジアルキル置換エステルのクライゼン縮合

クライゼン縮合は，安定なβ-ケトエステルの金属エノラートの形成が駆動力となり反応が進行する。言い換えれば，β-ケトエステルの酸性度が基質であるエステルのそれよりはるかに高いため平衡が生成物寄りに偏る。一方，α,α-ジアルキル置換エステルを基質とした場合，β-ケトエステルの金属エノラートが形成できないため一般に反応は進行せず，むしろretro-クライゼン縮合が優先することが教科書に記載されている。私たちはこのα,α-ジアルキル置換エステルのクライゼン縮合を可能にする二つの方法を開発した。

まず，$ZrCl_4$-^{i}Pr_2NEt反応剤を用いるZr-クライゼン縮合である。エステルとして酸性度のやや高いアリールエステルを用いると首尾よく反応が進行する[29]。生成したZr-エノラートをアルデヒドで捕捉すると，クライゼン＝アルドールタンデム反応が進行しピラン-2,4-ジオンが合成できる。この方法は初めてのα,α-ジアルキル置換エステルのクライゼン縮合の一般法である。しかし，自己縮合に限られる問題がある（図19）。

図19

最近，エステルの活性化体であるケテンシリルアセタールを用いるα,α-ジアルキル置換エステルの"交差型"クライゼン縮合を開発した[30)]。得られる中間体を利用してTi-アルドール反応も可能である。初めての触媒的クライゼン縮合であり，新しい型の同方法を提出できた(図20)。

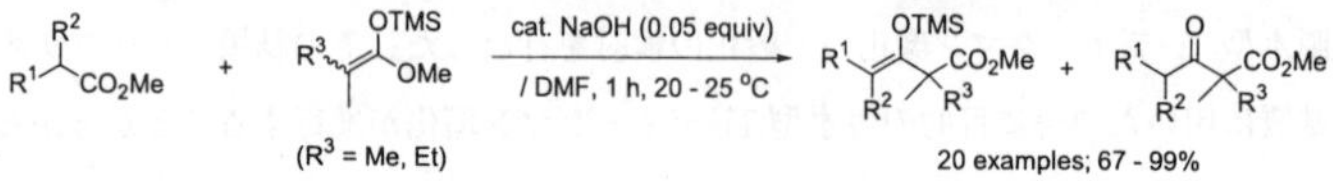
cat. NaOH (0.05 equiv)
/ DMF, 1 h, 20 - 25 °C
(R3 = Me, Et)
20 examples; 67 - 99%

Method A (Mukaiyama Aldol Reaction)[a]

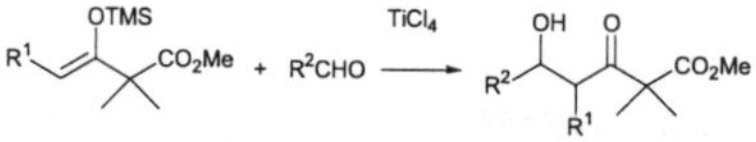
TiCl4

Method B (Ti - Direct Aldol Reaction)[b]

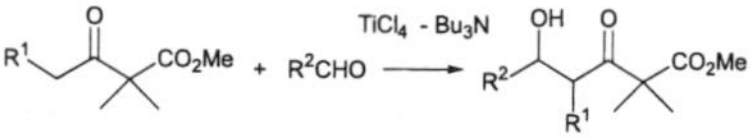
TiCl4 - Bu3N

Entry	R^1	R^2	Method	Product	Yield[c] (%)	*syn : anti*[d]
1	Octyl	Ph	A		73	93 : 7
2			B		78	93 : 7
3		Pentyl	A		80	72 : 28

Entry	R^1	R^2	Method	Product	Yield[c] (%)	*syn : anti*[d]
4			B		83	>99 : 1
5	BnO	Ph	A		67	25 : 75
6			B		80	2 : 98

[a] In CH_2Cl_2, -45 – -50 °C for 1 h. Molar ratio; substrates : aldehydes : $TiCl_4$ = 1.0 : 1.2 : 1.2. [b] In CH_2Cl_2, 0 - 5 °C for 2 h. Molar ratio ; substrates : aldehydes : $TiCl_4$: Bu_3N = 1.0 : 1.2 : 1.2 : 1.4. [c] Isolated. [d] Determined by ^{1}H-NMR.

図20

(8) 不斉交差型Ti-クライゼン縮合への展開

不斉クライゼン縮合は可能であろうか？ 前節でも述べたように，クライゼン縮合は安定なβ-ケトエステルのエノラート中間体を経由する，つまりα-位の炭素はsp^2の性格を有すためラセミ化が併発し，不斉クライゼン縮合は原理的に進行しないと予想される。α,α-二置換-β-ケトエステルならば可能であろうが，前項で述べたように一般にこの反応は困難である。

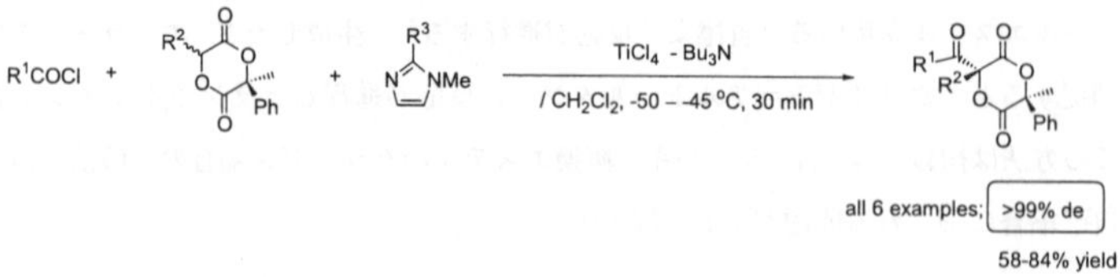
TiCl4 - Bu3N
/ CH2Cl2, -50 – -45 °C, 30 min
all 6 examples; >99% de
58-84% yield

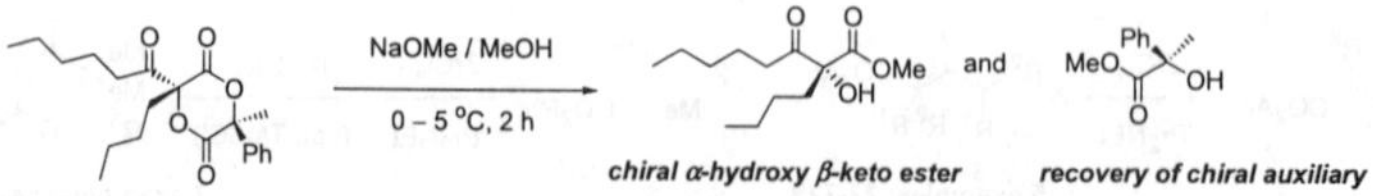
NaOMe / MeOH
0 – 5 °C, 2 h
and
chiral α-hydroxy β-keto ester
recovery of chiral auxiliary

図21

第4章　キラル医薬中間体開発の最前線

最近，私たちは，求核剤基質として光学活性 1,4-ジオキサン-2,5-ジオン，求電子剤として酸クロリドを用いることで，非常に高いジアステレオ選択性で目的の β-ケトエステルを合成することに成功した[31]。

不斉補助基は入手容易であり，しかも反応後ラセミ化することなく，簡便な方法（NaOMe/MeOH）でほぼ完全に回収可能である（図21）。

この反応によって得られる光学活性 α-ヒドロキシ-β-ケトカルボン酸誘導体，さらに誘導可能な第3級アルコール類は，医農薬，機能性分子などのファインケミカルズや生理活性天然物の部分骨格に多く見られるため，今後これらの実用合成への応用が期待できる（図22）。

また，これまで開発してきた $TiCl_4$-amine 反応剤を用いる aldol 付加，Mannich 付加，脱水型 Ti-クライゼン縮合への展開を今後目指したい。

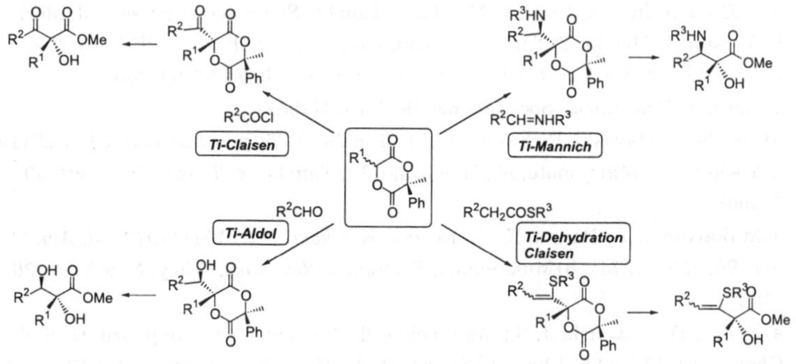

図22

謝辞：この研究は著者をはじめとする関西学院大学理工学部化学科・田辺研究室の学生諸君の献身的な努力，スクールモットー"Mastery for Service"によって文字通りなされたことをここに感謝いたします。また，住友化学・高砂香料工業・住友製薬・新日鉱ホールディングス・カネカの多くの諸氏との有益な議論・助言・協力に対し感謝申し上げます。最後に，文科省科研費特定領域A「多元素環状化合物の創製」（奈良坂特定）と「生体機能分子の創製」（福山特定），基盤研究C「チタン・ジルコニウムを利用するグリーンケミカルなクライゼン縮合とアルドール付加」の一部補助により行われたことをここに記します。

文　献

1) "医薬品のプロセス化学"日本プロセス化学会編，塩入孝之監修，化学同人(2005)
2) 日本プロセス化学会ホームページ：http://130.54.101.80/tomioka/process/index.html
3) 田辺　陽，西井良典，「gem-ジハロシクロプロパンの特徴を活かした反応と合成：カチオン的ベンズアヌレーション」，有機合成化学協会誌, **57**, 170-180(1999). それ以後の研究；
 a) K. Wakasugi, Y. Nishii, Y. Tanabe, *Tetrahedron Lett.*, **41**, 5937-5942(2000). b) Y. Nishii, N. Maruyama, K. Wakasugi, Y. Tanabe, *Bioorg. Med. Chem.*, **9**, 33-39(2001). c) Y. Nishii, A. Fujiwara, K. Wakasugi, K. Yanagi, M. Miki, Y. Tanabe, *Chem. Lett.*, 30-31(2002). d) Y. Nishii, K. Wakasugi, K. Koga, Y. Tanabe, *J. Am. Chem. Soc.*, **126**, 5358-5359(2004). e) Y. Nishii, T. Yoshida, H. Asano, K. Wakasugi, J. Morita, Y. Aso, E. Yoshida, J. Motoyoshiya, H. Aoyama, Y. Tanabe, *J. Org. Chem.*, **70**, 2667-2678(2005)
4) 田辺　陽，御前智則，飯田　聖，西井良典，「エステル化・スルホニル化・アミド化・シリル化：汎用反応の実用的合理化」，有機合成化学協会誌, **62**, 1248-1259(2004). それ以後の研究；a) A. Iida, A. Horii, T. Misaki, Y. Tanabe, *Synthesis*, in press. b) J. Morita, H. Nakatsuji, T. Misaki, Y. Tanabe, *Green Chem.*, submitted. 参考：田辺　陽(共著)，『実験化学講座』「エステル，ラクトン，オルトエステル」，丸善, 35-99(2005)
5) Tanabe, Y. *Bull. Chem. Soc. Jpn.* **62**, 1917-1924(1988)
6) a) Yosida, Y.; Hayashi, R.; Sumihara, H.; Tanabe, Y. *Tetrahedron Lett.* **38**, 8727(1997) b) Yoshida, Y.; Matsumoto, N.; Hamasaki, R.; Tanabe, Y. *Tetrahedron Lett.* **40**, 4227(1999)
7) a) Mukaiyama, T.; Banno, K.; Narasaka, K. *Chem. Lett.* 1011(1973); *J. Am. Chem. Soc.* **96**, 7503(1974), b) Mukaiyama, T. *Organic Reactions;* Wiley: New York, **28**, 203(1982)
8) a) Evans, D. A.; Clark, J. S.; Metternich, R.; Novack, V. J.; Sheppard, G. S. *J. Am. Chem. Soc.* **112**, 866(1990), b) Evans, D. A.; Urpi, F.; Somers, T. C.; Clark, J. S.; Bilodeau, M. T. *J. Am. Chem. Soc.* **113**, 8215(1990), c) Evans, D. A.; Rieger, D. L.; Bilodeau, M. T.; Urpi, F. *J. Am. Chem. Soc.* **112**, 1047(1991), d) Tanabe, Y.; Matsumoto, N.; Higashi, T.; Misaki, T.; Itoh, T.; Yamamoto, M.; Mitarai, K.; Nishii, Y. *Tetrahedron (Symposium)* **58**, 8269(2002), e) Tanabe, Y.; Matsumoto, N.; Funakoshi, S.; Manta, N. *Synlett*, 1959(2001)
9) Okino, H.; Taoka, A.; Uemura, N. *Proceedings of the 10th International Congress of Essential Oils, Fragrances and Flavors*, 753(1989)
10) a) Tanabe, Y.; Makita, A.; Funakoshi, S.; Misaki, T.; Tanabe, Y. *Adv. Synth, Catal.* **344**, 507(2002), b) 田辺　陽，「天然ムスク香料，Z-シベトンの実用的有機合成」，フレグランスジャーナル, **2**, 74-76(2001)
11) Hamasaki, R.; Funakoshi, S.; Misaki, T.; Tanabe, Y. *Tetrahedron.* **56**, 7423(2000)
12) 未発表
13) a) Ogura, S.; Yamamoto, T. JP 94192161; *Chem. Abstr.* **122**, 132836(1995), b) T. Yamamoto, M. Ogura, T. Kanisawa, *Tetrahedron.* **58**, 9209(2002)
14) Mueller, P. M.; Wild, H. J. E.P. Patent 49,222(1992); *Chem. Abstr.* 117: 150865j(1992)

第4章 キラル医薬中間体開発の最前線

15) a) 8e. b) 特願平12-384994.
16) Tanabe, Y.; Mitarai, K.; Higashi, T.; Misaki, T.; Nishii, Y. *Chem. Commun.*, 2542 (2002)
17) 田辺 陽, 文科省科研費特定領域研究 (A) 第2回公開シンポジウム「多元素環状化合物」(大阪大学) 9月25日 (2000年)
18) 御前智則・松本薫司・岡崎宏紀・田辺 陽, 2004年3月27日, 日本化学会第84春季年会 (関西学院大学)
19) Misaki, T.; Nagase, R.; Matsumoto, K.; Tanabe, Y. *J. Am. Chem. Soc.* **127**, 2854 (2005)
20) a) Wakasugi, K.; Iida, A.; Misaki, T.; Nishii, Y.; Tanabe, Y. *Adv. Synth. Catal.* **345**, 1209 (2003), b) Wakasugi, K.; Nakamura, A.; Tanabe, Y. *Tetrahedron Lett.* **42**, 7427 (2001), c) Wakasugi, K.; Nakamura, A.; Iida, A.; Misaki, T.; Nishii, Y.; Nakatani, N.; Fukushima, S. *Tetrahedron.* **59**, 5337 (2003)
21) a) Berks, A. H. *Tetrahedron*, **52**, 331 (1996), b) Sunagawa, M.; Sasaki, A. *J. Synth. Org. Jpn.* **54**, 761 (1996)
22) a) Sunagawa, M.; Sasaki, A.; Matsumura, H.; Goda, K.; Tamoto, K. *Chem. Pharm. Bull.* **42**, 1381 (1994)
23) a) Ratcliff, R. W.; Salzmann, T. N.; Christensen, B. G. *Tetrahedron Lett.* **21**, 31 (1980), b) Shih, D. H.; Baker, F.; Cama, L.; Christensen, B. G. *Heterocycles.* **21**, 29 (1984), c) Williams, M. A.; Miller, M. J. *Tetrahedron Lett.* **31**, 1807 (1990), d) Kume, M.; Ooka, H.; Ishitobi, H. *Tetrahedron.* **53**, 1635 (1997), e) Yasuda, N.; Yang, C.; Wells, K. M.; Jensen, M. S.; Hughes, D. L. *Tetrahedron Lett.* **40**, 427 (1999)
24) a) Cama, L. D.; Christensen, B. G. *J. Am. Chem. Soc.* **100**, 8006 (1978), b) Baxter, A. J. G.; Davis, P.; Ponsford, R. J.; Southgate, R. *Tetrahedron Lett.* **21**, 5071 (1980), c) Yoshida, A.; Tajima, Y.; Takeda, N.; Oida, S. *Tetrahedron Lett.* **25**, 2793 (1984), d) Shibata, T.; Sugimura, Y. *J. Antibiot.* **42**, 374 (1989), e) Oda, K.; Toshida, A. *Chem. Pharm. Bull.* **45**, 1439 (1997), f) Hu, X. E.; Demuth, T. P, Jr. *J. Org. Chem.* **63**, 1791 (1998), g) Mori, M.; Oida, S. *Chem. Pharm. Bull.* **48**, 126 (2000)
25) Tanabe, Y.; Manta, N.; Nagase, R.; Misaki, T.; Nishii, Y.; Sunagawa, M.; Sasaki, A. *Adv. Synth. Catal.* **345**, 967 (2003)
26) Seki, M.; Kondo, K.; Kuroda, T.; Yamanaka, T.; Iwasaki, T. *Synlett*, 609 (1995)
27) 岡崎宏紀・飯田 聖・田辺 陽：TiCl$_4$-ルイス塩基錯体を用いた, TBSエーテルの効率的かつ選択的脱保護法, 2005年3月27日, 日本化学会第85春季年会 (神奈川大学)
28) 未発表
29) Tanabe, Y.; Hamasaki, R.; Funakoshi, S. *Chem. Commun.* 1674 (2001)
30) Iida, A.; Takai, K.; Okabayashi, T.; Misaki, T.; Tanabe, Y. *Chem. Commun.*, now on the Web.
31) 御前智則, 永瀬良平, 田辺 陽：交差型および不斉Ti-Claisen縮合の開発, 2005年6月14日, 第87回有機合成シンポジウム (タワーホール船堀)

2 キラル医薬品の重要鍵中間体の開発と応用

西　剛秀[*]

2.1 はじめに

製造コスト面をはじめとする様々な理由から，可能ならばキラルな構造を持たない医薬品が創製できれば良いが，受容体，酵素やイオンチャンネルなどの創薬ターゲット分子はキラルな三次元構造を有することから，キラルな構造を回避できない場合がほとんどであり，キラル医薬品の重要性は今後も益々高まっていくことが予想される。キラル医薬品の工業的合成法を確立する上で，キラルな重要鍵中間体を安価に，効率良く製造することが重要な課題であり，そのために(1)安価に入手可能な光学活性原料（キラルプール）を用いた合成，(2)化学的または生物化学的手法を利用する不斉合成，(3)ラセミ体の光学分割等，大きく三つに分類されるテクノロジーが駆使されている。

本章では，我々が最近携わった研究の中から，アスパラギン酸プロテアーゼ阻害剤，1β-メチルカルバペネム抗生物質及びニューロキニン受容体拮抗薬を例にとり，これらの合成重要鍵中間体について紹介する。

2.2 アスパラギン酸プロテアーゼ阻害剤の鍵中間体

アスパラギン酸プロテアーゼは活性中心に2個のアスパラギン酸残基を有し，図1に示すような基質遷移状態を経てペプチド鎖を切断する。この酵素阻害剤をデザインする際にtetrahedralな中間体をミミックする構造として，transition-state analogueという概念があり，例えばnorstatine analogue，statine analogueやhydroxyethylene dipeptide isosterに代表されるような構造を薬物活性中心の部分構造として用いているものが数多く報告されている。この酵素の阻害剤は医薬品のターゲットとして重要なものが多く，高血圧症治療薬としてのレニン阻害剤，抗エイズ薬としてのHIVプロテアーゼ阻害剤，抗マラリア薬としてのプラスメプシン阻害剤，アルツハイマー治療薬としてのβ-セクレターゼ阻害剤等が代表的なものとして知られている。これらアスパラギン酸プロテアーゼ阻害剤の鍵中間体として重要であり，分子内に二つの不斉炭素を有するstatine類縁化合物に焦点を当てて話を進める。

statineは，(3S, 4S)の絶対配置を有するβ-ヒドロキシ-γ-アミノ酸であり，梅沢らによりペプスタチン類の構成成分として天然から見出された異常アミノ酸の一種である。このstatine及び類縁化合物は，生理活性面での重要性はもちろんのこと，構造上の特徴からも注目を集め，現在まで数多くの合成法が報告されているが，工程数や収率，立体選択性等の面で問題点も多い。

---

[*] Takahide Nishi　三共㈱　化学研究所　副所長・研究第3グループリーダー

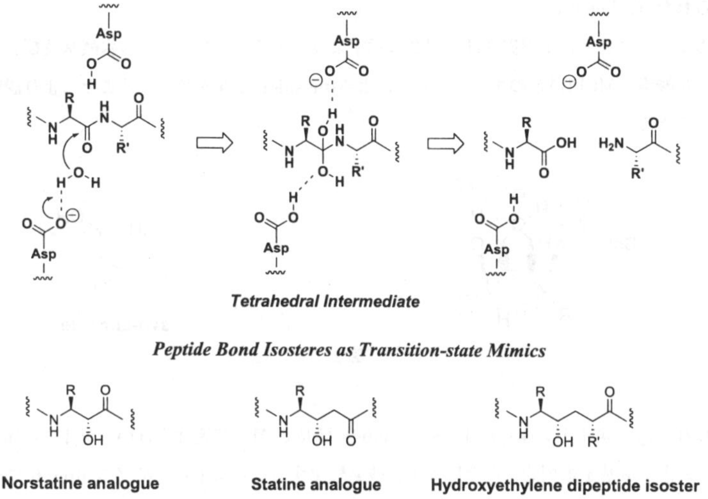

第4章 キラル医薬中間体開発の最前線

Tetrahedral Intermediate

Peptide Bond Isosteres as Transition-state Mimics

Norstatine analogue Statine analogue Hydroxyethylene dipeptide isoster

図 1

我々も簡便かつ効率的な合成法の確立を目的とした研究を行い，以下に示すような高立体選択的な合成法を開発した．

2.2.1 cis-4-アミノアリルアルコール類の立体選択的エポキシ化による合成[1]

N-Z-アミノアルデヒド体 1 を Still らの方法により，cis-α,β-不飽和エステル体 2 に導き，次いで Dibal-H にて還元を行い，cis-アリルアルコール体 3 を得た．この 3 を塩化メチレン中，-10℃にて MCPBA で酸化すると，高いジアステレオ選択性で目的とする syn-エポキシ体 syn-4

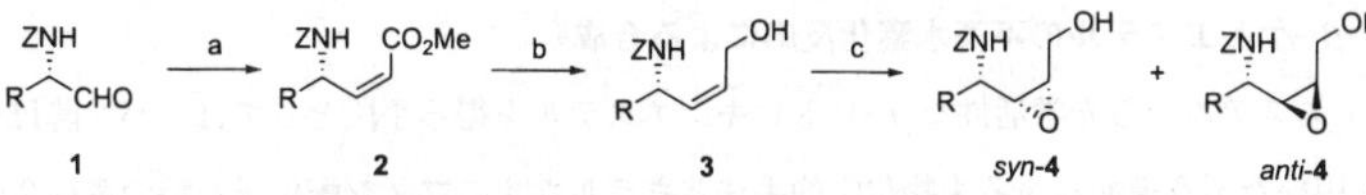

a) $(CF_3CH_2O)_2P(O)CH_2CO_2Me$, 18-crown-6/$CH_3CN$, $(TMS)_2NK$, THF, -78°C;
b) Dibal-H, CH_2Cl_2, -78°C; c) MCPBA, CH_2Cl_2, -10°C

R	Yield % of 2	Yield % of 3	Yield % of 4	syn-4 : anti-4
Methyl	86	73	98	10 : 1
i-Propyl	95	76	99	28 : 1
i-Butyl	86	75	98	21 : 1
Benzyl	89	86	98	21 : 1

Scheme 1

が得られた (Scheme 1)。

この高いジアステレオ選択性は，図2に示すようなアリルアルコールの水酸基及びZ基のカルボニル酸素とMCPBAとのキレーションによるtransition-stateを想定することにより説明することができる。

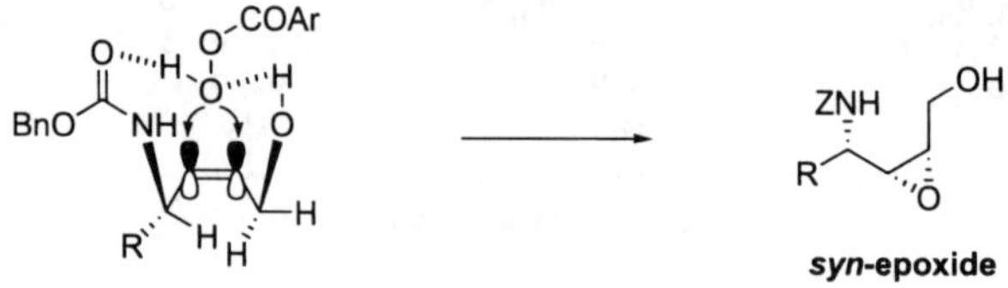

図2

得られた syn-エポキシ体 syn-4 (R = i-butyl) は Red-Al にて還元を行い，ジオール体5とした後，1級水酸基を選択的に白金触媒下，酸素酸化することにより，N-Z-statine 6 に導いた (Scheme 2)。本法は各工程とも高収率であり，β-ヒドロキシ-γ-アミノ酸類の有効な合成手段となる。

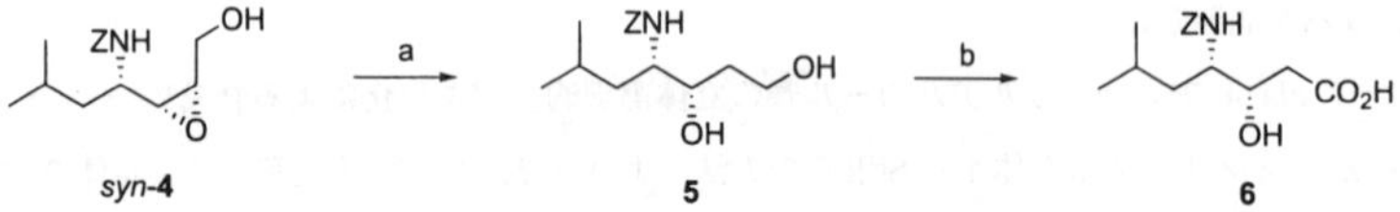

a) Red-Al, THF, 0°C (93%); b) Pt, O_2, $NaHCO_3$, H_2O, r.t. (95%)

Scheme 2

2.2.2 β-ケトエステルの不斉水素化反応による合成[2]

β-ケトエステルから光学活性なβ-ヒドロキシエステルを得る手段としては，パン酵母や微生物などを用いた不斉還元による生物化学的手法とキラルなホスフィン配位子を持つ遷移金属錯体を触媒とした不斉水素化反応などによる化学的手法が良く知られている。

我々は，野依らにより開発されたルテニウム-BINAPハロゲン化物錯体を触媒とした不斉水素化反応をstatine類縁化合物の合成に応用した。N-Boc-L-アミノ酸から容易に導くことができる光学活性なβ-ケトエステル体(4S)-7を基質として，エタノール中，水素圧100気圧で，$RuBr_2$[(R)-binap]を触媒として，室温にて水素化反応を行うと，目的とする (3S, 4S)-8 が 99：1 以上の高いジアステレオ選択性でほぼ定量的に得られた (Scheme 3)。

一方，$RuBr_2$[(S)-binap]を触媒とした場合には 9：91 の比で逆に (3R, 4S)-8 (R=phenyl)

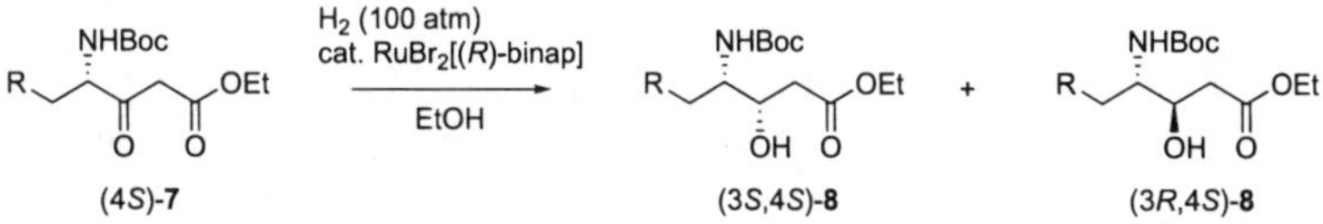

第4章 キラル医薬中間体開発の最前線

Scheme 3

R	Yield %	(3S,4S)-8 : (3R,4S)-8	% ee of (3S,4S)-8
Phenyl	99	>99 : 1	99
i-Propyl	99	>99 : 1	97
Cyclohexyl	92	>99 : 1	100

が優先して得られた。この結果から、本不斉水素化反応における高いジアステレオ選択性は4Sの基質とRの触媒が調和した重複不斉誘導によるものであると結論でき、この場合の触媒制御が＞32：1，基質制御が3：1であると算出される。

以上のように，ルテニウム–BINAPハロゲン化物錯体を触媒とした不斉水素化反応を利用することにより，statine類縁化合物の簡便且つ高立体選択的な合成法を確立することができた。

2.3 1β-メチルカルバペネム抗生物質の鍵中間体

カルバペネム抗生物質は抗菌作用が強く，グラム陽性菌，グラム陰性菌，嫌気性菌にも抗菌力を示す抗菌スペクトルの広い抗生物質である。1976年にMerck社の研究グループにより単離されたThienamycinの発見以来，ImipenemやPanipenem等が臨床使用されている。しかしながら，これらのカルバペネム抗生物質は生物学的な安定性に問題があり，腎臓中のdehydropeptidase–I (DHP-I) により分解され，腎毒性の原因となるため，DHP-Iの阻害剤であるCilastatinや腎毒性の軽減作用がある有機アニオン輸送阻害剤Betamipronとの配合剤として使用されている。この化学的，生物学的な不安定性の問題を単純かつ効果的な方法で解決したのがMerck社の研究グループであり，カルバペネム骨格の1位にβ配置のメチル基を導入するとDHP-Iに対する安定性が増加することを見出した。その後，実際に臨床で使用されるようになったMeropenemやBiapenemは配合剤を加えることなく単剤での使用が可能になった。1β-メチルカルバペネム類は母核に4連続の不斉中心を有している構造上の特徴があり，実用化には大量かつ安価な合成法の開発が不可欠であるが，一般的には1β-メチルカルボン酸9を鍵中間体とする合成法が主流となっている（図3）。

鍵中間体となる1β-メチルカルボン酸誘導体の立体選択的な合成法の確立を目的として，プロピオン酸チオエステルから導かれる種々のエノラートとアセトキシアゼチジノンとの反応は，

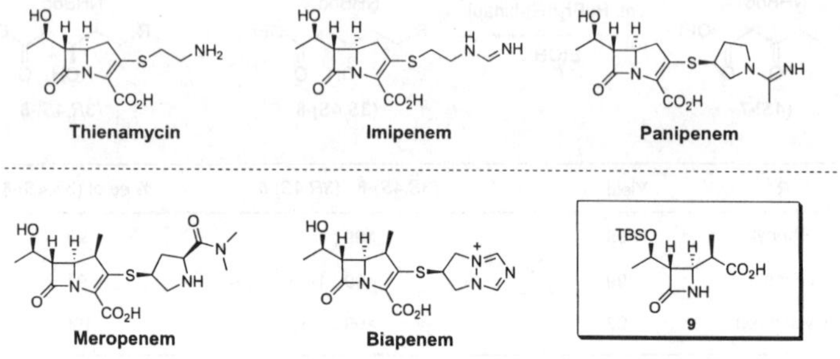

キラル医薬品・医薬中間体の開発

図3

Thienamycin / Imipenem / Panipenem / Meropenem / Biapenem / 9

多くの研究グループによって検討されている。我々も独自にアセトキシアゼチジノン10とS-(2-pyridyl) thiopropionateのシリルエノラート11やS-(1-isoquinolylmethyl) thiopropionateのシリルエノラート13とを塩化亜鉛の存在下，塩化メチレン中で反応させ，高収率でβ配置のメチル基を有するチオプロピオン酸エステル体12及び14へ導く合成法を確立した (Scheme 4)[3, 4]。

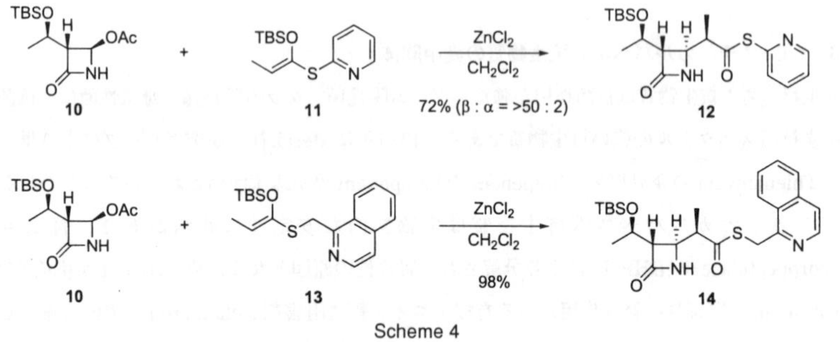

Scheme 4

10 + 11 → (ZnCl$_2$, CH$_2$Cl$_2$, 72% ($\beta:\alpha$ = >50:2)) → 12

10 + 13 → (ZnCl$_2$, CH$_2$Cl$_2$, 98%) → 14

2.4 ニューロキニン受容体拮抗薬の鍵中間体

ニューロキニンは神経ペプチドの一種であり，10或いは11個のアミノ酸から構成される，サブスタンスP，ニューロキニンA，ニューロキニンBの三種が同定されており，G蛋白共役型受容体であるNK$_1$，NK$_2$，NK$_3$受容体を介して生理活性を発現し，様々な病態に関与することが知られている。現在臨床開発中のニューロキニン受容体拮抗薬の対象疾患を見てみても，不安，鬱，精神分裂病，偏頭痛，化学療法剤による嘔吐，喘息，慢性閉塞性肺疾患，過敏性大腸炎，尿失禁など，中枢から末梢まで多岐に及んでいる。近年，ニューロキニンと呼吸器系疾患の関係が特に注目されており，例えば気道においてニューロキニンは気道収縮，粘液分泌，血管透過性亢進，

第4章 キラル医薬中間体開発の最前線

炎症細胞の活性化等の作用を有し,気道閉塞を特徴とする喘息や慢性閉塞性肺疾患の増悪因子として関与することが示唆されている。現在までに呼吸器系疾患治療薬の開発を目的とした低分子量の非ペプチド性ニューロキニン受容体拮抗薬の研究が活発に行われてきており, NK_1, NK_2, NK_3各々の受容体に高い選択性を有する各受容体選択的な拮抗薬は数多く報告されているが, それらでは薬効が不十分であり,満足な臨床効果が得られていない。我々は呼吸器系疾患治療薬を開発する上では,非選択的な拮抗薬の方が有効であろうと考え, Sanofi社のピペリジン骨格を母核とするNK_1受容体選択的拮抗薬SR-140333とNK_2受容体選択的拮抗薬SR-48968に着目し, オキサゾリジン骨格やモルホリン骨格を基本骨格とする誘導体をデザインし, 合成展開を行った。その際, Rの絶対配置を有する鍵中間体15や16を高い光学純度で効率良く合成することが重要な課題であった(図4)。

オキサゾリジン環を有する鍵中間体15の合成法をScheme 5に示す。Grignard試薬17とビニルブロミド18のパラジウム触媒によるクロスカップリング反応を行い, オレフィン体19を合成した。オレフィン体19に対してSharplessの不斉ジヒドロキシル化反応を行い, 光学活性なジオール体20を収率94%, 光学純度98% eeで得ることができた。次いで, ジオール体の1級水酸基のみを選択的にメシル化後, アジ化ナトリウムを用いて置換反応を行い, アジド体21を得た。さらに含水THF中, Ph_3Pで還元し, 得られたアミノアルコール体をパラホルムアルデヒドと縮合し, 鍵中間体となるオキサゾリジン誘導体15へ導いた[5]。

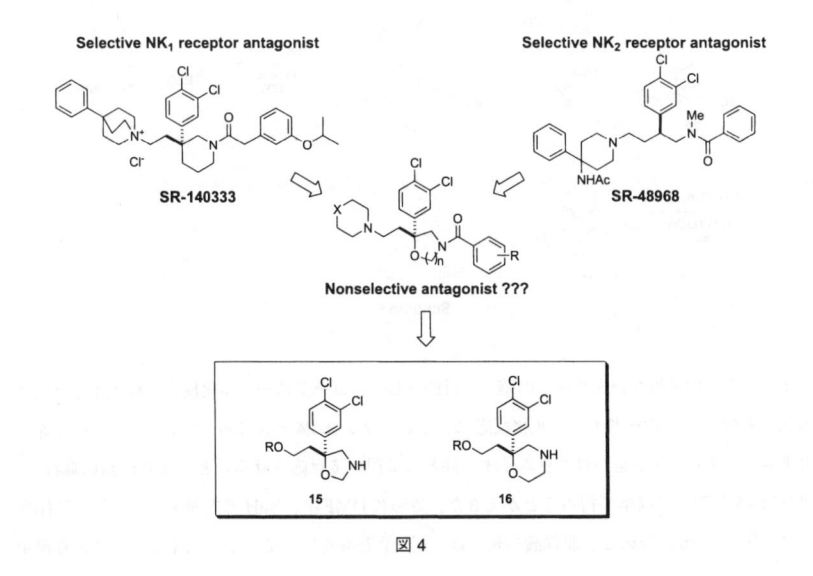

図4

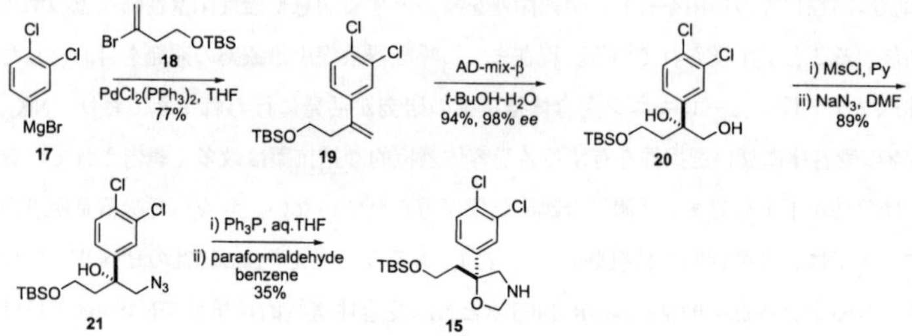

キラル医薬品・医薬中間体の開発

Scheme 5

一方，モルホリン環を有する鍵中間体 16 については Scheme 6 に示すようなルートで合成を行った。化合物 20 の 1 級水酸基をトシル化後，過塩素酸リチウム存在下，アミノエタノールと反応させることにより生じた 2 級アミノ基を保護し，化合物 22 を得た。次いで，光延反応を用いた脱水閉環により，モルホリン骨格を構築することができた。続いて Boc 基並びに TBS 基の脱保護を行い，鍵中間体 16 へ良好な収率で導いた。16 は非常に結晶性が良く，酢酸エチルとヘキサンの混合溶媒から再結晶を行うことにより容易に光学純度を高めることが可能である（＞99% ee）[6]。

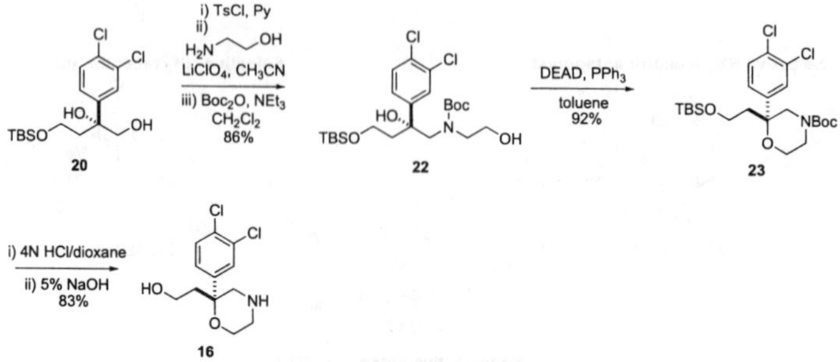

Scheme 6

また，より短工程な合成ルートの確立を目的として，ヨードエーテル化反応を経由する合成法の検討も行った。ヨードエーテル化反応は，オレフィン体 24 と N-Boc-アミノエタノールをアセトニトリル中，NIS をハロニウムイオン源として用いて反応させることにより円滑に進行し，化合物 25 を 72% の収率で得ることができた。さらに DMF 中，NaH で処理することにより閉環させ，化合物 26 を合成し，脱保護の後，D-(-)-酒石酸を用いて光学分割することにより鍵中

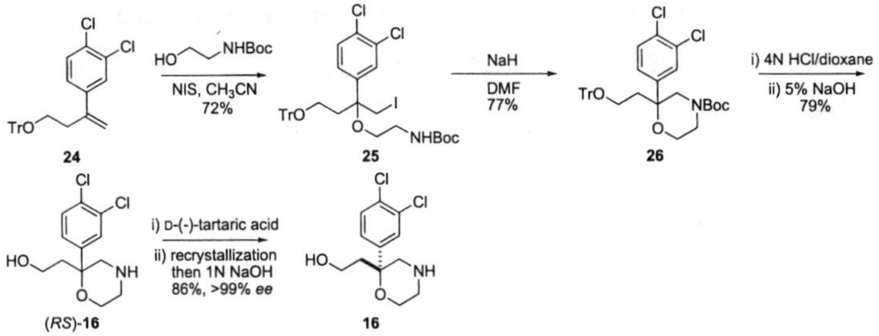

第4章 キラル医薬中間体開発の最前線

Scheme 7

間体 16 へ導いた (Scheme 7)[7]。

尾中らは，ホモアリルアルコール 28 へのジルコニウム触媒を用いた不斉エポキシ化反応を利用することにより，16 を効率良く得る方法を開発した (Scheme 8)[8]。ホモアリルアルコール 28 の合成についても $BF_3 \cdot Et_2O$ とモレキュラーシーブス 4A を用いたパラホルムアルデヒドとのカルボニル-エン反応を利用した効率的な合成法を確立している[9]。不斉エポキシ化反応はクロロベンゼン中，0℃にて 20 mol%の $Zr(Ot-Bu)_4$ 及び 41 mol%の D-酒石酸ジイソプロピルを触媒として，cumene hydroperoxide (CHP) を酸化剤として用いることにより進行し，収率 93%，光学純度 89% ee で目的とする R の絶対配置を有するエポキシ体 29 が得られた。29 からは Scheme 6 と同様の方法により，1 級水酸基をトリチル基で保護した後，過塩素酸リチウム存在下，アミノエタノールと反応させることにより 30 を経由して鍵中間体 16 へ導くことができる。

また，柴崎らの開発したキラルリガンド 32 を用いたケトン体 31 への不斉シアノシリル化反応も応用が可能である (Scheme 9)。ケトン体 31 に対し，THF 中，−30℃にて 10 mol%のキラルリガンド 32 と 10 mol%の $Ti(Oi-Pr)_4$ を触媒として TMSCN と反応させることにより，定量的に，89% ee の光学純度で目的とする R の絶対配置を有する 33 が得られた。次いでニトリル基を還

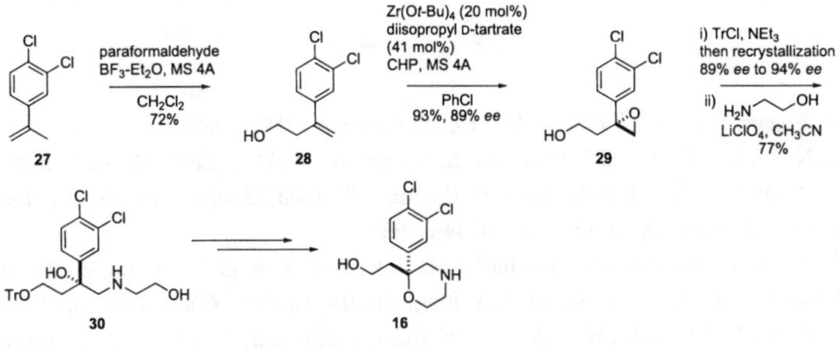

Scheme 8

元後,塩化クロロアセチルでアミノ基のアシル化を行い35へ導いた後,NaOEtで処理することにより閉環させ,化合物36へ導いた。更に36の還元,脱保護を行い,再結晶を行うことにより高い光学純度で鍵中間体16へ導くことができる[10]。

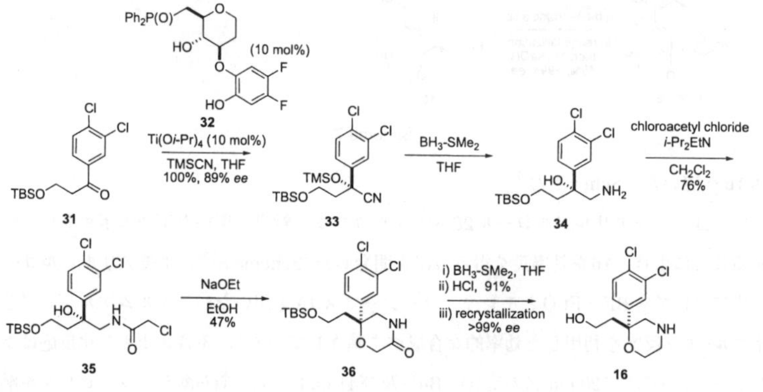

Scheme 9

2.5 おわりに

以上,我々が開発に携わってきたキラル医薬品の重要鍵中間体の製法について紹介してきたが,これらはあくまでも基礎研究レベルでの合成法であり,プロセスケミストリーの分野で精査された実用的合成ルートにはまだ程遠いものである。今後のキラルテクノロジーの発展により,これら鍵中間体の画期的な工業的製法が確立されることを望みたい。

文献

1) H. Kogen, T. Nishi, *J. Chem. Soc., Chem. Commun.*, 311(1987)
2) T. Nishi, M. Kitamura, T. Ohkuma, R. Noyori, *Tetrahedron Lett.*, **29**, 6327(1988)
3) K. Hirai, Y. Iwano, I. Mikoshiba, H. Koyama, T. Nishi, *Heterocycles*, **38**, 277(1994)
4) K. Oda, T. Nishi, *J. Antibiotics*, **50**, 446(1997)
5) T. Nishi, T. Fukazawa, K. Ishibashi, K. Nakajima, Y. Sugioka, Y. Iio, H. Kurata, K. Itoh, O. Mukaiyama, Y. Satoh, T. Yamaguchi, *Bioorg. Med. Chem. Lett.*, **9**, 875(1999)
6) T. Nishi, K. Ishibashi, K. Nakajima, Y. Iio, T. Fukazawa, *Tetrahedron: Asymmetry*, **9**, 3251(1998)

第4章 キラル医薬中間体開発の最前線

7) T. Takemoto, Y. Iio, T. Nishi, *Tetrahedron Lett.*, **41**, 1785(2000)
8) T. Okachi, K. Fujimoto, M. Onaka, *Organic Lett.*, **4**, 1667(2002)
9) T. Okachi, N. Murai, M. Onaka, *Organic Lett.*, **5**, 85(2003)
10) M. Takamura, K. Yabu, T. Nishi, H. Yanagisawa, M. Kanai, M. Shibasaki, *Synlett*, **3**, 353(2003)

3 キラルテクノロジーの使い分けによる光学活性医薬中間体のプロセス開発

満田　勝[*]

3.1　はじめに

20世紀の後半にキラルテクノロジーの基礎研究は目覚ましい進歩を成し遂げた。多くの優秀な先端研究者が，この魅力的な課題に対し精力的に取り組んできた。特に，触媒的不斉合成の進歩は著しく，有機合成上で重要とされている様々な反応が次々と不斉触媒化されている。

一方，光学活性医薬中間体の合成研究は，古くから先端的キラルテクノロジーの応用例として好適な材料であった。しかし，かつての多くの応用研究は，キラルテクノロジーの有用性をアピールするのみに終わり，物質生産という本質が見逃されることも多かった。

ところが近年，「プロセス化学」が学問として注目されるようになり，有機合成化学の特殊な応用形態に過ぎなかった医薬品合成研究を単なる抹消的課題の解決にとどめず，体系的に理解しようとする試みがなされている。工業的に実施可能なプロセスは効率性と実用性の各種要件を満たしている必要がある。このような要件を満たすための方法論が「プロセス化学」において広く論じられている。

特に光学活性医薬のプロセス開発にあたっては，各種キラルテクノロジーを体系的に理解し，ターゲットの特性にあったキラルテクノロジーを選択する必要がある。

キラルテクノロジーの特性，それぞれの効率性と実用性については後で詳しく述べるとして，まずは工業的視点からみた製造プロセスの効率性と実用性についてふれておきたい。

3.2　効率的合成プロセス

「効率的な合成プロセス」とは，究極的に言えば，ターゲットの製法として他に存在し得るあらゆる方法に比べ最も経済的な製法であると考えている。すなわちターゲットの合成プロセスとして特定のキラルテクノロジーを採用し，それを効率的と呼ぶのであれば，他の方法論を含むあらゆる別法よりも経済的な製造法となっているべきである。

また，別の視点から言うと「効率的な合成プロセス」とは，その製品を生産するために課せられるあらゆる費用が節約できる製造法を意味する。ただし，物質生産に必要な費用には，原材料費はもちろん，人件費，設備費，廃棄物処理費，場合によっては第三者が所有する知的所有権の使用料なども含まれる。

プロセス研究の初期段階でも，将来的な実生産における原材料費を予測するだけであればそれ

---

[*]　Masaru Mitsuda　㈱カネカ　精密化学品事業部　精密化学品研究グループ　基幹研究員

第4章 キラル医薬中間体開発の最前線

ほど困難ではない。しかし設備費等生産性にかかわるコストの予測は難しい。反応の濃度が上がらない，結晶のろ過に時間がかかりすぎる，抽出に大量の溶媒が必要，等，大スケールで実験して初めてわかる問題点が多い。

3.3 実用的合成プロセス

製品を工業規模で生産するに際し問題なくスケールアップ可能であったとすれば，それは極めて「実用的な合成プロセス」である。しかし実際には数多くの障害に突き当たる。

①高品質製品を取得する上での問題

除去されにくい副生成物が製品または中間体に混入してしまう。あるいは高品質製品を取得するための精製手段が非効率的であるなど，プロセス化学者はスケールアップにおいて品質上の課題に常に悩まされる。特に医薬品には，極めて厳密な品質管理が要求される。ICH (日米EU医薬品規制調和国際会議) で合意された不純物ガイドライン[1]によると，投与量2g／日以下の原薬中0.05％以上の不純物は報告を要し，0.10％以上で構造決定，0.15％以上の場合はその安全性の確認を必要とする。エナンチオマーはここでいう不純物に該当しないものの，片方の光学異性体のみに生物活性が見られる場合，高光学純度の光学活性体として新薬の認可を受けるのが最近の傾向である。

したがってプロセス設計にあたっては，ラボ研究の初期段階から高選択的でクリーンな反応の選択，精製が容易なプロセス，場合によっては精製が容易な中間体を意識的に経由するルートの選択に心がけるべきである。

②設備的制約の問題

超高低温，超高圧，強酸，強アルカリ条件など，通常の設備で実施できない反応条件はいうまでもなくスケールアップ上の障害になる。コストとの兼ね合いになるが，できるだけ特殊な設備を必要としない温和な条件の反応を選択したい。

③安全，衛生，環境保護上の問題

爆発性物質や猛毒性物質の取り扱いは極めて慎重を要し，一つ間違えば作業員の身体生命の安全を脅かすことになりかねない。どれほど安全対策を講じても100％の安全性を証明するのは困難である。危険物質の使用は可能な限り避けたい。

また，法規制物質の使用やハロゲン系溶媒，環境汚染物質の使用も回避する必要がある。

3.4 プロセス開発のブレークスルーポイント

さて，ほとんどのプロセス化学者は上記のような観点を考慮しながら効率的かつ実用的なプロセス開発を目指していく。まずは机上にてターゲットの逆合成に挑む。入手可能な原料，適切な

保護基の選択，工程数の削減など，ノートにメモを走らせながら良いアイデアを捻り出そうと努力する。

良いアイデアが得られればいよいよラボで本格的な研究を開始するわけだが，どのように良質のアイデアをもとにした研究であっても，その研究活動の途上において何らかのブレークスルーが要求される。また，プロセス開発研究を開始するに先立って，ブレークスルーのポイントすなわち解決困難な課題の存在を明確にしておく必要がある。プロセスの完成度を左右するような課題の解決には，行き当たりばったりではなく戦略的に挑戦するべきである。不必要に多くの課題やいたずらに困難な課題はそれ相応の効果が認められない限り避けるほうが得策である。

光学活性化合物のプロセス開発において最も解決が困難な課題は，多くの場合，今日においても如何にすれば不斉をうまく導入できるかという点である。最近のキラルテクノロジーの進歩により，実に汎用性が高くパフォーマンスの高い不斉導入方法が開発されているので，不斉の導入はもはや困難な課題ではないとの錯覚をもたれることがある。しかし，どのように優れたキラルテクノロジーであっても，特定のキラルテクノロジーを用いるプロセス設計に固執すると，別の解決困難な課題を生み出す結果となり，結果的に有力なプロセス開発に至らないことが多い。

そのような事態に陥らないようにするためにも，不斉導入手段としてのキラルテクノロジーの選択を誤らないようにするべきである。

3.5 キラルテクノロジーの比較

上記の観点以外にも配慮すべき点はあろうかと思うが，以上挙げたような視点を鑑みた各種キラルテクノロジーの特性と使い分けについて，実例を交えながら議論したい。

3.5.1 光学分割法

ジアステレオマー法，生化学的方法，クロマトグラフィー法など，いくつかの種類がある。後に述べる酵素法や不斉合成法と組み合わせて，速度論的分割を行う方法もある。

ジアステレオマー法は最も古くから用いられてきた光学活性体の取得方法であり，信頼性は高い。一度の光学分割で得られる活性体の光学純度が不十分であれば操作を繰り返すことによって高純度の光学活性体を確実に入手できるので，実用面で大きな利点がある。

その一方，古典的光学分割は，理論的最高収率が50％であるため，ラセミ体の原料を経済的に入手できない限り，他のキラルテクノロジーに比べると非効率的な方法であるといわれていた。しかし，図1の例に示されるように，近年，動的光学分割の原理を応用して，理論的最高収率100％の光学分割を行う高効率的な応用例が報告されている[2]。

3.5.2 キラルプール法

糖類，アミノ酸，その他の光学活性な天然物を出発物質とし，それを加工して目的化合物に誘

第4章　キラル医薬中間体開発の最前線

図1　動的光学分割による血小板凝集阻害剤中間体の合成

導する方法である。出発物質の天然物のキラリティーをそのまま利用できるので，ラセミ化さえしなければ100％eeに近い光学純度を有する目的物を取得できる。ジアステレオマー法による光学分割と並んで実用的信頼性の高い方法論である。しかし，汎用性に乏しく，立体化学を含め出発原料の構造に融通がきかないため，いたずらに製造工程を長くする場合が多い。うまくフィットしなければ他のキラルテクノロジーを用いた方法論より効率的になるケースは少ない。

3.5.3　酵素法

一般に酵素反応の不斉識別は厳密であり，例えばパン酵母を用いたカルボニル基の還元反応は，古くから簡便かつ高エナンチオ選択的なキラル導入手段として実験室レベルでよく用いられてきた。しかし微生物を用いた還元反応は，主に補酵素再生系の構築が課題となって反応の仕込み濃

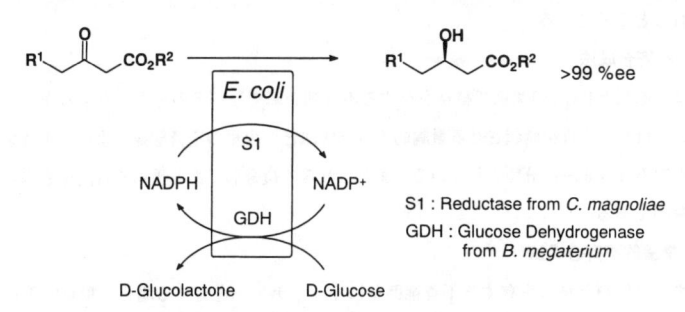

図2　遺伝子組換え大腸菌によるカルボニル化合物の不斉還元システム

度を実用的なレベルまで向上させることができず，長年にわたり非実用的かつ非効率的な方法とみなされていた。ところが近年，我々のバイオグループと京都大学清水昌教授らのグループが共同で，遺伝子操作によって還元酵素と補酵素再生酵素を共に宿主大腸菌で発現させることに成功し，有機合成反応とかわらぬ高い生産性で微生物を用いたエナンチオ選択的還元反応を実施できるようになった[3]。

我々はこのシステムを応用し，セロトニンアゴニスト中間体として有用な光学活性2-アミノメチルクロマン（5）の効率的プロセス開発に成功した[4]（Scheme 1）。

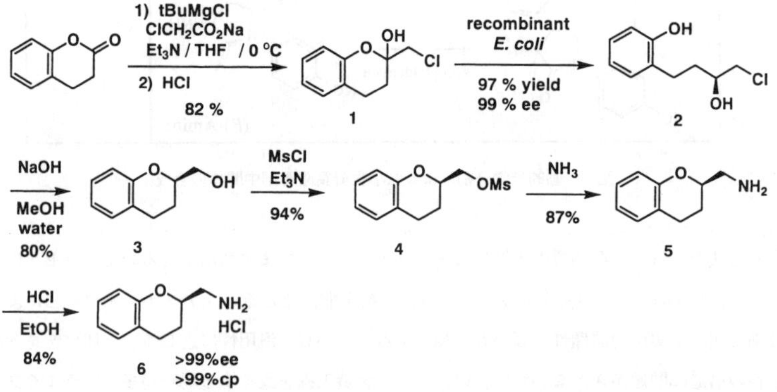

Scheme 1　光学活性2-アミノメチルクロマンの合成プロセス

今のところ実用性の高い酵素反応のバリエーションは，酸化，還元，加水分解反応などに限定されている。入手可能な出発原料から酵素反応だけで目的物に至ることは稀である。酵素反応をうまく活用し，ルート全体として効率的なプロセスを構築できるか否かにプロセス化学者の力量が問われるところである。

3.5.4　不斉合成法

一般に，原料と1対1の関係で結合を有する不斉補助基や原料そのものが有するキラリティーを利用して新たな不斉を誘起させる量論的不斉合成法と，少量の不斉触媒によって不斉を増殖させる触媒的不斉合成法に分類されている。またこれらの複合形である重複不斉誘導も場合によっては効果的である。

（1）　量論的不斉合成法

原料または原料と結合を有する不斉補助基にキラリティーを有する場合，量論的不斉合成によって得られる生成物はジアステレオマーの関係になる。したがって不斉合成の選択性が不十分

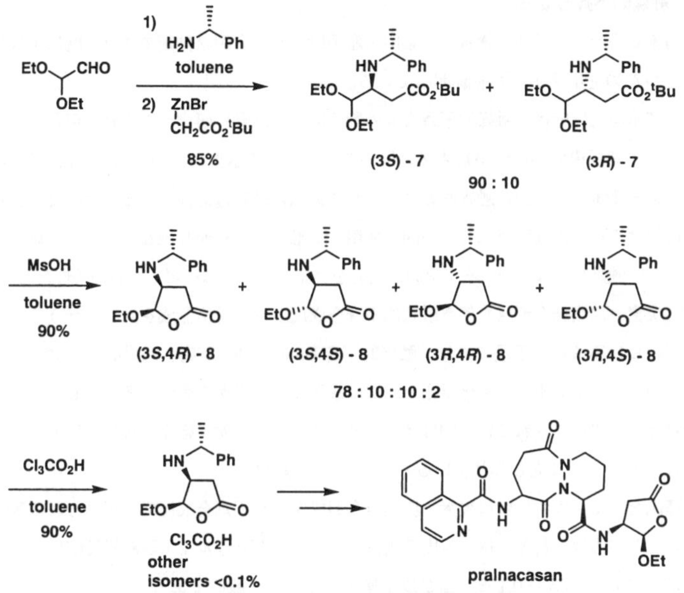

第4章 キラル医薬中間体開発の最前線

Scheme 2 光学活性アミノラクトンの合成プロセス

であっても，晶析や蒸留など現実的な精製操作によって不要な異性体を効率よく除去できれば，プロセス全体として実用的になる場合が多い。

効率面では不斉源の経済的入手がポイントとなる。我々は安価入手が可能な光学活性フェネチルアミンを不斉補助基に利用した量論的不斉合成手法により，インターロイキン1β変換酵素阻害剤中間体として有用な光学活性アミノラクトン（8）のプロセス開発に成功した[5]（Scheme 2）。

アミノラクトン（8）は5員環ラクトン上に連続した不斉中心を有する。

まず，アミノ基付け根の立体化学を不斉 Mannich 型 Reformatsky 反応で誘起し，ジアステレオ選択的にβ-アミノエステル（7）を取得した。さらに酸処理をほどこしアミノラクトン（8）に誘導したが，この段階で8は4種のジアステレオマー混合物として得られた。しかしこの混合物に適切な酸を加え8を塩として晶析すると，不要な8のジアステレオマーをほぼ完全に除去可能である。

このようにして，安価に入手可能な原料から反応2工程，晶析精製1工程，合計わずか3工程にして，高品質の目的物を効率的に合成できるようになった。

(2) 触媒的不斉合成法

 触媒的不斉合成は光学活性物質の工業的生産手段として有用な技術であり，既に工業化されているいくつかの応用例がそれを証明している。

 特に不斉水素化反応は，触媒的不斉合成の黎明期から活発に研究がなされ，現存する不斉触媒反応の中で工業規模の応用例が最も多い反応である。不斉水素化反応が高く評価される理由は，高いエナンチオ選択性，高い触媒回転数，それに幅広い基質適応性にある。その反面，不斉水素化反応における第一の問題点は，一般的に使用する触媒の価格が高価な点である。数万〜数十万回という高い触媒回転は，むしろ工業的に反応を実施するために不可欠な前提条件となっている。

 一方，炭素—炭素結合形成を伴う触媒的不斉合成反応は，骨格形成を同時に行うことができる実に効率の良い不斉導入手段であり，触媒の不斉 Diels-Alder 反応，触媒的不斉アルドール反応など，学術レベルでは不斉水素化反応と同様に数多くの報告がなされてきた。しかし，これらの不斉触媒反応が実用化されている例はほとんどなく，不斉還元反応や不斉酸化反応に比べ，工業的実用性の面でかなり立ち遅れているといわざるを得ない。

 その理由として，まず一般に炭素—炭素結合形成を伴う不斉合成反応に用いられる触媒の回転数が低いことがあげられる。特に前周期遷移金属を用いた不斉ルイス酸触媒反応においては，触媒量を基質に対し 0.05〜0.1 モル当量以上使用するのが一般的である。

 また使用可能な基質の制限が大きい。アルデヒドを反応基質とし，これに対する不斉付加反応を行う例が最も多く報告されているが，高いエナンチオ選択性が得られるアルデヒドはベンズアルデヒドや長鎖あるいは分岐アルデヒド等の嵩高いアルデヒドに限られる。

 さらにこれらの反応のエナンチオ選択性が十分ではない。90%ee を超える高エナンチオ選択的反応は数多く報告されているものの，99%ee を超えるものとなるとほとんど報告されていない。

 他に，触媒が不安定で調製や保存が困難なことや，−30℃以下の超低温反応条件が必須で特殊反応設備を必要とする場合が多いなど，これらの要因も工業化の妨げになっている。これらの問題点を克服せずして，触媒的不斉合成を活用した効率的かつ実用的なプロセスを構築することは難しい。

 我々は医薬中間体として有用な光学活性 2-メチル-2,3,5,6-テトラヒドロ-4H-ピラノン（9）

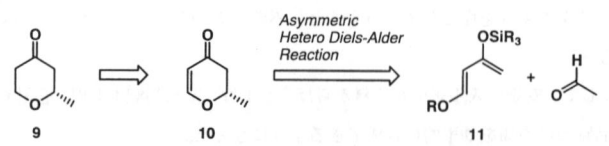

Scheme 3　光学活性ピラノン（9）のプロセス開発戦略

第 4 章　キラル医薬中間体開発の最前線

の最も直接的な合成をめざし，触媒的不斉合成法によるプロセス開発を開始した。すなわち下記に示すような，不斉ヘテロ Diels-Alder 反応を鍵反応とする合成計画であった（Scheme 3）。

我々がこの研究を開始した時点で，既に不斉ヘテロ Diels-Alder 反応を進行させるいくつかの優秀な触媒が報告されていた[6]。そこで，まずそれらの触媒を用いてアセトアルデヒドと Danishefsky ジエン（**11**）の不斉ヘテロ Diels-Alder 反応を試みたところ，期待に反しエナンチオ選択性は最高 13%ee にとどまり，実用化には程遠い結果に終わった。

このように初期検討で不斉ヘテロ Diels-Alder 反応が低選択的に終わった原因は，ひとえにアルデヒドの立体的貧弱さに起因すると考えられた。事実，ベンズアルデヒドなど反応の遷移状態で立体反発や π-電子相互作用が期待できるアルデヒドの不斉反応例が無数に存在するのに対し，ヘテロ Diels-Alder 反応に限らずアセトアルデヒドを用いた触媒的不斉反応はわずか 1 例[7] が知られているのみであった。

そこで，アセトアルデヒドのような小さなアルデヒドを用いても遷移状態において立体識別が行われるよう触媒を再設計し，比較的安価な不斉配位子BINOLを用いたチタンフェノキシ錯体（**12**）を考案した。

実際に，BINOL-チタン-フェノキシ錯体（**12**）を触媒に用いたところ，期待通り高エナンチオ選択的にアセトアルデヒドと Danishefsky ジエンのヘテロ Diels-Alder 反応が進行した[8]。尚，**12**を触媒とする不斉ヘテロDiels-Alder反応は，従来の類似反応になかった次のような特徴を有している。

1) 不斉ルイス酸触媒でありながら 1.5 モル％という低触媒量で反応が進行する。

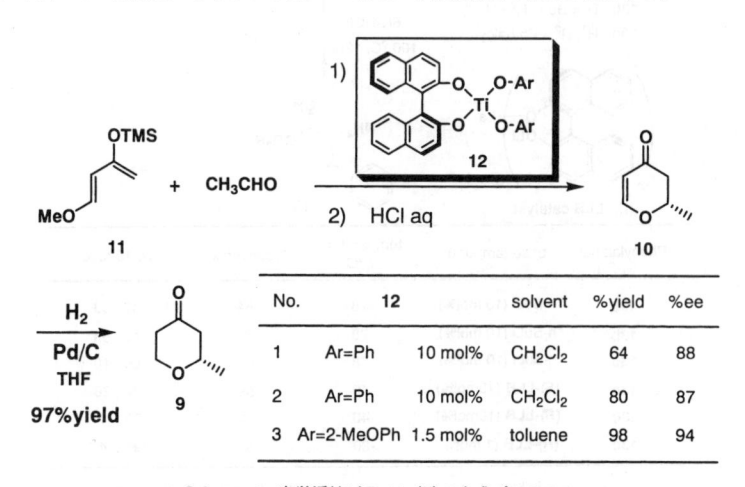

No.	12		solvent	%yield	%ee
1	Ar=Ph	10 mol%	CH_2Cl_2	64	88
2	Ar=Ph	10 mol%	CH_2Cl_2	80	87
3	Ar=2-MeOPh	1.5 mol%	toluene	98	94

Scheme 4　光学活性ピラノン（**9**）の合成プロセス

2) 常温で高エナンチオ選択的に反応が進行する。
3) 安価で比較的環境にやさしいトルエン溶媒中で反応が進行する。

このように比較的安価なBINOL-チタン-フェノキシ錯体（**12**）を触媒に用いた不斉ヘテロDiels-Alder反応によって，（**9**）の効率的な合成プロセスを開発できた（Scheme 4）。前述したような，触媒的不斉合成を実用化する上で障害となる多くのハードルをクリアしており，実用的合成プロセスをして期待がもてる。

（3） 重複不斉誘導

安価な出発物質を使用し量論的不斉合成法によって効率的プロセスの開発をめざしても，反応で充分な立体選択性が得られず簡便な異性体除去が困難であれば，実用的プロセスの構築を達成し得ない。このようなとき，不斉触媒を複合的に作用させて反応の立体選択性を向上させると効果的な場合がある。このような重複不斉誘導の手法を用い，我々は東京大学柴崎正勝教授らのグループと共同でHIVプロテアーゼ阻害剤中間体である光学活性 *allo*-フェニルノルスタチン（**16**）の実用的プロセス開発に成功した[9]（Scheme 5）。

L-フェニルアラニンより既知の方法で合成できるフェニルアラナール（**13**）に対し，量論的

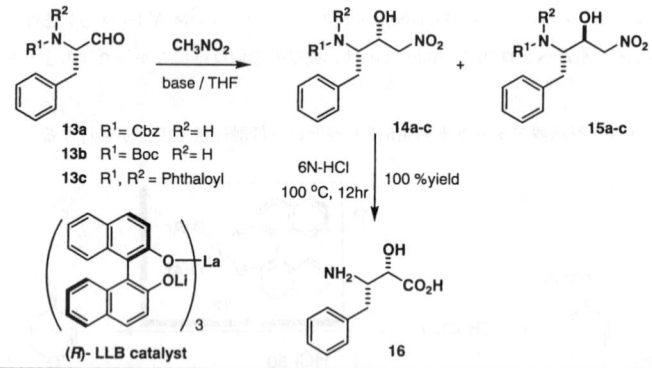

Phenylalanal	base (amount)	temperature /°C	%conversion	14/15 ratio
13a	n-BuLi (10 mol%)	-78	84	47 : 53
13b	n-BuLi (10 mol%)	-78	93	47 : 53
13c	n-BuLi (10 mol%)	-78	60	90 : 10
13c	(*S*)-LLB (10mol%)	-40	96	74 : 26
13c	(*R*)-LLB (10mol%)	-40	92	99 : 1
13c	(*R*)-LLB (1 mol%)	-30	82	96 : 4

Scheme 5　光学活性 *allo*-フェニルノルスタチン（**16**）の合成プロセス

第 4 章　キラル医薬中間体開発の最前線

不斉ニトロアルドール反応を実施すると，最高90：10の立体選択性で付加体（**14／15**）を与える．この反応の塩基に不斉ニトロアルドール反応触媒として知られているLLB錯体を触媒として使用すると，立体選択性は99：1にまで向上した．

3.6　おわりに

　以上，効率性と実用性の側面から各種キラルテクノロジーの特性について概説した．言うまでもなく，各キラルテクノロジーそれぞれに短所と長所，向き不向きがある．キラル医薬(中間体)のプロセス化学者は，これからも各種キラルテクノロジーの進展を見守り，目的に応じた使い分けを行う必要がある．特に酵素法と触媒的不斉合成法は，実用的な光学活性製品の製造法として，今後もさらなる発展を遂げるであろう．

　図3に，触媒的不斉合成に関係してJACS（Journal of the American Chemical Society）に掲載された論文数と，触媒的不斉合成に関係する公開特許の数を年度別に表示した．特許出願は90年代から徐々にその数を増やし始め，今日に至っても増加傾向にある．これは触媒的不斉合成が工業的生産手段として認知度を高め，応用研究が活発に行われていることを意味する．一方，JACSの論文数は，90年代後半に一時横ばいがみられたが，2000年代に入って再び増加傾向を取り戻した．触媒的不斉合成に関する基礎レベルでの新領域，新しい概念を開拓する研究が今もなお活発に行われている．

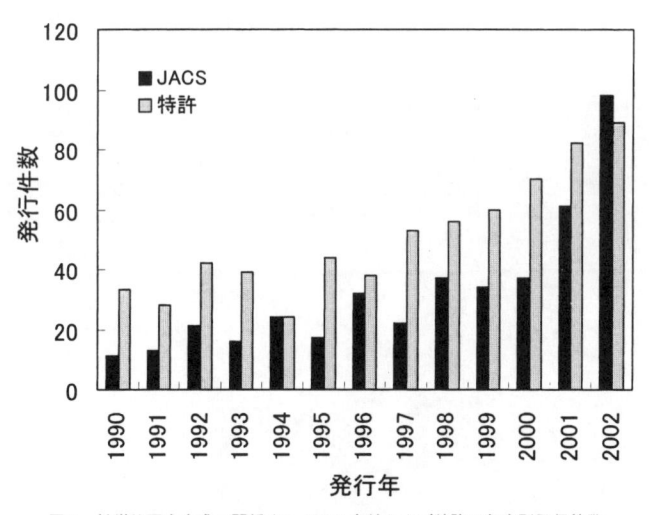

図3　触媒的不斉合成に関係するJACS文献および特許の年度別発行件数

文　献

1) 厚生労働省通知(2002.12.16),「新有効成分含有医薬品のうち原薬の不純物に関するガイドラインについて」
2) Colson, P-J.; Przybyla, C. A.; Wise, B. E.; Babiak, K. A.; Seaney, L. M.; Korte, D. E. *Tetrahedron Asymmetry,* **9**, 2587(1998)
3) Yasohara, Y.; Kizaki, N.; Hasegawa, J.; Wada, M.; Kataoka, M.; Shimizu, S. *Tetrahedron Asymmetry*, **12**, 1713(2001)
4) 満田勝，田中辰佳；WO03/040382.
5) 満田勝，天野進，長嶋伸夫；WO02/055478.
6) 例えば以下の総説：a) Kagan, H.B.; Riant, O. *Chem. Rev.*, **92**, 1007(1992)；b) Jørgensen, K.A. *Angew. Chem. Int. Ed.*, **39**, 3558(2000)
7) Ito,Y.; Sawamura,M.; Hayashi,T. *Tetrahedron Lett.*, **28**, 6215(1987)
8) Mitsuda, M.; Hasegawa, J. US Patent 5767295(1998)
9) Sasai, H.; Kim, W-S.; Suzuki,T.; Shibasaki, M.; Mitsuda, M.; Hasegawa, J.; Ohashi, T. *Tetrahedron Lett.*, **35**, 6123(1994)

4 合成抗菌剤レボフロキサシンの新規プロセス探索

佐藤耕司*

4.1 はじめに

約40年前に開発されたキノロン系抗菌剤は，当初は尿路感染症のような局所感染症に用途が限定され，当時は，全身感染症に有効な広域 β-ラクタム剤と比べてワンランク下の薬と見なされていた。しかし，いくつかのグループによる地道で辛抱強い研究の結果として，1970年代後半にキノリン骨格の6位にフルオロ基，7位にピペラジニル基を有している一般にニューキノロン，つまり，Norfloxacin (NFLX)，Pefloxacin，Ofloxacin (OFLX)，Enoxacin (ENX) およびCiprofloxacin (CPFX) の形として花開くこととなった（図1）。なかでも，当社が開発したオフロキサシンは，オキサジン骨格を含む特徴的な三環性母核を有しており，強い抗菌活性，広い抗菌スペクトル，ヒトでの優れた薬物動態のみならず高い安全性をも兼ね備えており，経口剤として各種感染症に高い臨床効果を示し，経口 β-ラクタム剤に勝るとも劣らない合成抗菌剤として，医療の現場より高い評価を与えられた[1]。

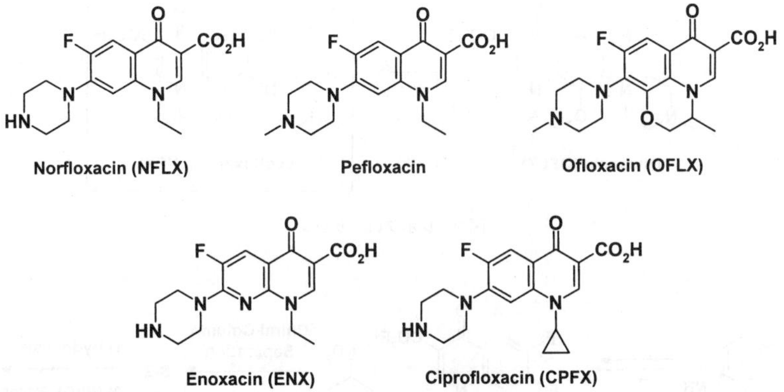

図1 ニューキノロン剤

このように，ニューキノロン剤が適応症を拡大し，臨床的に広く使用されるにつれ，合成抗菌剤の分野は製薬企業にとって魅力のある市場性の高い分野と認知され，激しい開発競争の火蓋が切って落とされることとなった。当社でも，オフロキサシンのポスト化合物獲得を目指し，様々なアプローチにより研究が続けられ，立体選択的合成法の目覚ましい進歩に歩調をあわせるよう

---

* Koji Sato 第一製薬㈱ 製薬技術研究所 主任技師

に，キノリン骨格の7位への不斉炭素を有する環状アミンの導入といった光学活性体の合成へも向かっていった。勿論，オフロキサシンの特徴的な三環性母核を有する化合物もターゲットとなったが，オフロキサシンの母核はラセミ構造で利用されており，より適切なリード母核への展開として，光学活性な母核合成へと創薬研究は進展していった。その一環としてオフロキサシンの光学活性体合成も実施され（図2），高速液体クロマトグラフィー（HPLC）による中間体の光学異性体分離により，オフロキサシンの二つのエナンチオマー合成にはじめて成功した（図3）。合成されたオフロキサシンの光学活性体S体（レボフロキサシン；LVFX）はR体（DR-3354）に比べ，8～128倍，オフロキサシンに比べてほぼ2倍の強い活性を有していることが判明し，光学活性な母核の有用性が明らかとなった[2]。このため，光学活性な母核からの展開により，オフロキサシンを凌駕する抗菌活性を示す化合物が幾つか見出されたものの，残念ながら安全性や体内動態の面から開発候補品としての資質が欠けていると判断された。一方で，平行して行なわれていた研究によって，レボフロキサシンは，急性毒性（マウス，静注）もR体より弱く，かつオ

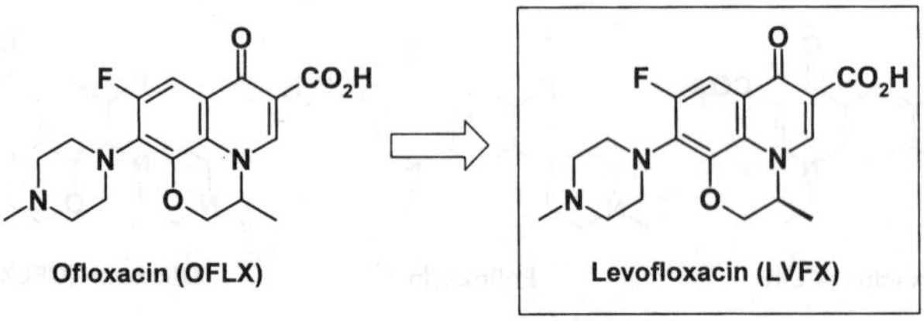

図2　レボフロキサシン

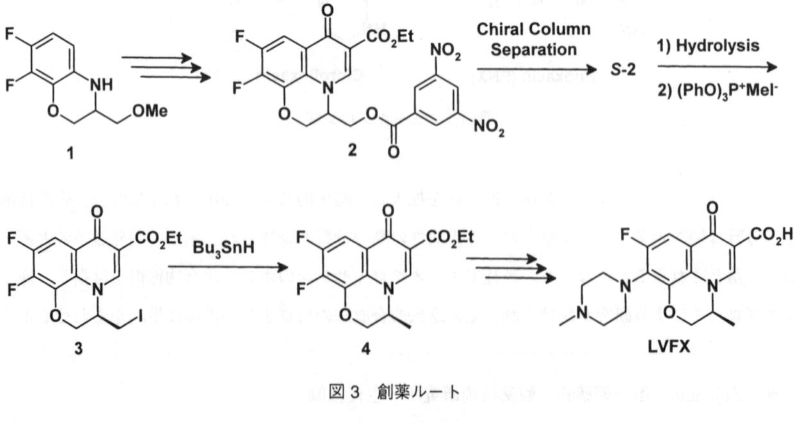

図3　創薬ルート

第4章 キラル医薬中間体開発の最前線

フロキサシンと比べ約10倍の高い水への溶解度を示すことも明らかとなった。これらのことから、強い抗菌活性と良好な物性を併せ持つレボフロキサシンは安全域をも拡大した薬剤として臨床開発が行なわれ、1993年に世界初の光学活性ニューキノロン剤として国内上市を達成した。また、これに続き、欧米、アジアの各国でも上市され、完成度の高い使いやすい合成抗菌剤として世界の医療の場で広く使用されている。

本稿では、レボフロキサシンの開発初期段階から工業化ルート構築に至るまでのプロセスを振り返ったのち、新規プロセス探索の目的とその成果に関して述べていく。

4.2 開発ステージの製造法～光学分割法の開発～

レボフロキサシンの臨床開発は、オフロキサシンで得られている知見やノウハウを活用して期間短縮を図ることとなっていた。これを受け、治験薬の大量合成法としてオフロキサシン製造中間体であるベンゾオキサジン5を利用したジアステレオマー分割法を開発した（図4）[3]。本法では、非天然型（D体）のプロリン誘導体6を用いることから、コスト面では大きく不利になるものの、目的とするジアステレオマーを再結晶により単離することが可能となった。これにより、初めて、キログラムスケールでの合成が達成でき、初期開発を支える治験薬製造法の確立に成功した。しかし、高価な非天然型のプロリン誘導体はS-5への変換の過程において、ラセミ化し、再利用できないことが明らかとなったため、本プロセスの工業化ルートへの開発は断念すること

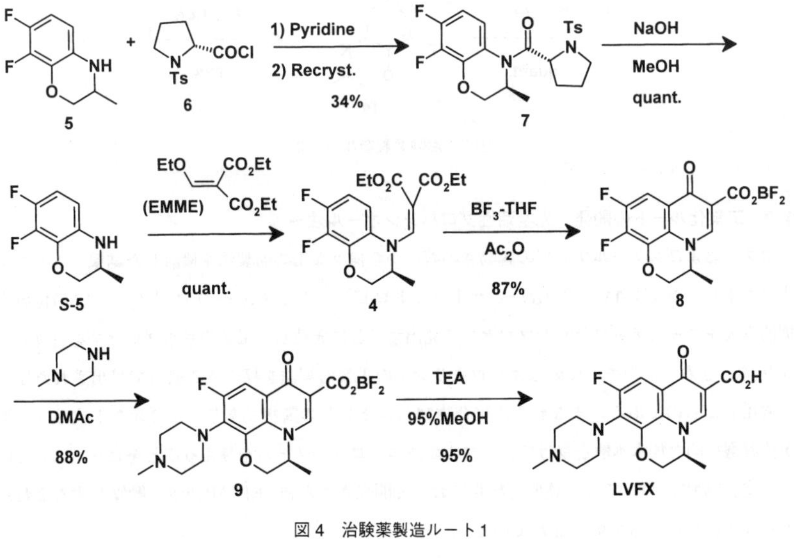

図4 治験薬製造ルート1

となった。

　次いで、ベンゾオキサジン5をより安価に効率的に光学分割する方法を検討した。すでにオフロキサシン製造中間体として工場で生産されている化合物5の光学分割は、不要な立体異性体がラセミ化可能となれば、オフロキサシンの製造技術や設備も利用可能となり、工業化ルートになり得ると考えたためである。

　化合物5は塩基性が弱いため、通常のカルボン酸系光学分割剤とは安定な塩を形成しなかったが、より強酸性のL-カンファースルホン酸を用いることにより、含水酢酸中にて光学分割が可能であることを見出した（図5）。しかし、L-カンファースルホン酸による光学分割は、光学純度を上げるために再結晶が何度も必要となり、収率は13％に留まった[4]。イミンを経る方法にてラセミ化出来ることも見出した[5]ものの、本プロセスもコスト面から工業的ルートとしては不十分であると判断した。

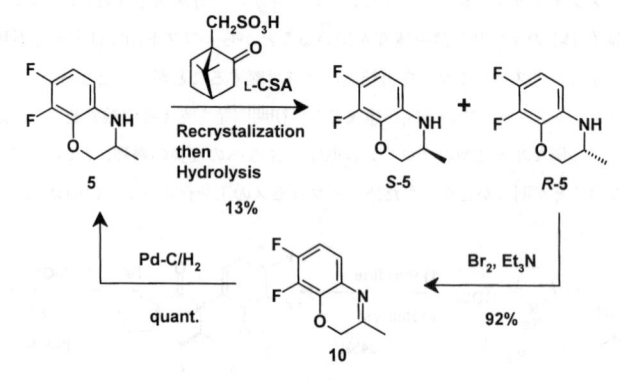

図5　治験薬製造ルート2

4.3　工業化ルートの開発〜光学活性プロパンジオール法〜

　コストおよびスケールアップの容易さの観点から様々な工業的製法を検討した結果、トリフルオロニトロベンゼン11への (R)-2-テトラヒドロピラニルオキシ-1-プロパノール12の位置選択的導入をキーステップとしたプロセスを見出すことに成功し、工業的基本プロセスを確立した（図6）[6]。なお、このキー反応はオフロキサシンの工業的製法を探索する過程で見出された知見を適用したものである。すなわち、化合物11はニトロ基の隣接基関与によりオルト位のフッ素が位置選択的な加水分解を受けて、ジフルオロニトロフェノールを与えることをヒントにしている。化合物12に関しては、高砂香料㈱において開発されたRu-BINAP錯体を触媒とする優れた不斉還元技術によって製造されている[7]。

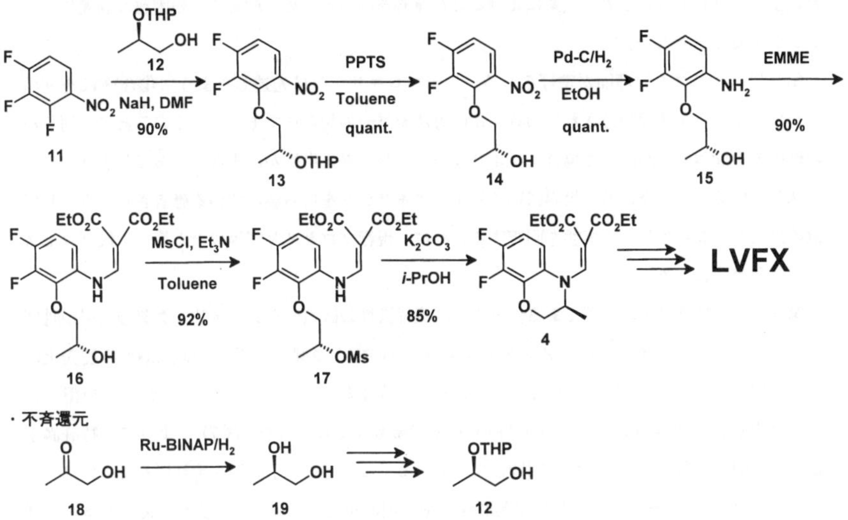

第4章 キラル医薬中間体開発の最前線

図6 工業的基本プロセス

ここまでは,レボフロキサシンの開発段階から工業化ルートへ至る歴史を振り返ってきた。次節からは,新プロセスの探索について,その目的と得られた成果を順に述べていく。

4.4 何故,第二世代プロセスの探索なのか?

第二世代プロセスを探索する理由は,それぞれの企業や薬で異なると思うが,レボフロキサシンの場合を例に考えてみよう。

第一には,それが我々プロセス化学者の使命だからである。プロセス化学者の使命とは,優れた医薬品の早期開発による人々の健康への貢献とコスト低減による企業収益の確保であろう。これらの使命達成のためにプロセス化学者が採る道としては,新規医薬品の製品化確率向上を目指したプロセス開発の取り組みと既に市場に出ている医薬品の第二世代プロセス開発の二つが挙げられる。新規医薬品のプロセス開発は,メディシナル化学者らによって見出された新しいくすりの卵を"いかにつくるか"といった仕事であり,そのサクセスストーリーは幾つも紹介されてきている。一方,第二世代プロセス開発は,既に販売している医薬品のプロセスを一変するものであり,成功した場合にはコスト削減が全て利益となるといったメリットを有しているものの,原薬品質の同等性証明や製法変更等の当局への申請といった困難な問題がつきまとうため,そのサクセスストーリーは殆ど知られていない。我々は,今までと異なった観点から仕事に取り組むこ

とにより，プロセス化学者の企業における存在意義を高めるため，敢えてこの困難な課題にチャレンジすることとした。

第二には，リスク管理面が挙げられる。レボフロキサシンは先述したように化合物12を利用したキラルプール法で製造されており，この方法が唯一の製造法であった。このことは，何らかの理由で中間体製造が滞った場合，レボフロキサシンの安定供給が出来なくなってしまうことを意味している。言い換えると世界にいるレボフロキサシンを待ち望んでいる患者さんに安定して供給出来なくなってしまう事態を回避するために，現行プロセスと同等以上の第二世代プロセス開発は急務であった。

第三には，特許満了の問題である。近年，医療経済性の観点からジェネリック薬の使用が叫ばれて久しい。イーライリリー・アンド・カンパニーの抗うつ剤プロザックは，2000年度売上げで26億ドルもあった売上げが2001年8月に特許が満了したのを期に，2001年度には20億ドルへと減少し，2002年度に至っては7.3億ドルまで激減してしまった（図7）[8]ように，特許満了は創薬型製薬企業にとっては死活問題となっている。この特許満了問題を乗り切るためには，ライフサイクル・マネージメントとして剤形変更や合剤の開発など様々な手法が考えられるが，プロセス・ケミストリーの観点からはジェネリック薬の価格と十分に対抗可能な安価なプロセスを開発することが挙げられる。レボフロキサシンも米国特許が2010年にも満了することを考えると，早急に第二世代プロセス開発に取り組む必要性があった。

以上の理由が，我々をレボフロキサシンの第二世代プロセス探索の旅路へつかせたと言ってよいだろう。

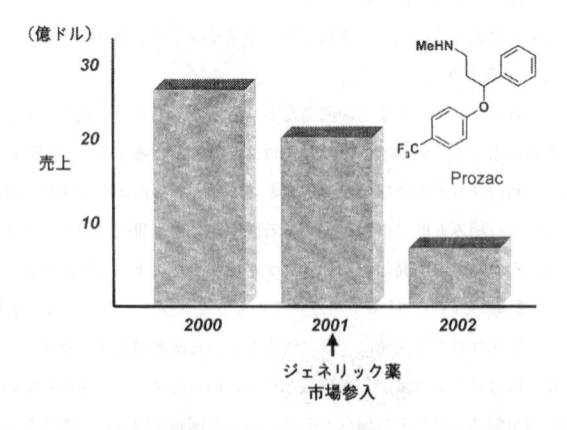

図7　プロザック売上推移

第4章 キラル医薬中間体開発の最前線

4.5 合成戦略～二つのアプローチ～

ここからは，実際に第二世代プロセス探索の話を取り上げていく。

第二世代プロセスを探していく上で，重要中間体である化合物4を標的化合物とし，二つの異なるアプローチを検討することにした。一つは，現行製造法の中間体同様にa部分でのオキサジン閉環法（アプローチA）を，もう一つはb部分でのオキサジン閉環法をとるアプローチ（アプローチB）である（図8）。前者では，現行製造法において今まで蓄積されてきているノウハウの利用が可能であり，品質コントロールを容易に出来る利点を有していた。一方，後者は，全く新しいアプローチであり，品質制御等が問題視されるものの従来にはなかった第二世代プロセスを構築出来る可能性を有していた。両アプローチともに，プロセス化学者にとって魅力的かつやりがいのあるアプローチであった。

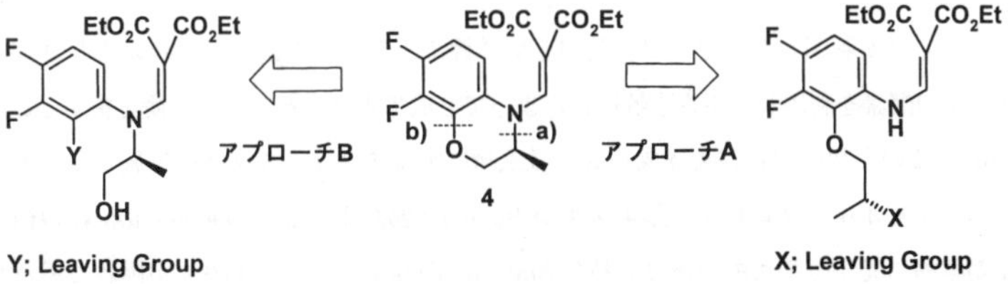

図8 合成戦略

4.6 アプローチAを経る第二世代プロセスの探索

現行製造法は完成度の高い製法であるが精査したところ，現行製造法では，(R)-1,2-プロパンジオール誘導体として化合物12を用いており，テトラヒドロピラニル基の保護・脱保護が必要となっていることが明らかになった。現行製造法ではニトロ基の還元に接触水添反応を利用しているため，保護基をベンジル基にすることが出来れば，工程の短縮が可能になると考え，(R)-2-ベンジルオキシ-1-プロパノール21を利用する合成ルートの検討を開始した（図9）。実際には，(R)-2-ベンジルオキシプロピオン酸メチル20を$NaBH_4$還元に付し，アルコール体21を得た。得られた21を水酸化カリウム—炭酸カリウムにて化合物11と処理し，次いで接触還元を行なうことによって，光学活性なアニリン15へ誘導することに成功した。15は工業的基本プロセスに基づいて容易に目的とする4への誘導が可能であった。ここで，出発原料となる20は，当初，文献[9]に従い，(R)-2-ヒドロキシプロピオン酸メチルをベンジルブロミドで処理することで合成していたが，ベンジルブロミドには催涙性の問題点があった。このため，催涙性のないベンジルクロリドでの代替を検討したが，反応性の低下に起因して得られる20の光学純度が低下

図9 アプローチA〜(*R*)-2-ベンジルオキシ-1-プロパノールルート〜

してしまうことが判明した。そこで、発想を切り替え、ラセミな2-ベンジルオキシプロピオン酸エステルの酵素を利用した不斉加水分解反応によって合成できないかと考え、検討をすることとした(図10)。この発想の切り替えは成功し、微生物によるスクリーニングを実施した結果、ラセミな2-ベンジルオキシプロピオン酸エチルが*Bacillus*属および*Microbacterium*属の微生物によって効率的に光学分割可能であり、特に*Bacillus Cereus*(ATCC14579)が優れた不斉認識能を有していることを見出した。また、光学分割法では理論上、半分の不要な立体異性体を生成してしまうため、製造プロセスとして構築するために、不要な立体異性体である*S*-2-ヒドロキシプロピオン酸の活用法を検討した。その結果、図10に示すようにワンポット法によって、効率良くエステル化—ラセミ化が可能であることを見出し、工業的に有望なプロセス開発に至った[10]。

この一方で、我々は、(*R*)-2-メシルオキシ-1-プロパノール26を利用する合成ルートの検討も同時に開始していた(図11)[11]。アルコール体26を直接11へ導入することが出来れば、現行

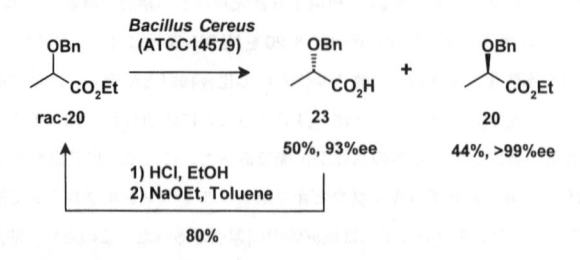

図10 酵素を利用したエチル(*R*)-2-ベンジルオキシプロピオン酸合成プロセス

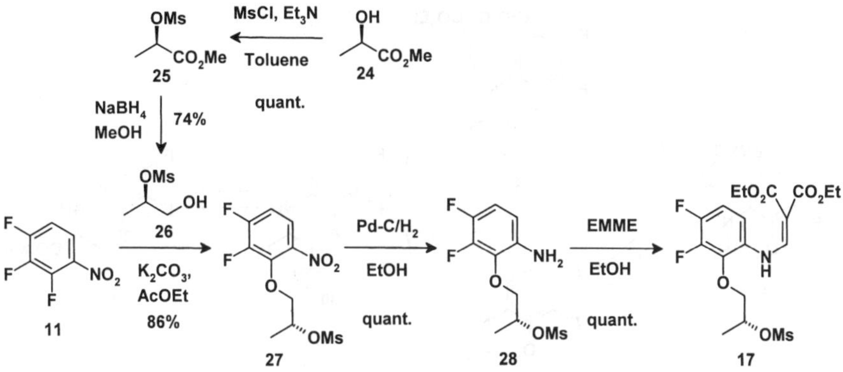

第4章　キラル医薬中間体開発の最前線

図11　アプローチA〜(R)-2-メシルオキシ-1-プロパノールルート〜

製法と比べて二工程の，先の(R)-2-ベンジルオキシ-1-プロパノールルートと比較しても一工程の短縮が達成できるからである．研究当初，位置選択性や収率面で難点を有していたものの，種々の反応条件をスクリーニングした結果，酢酸エチル中にて26を炭酸カリウムで処理することにより，高収率で目的とするニトロベンゼン誘導体27が得られた．得られた27は，接触還元およびメチレンマロネートの導入により光学活性なメタンスルホネート17への誘導が可能であり，さらに17もまた工業的基本プロセスに基づいて容易に目的とする4へと変換可能であった．なお，出発原料となる26は，(R)-2-ベンジルオキシ-1-プロパノールルートの場合とは異なり，(R)-2-ヒドロキシプロピオン酸メチル24をメシル化した後，$NaBH_4$還元することによって容易に得ている．

このように，現行製法と同様のオキサジン閉環法をとる場合のプロセス開発に成功を収めた．これらのケースでは，先述したように，今まで現行製造法において蓄積されてきたノウハウの利用が可能であり，品質コントロールが容易に出来るため，第二世代プロセスとして有望なプロセスである．

4.7　アプローチBを経る第二世代プロセスの探索

アプローチBを経由する逆合成解析を図12に示す．この逆合成解析における重要中間体は，(S)-2-(2,3,4-トリフルオロアニリノ)プロピオン酸メチル31である．このため，この化合物に関しては，さらに詳細に逆合成解析を実施した結果，①S_N2アプローチ，②不斉還元アプローチおよび③光学分割アプローチといった3つの方法を立案した（図13）．

先ず，S_N2アプローチを検討した．図14に示すように，24を無水トリフルオロメタンスルホ

図12 アプローチB逆合成解析

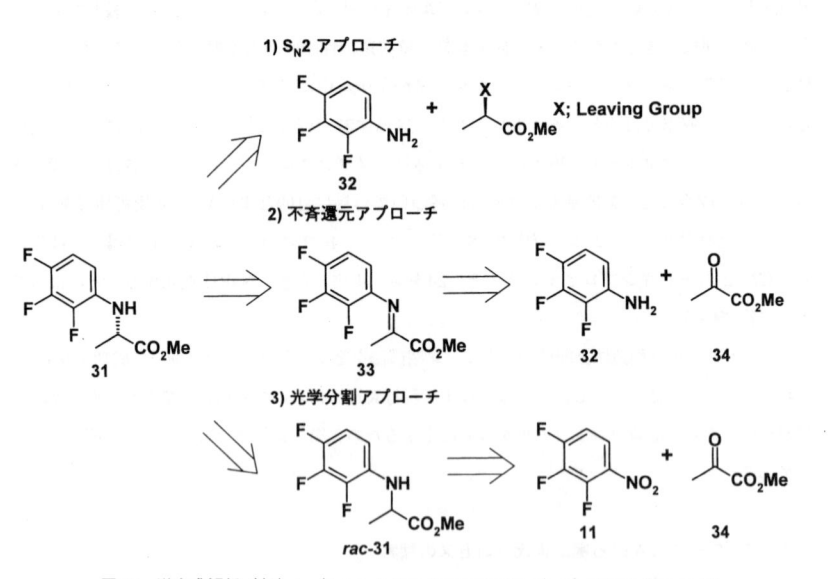

図13 逆合成解析（(S)-2-(2,3,4-トリフルオロアニリノ)プロピオン酸メチル）

ン酸にて処理して得られた(R)-2-トリフルオロメタンスルホニルオキシプロピオン酸メチル35とトリフルオロアニリン32を2,6-ルチジン存在下，処理することにより，目的とする31を高収率にて得ることに成功した．しかし，無水トリフルオロメタンスルホン酸は，高価かつ毒性の

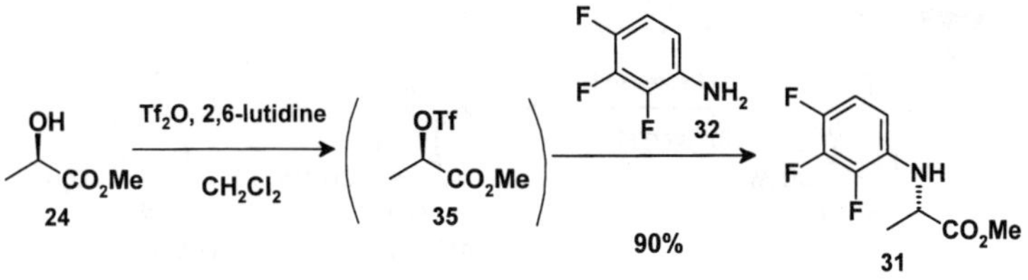

第4章 キラル医薬中間体開発の最前線

図14 S_N2 アプローチ

・環状イミン

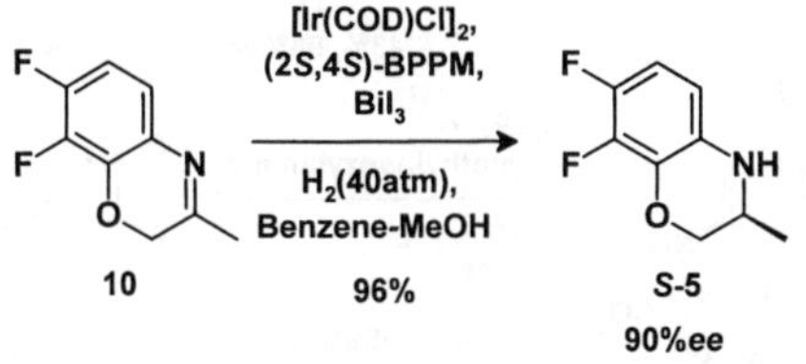

図中 10 → S-5 (96%, 90%ee)

・非環状イミン

32 → 33 (31%) → 31 (70%, 51%ee)

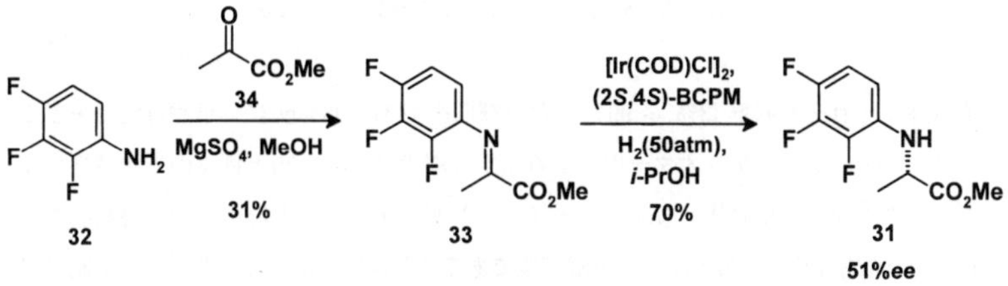

図15 不斉還元アプローチ

　高い試薬であり,製造プロセスには利用が不向きな試薬であるため,他の脱離基(−OTs, −OMs, −Cl)による S_N2 反応を検討したが,それらの脱離能は弱く目的とする生成物が満足のいく収率では得られなかった。従って,本アプローチによる 31 の合成法の検討は断念することとした。
　次いで,不斉還元アプローチを実施した。我々のグループでは,図15に示すように,環状イミン 10 では効率的な不斉還元法を見出している[12]ものの,非環状イミン 33 の場合,不斉還元は進行するものの不斉誘起は低く,実用的なレベルには到達しなかった[13]。こうした結果から,我々の興味の中心は,光学分割アプローチへと向かっていくこととなった。
　図16に示すように,初めに rac-31 の市販酵素を利用した光学分割を検討し,プロテアーゼNおよび α-キモトリプシンが本不斉水解反応では最良の結果を与えることが明らかとなった。両酵素ともに分液操作のみで目的物の単離が可能であり,再結晶を行なうことにより,目的とする

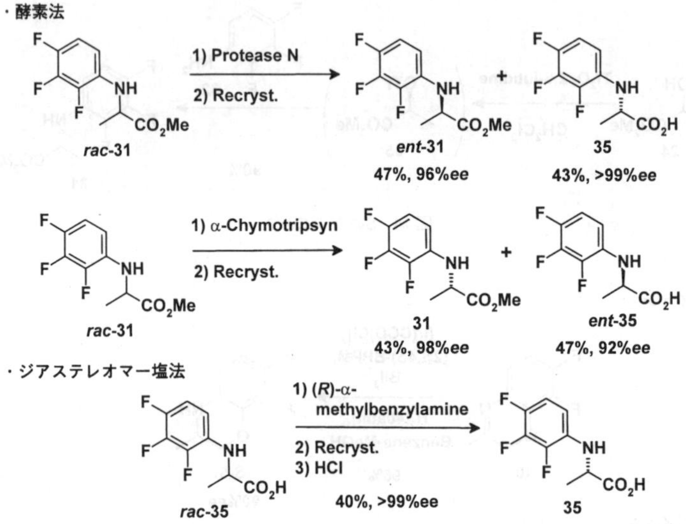

・酵素法

rac-31 →(1) Protease N, 2) Recryst.)→ ent-31 (47%, 96%ee) + 35 (43%, >99%ee)

rac-31 →(1) α-Chymotripsyn, 2) Recryst.)→ 31 (43%, 98%ee) + ent-35 (47%, 92%ee)

・ジアステレオマー塩法

rac-35 →(1) (R)-α-methylbenzylamine, 2) Recryst., 3) HCl)→ 35 (40%, >99%ee)

図16 光学分割（酵素法＆ジアステレオマー塩法）

立体異性体がそれぞれ収率43％，＞99％eeおよび収率43％，98％eeにて単離可能であることを見出した。一方，ジアステレオマー塩による光学分割では，rac-35と種々の光学活性アミンのスクリーニングを実施した結果，$(R)-\alpha$-メチルベンジルアミンとの塩が1回の再結晶を行なうことにより，収率40％，＞99％deにて単離可能であることが明らかとなった。光学分割アプローチでの原料となるrac-31は，図17に示すように還元的アミノ化によって合成した。つまり，11とピルビン酸メチル34を硫酸マグネシウム共存下，接触還元に付し，目的とするrac-31が高収率で得られた。また，前述したように光学分割法では不要な立体異性体のリサイクルが必要となるため，種々の条件検討を実施した結果，塩基によるラセミ化が可能であり，特にジメチルアセトアミド（DMAc）中，炭酸カリウムにて処理することによって，収率91％でent-31ラセミ化が可能であることが判明した。さらに，ラセミ化後，続けて加水分解を行なえば，rac-35へも誘導できることが明らかとなった（図17）。

スケールアップ可能なプロセスを構築した31は，図18に示すようにNaBH₄による還元，メチレンマロネートの導入および塩基による環化反応によって，目的とする4へと誘導可能であった。また，化合物30を塩基による環化およびメチレンマロネートの導入によって4を得る方法も併せて開発することに成功した[13]。

以上のように，現行製造法とは異なるオキサジン閉環法をとる場合のプロセス開発をも達成し

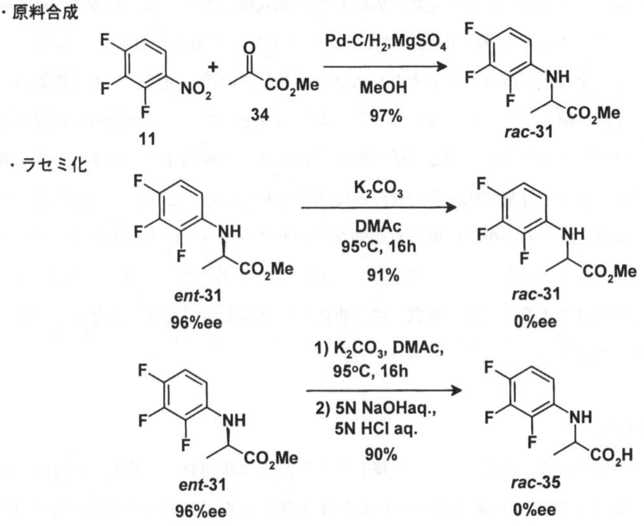

第4章　キラル医薬中間体開発の最前線

・原料合成

・ラセミ化

図17　原料合成およびラセミ化法

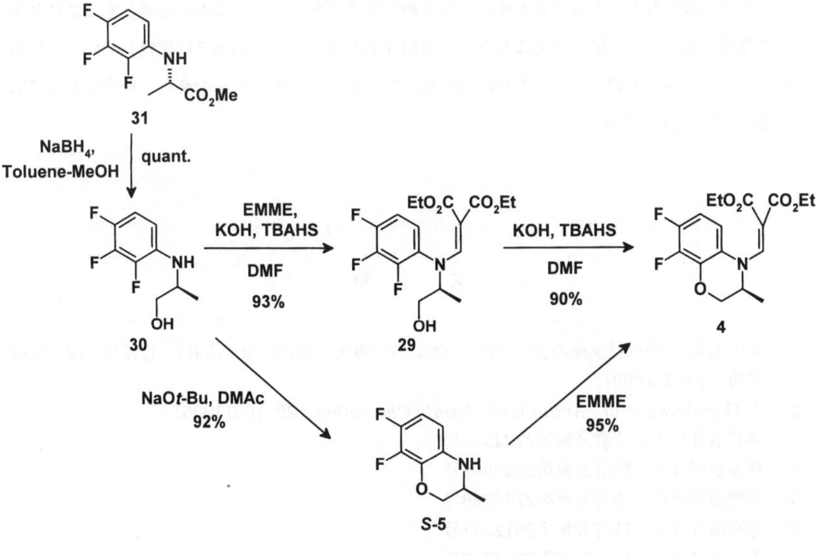

図18　ベンゾオキサジン誘導体プロセス

た.これらは,従来にはなかった発想で展開した研究成果であり,現行製造法の延長線上にはなかったプロセスであるが,第二世代プロセスとして十分に有望なプロセスである.

　駆け足にて,筆者らが取り組んできたレボフロキサシンの第二世代プロセス探索の一部を紹介してきた.今回,紹介したプロセスには,既にお気づきとは思うが,画期的な新規反応は含まれていない.特にキラル化合物を得る手法に関して言えば,古典的なキラルプール法,酵素分割およびジアステレオマー分割の組み合わせのみで構築されている.しかし,だからこそ大量合成においても,品質・収率の再現性に優れた頑強なプロセスとなっているのである.プロセス化学には,こういった面もあるということをわかって頂けたであろうか？　なお,努力の甲斐があり,今回紹介したプロセスの一つが,現在,第二世代プロセスとして花開こうとしていることを申し沿えさせていただく.

4.8　おわりに

　プロセス化学者には,先述したように優れた医薬品の早期開発による人々の健康への貢献とコスト低減による企業収益の確保といった大きな使命がある.これらの使命を達成するために,我々は常に未知の領域へと誘われる.この未知の領域では,既存の知識は過去のものであり,自らが試行錯誤した結果の失敗こそが「未知の領域での成功の手掛かり」と成り得る.すなわち,試行錯誤の失敗から得られる経験とその失敗を観察する洞察力が,創造性を必要とするプロセス化学を発展させていく原動力に他ならない.失敗を恐れずに,常に前向きに挑戦していく姿勢が大切であろう.本稿を通して,努力には必ず報いてくれるプロセス化学の楽しさが感じとって頂けたならば,幸甚である.

文　　献

1) 早川勇夫,「合成抗菌薬の分子設計」,医薬品の開発　第7巻「分子設計」,首藤紘一編,廣川書店,p147(1990)
2) I. Hayakawa *et al.*, *Antimicrob. Agents Chemother.*, **29**, 163 (1986)
3) 藤原敏洋ほか,特許公報第2724383号
4) 藤原敏洋ほか,特許公報第2632952号
5) 藤原敏洋ほか,特許公報第2746926号
6) 藤原敏洋ほか,特許公報第2612327号
7) 雲林秀穂ほか,特許公報第2684237号

第4章 キラル医薬中間体開発の最前線

8) a) Eli Lilly and Company Annual Report 2000, b) Eli Lilly and Company Annual Report 2001 and c) Eli Lilly and Company Annual Report 2002
9) P. Varelis *et al.*, *Aust. J. Chem.*, **48**, 1775(1995)
10) 佐藤耕司ほか，WO2002/070726
11) 佐藤耕司，特開2002-284757
12) K. Sato *et al.*, *Tetrahedron Asymmetry*, **9**, 2657(1998)
13) 佐藤耕司ほか，WO2001/018005

5 キラルテクノロジーによるジルチアゼムの製法開発

吉岡龍藏*

5.1 はじめに

1960年代の半ばに，田辺製薬の研究陣は中枢神経作用薬の開発を目指して1,5-ベンゾチアゼピン誘導体に注目していた。そして，これらの化合物の中に偶然にも冠血管拡張作用と心収縮力抑制作用とを併せ持つユニークな化合物が見いだされた。これが後のカルシウム拮抗剤ジルチアゼム/ヘルベッサー®の端緒である。以後ジルチアゼムは1974年に日本で発売されて以来，既に世界100ヶ国以上で販売され，30年経った今日でも狭心症のほか本態性高血圧症および不整脈の治療薬として高い評価を受けている。この化合物は1,5-ベンゾチアゼピン骨格の2位と3位に不斉炭素を二つ有するため4種類の構造異性体が存在する(表1)。これらのうち強い血管拡張作用を示し医薬品として有用なものは(2S,3S)-体であり，当初から薬効・安全性面を考慮して光学活性体として開発された[1]。しかし，1970年当時，光学活性体として開発される医薬品は一部の抗生物質や天然物由来化合物を除けば全医薬品のうちの僅か数パーセントという情勢にあり，ましてや不斉炭素を二つも有するジルチアゼムの工業化開発は容易でなかった。そのため，その合成ルートの研究開発では，いかにして効率よく(2S,3S)-体を製造するかが大きな課題とな

表1 ジルチアゼムの異性体と生物活性

cis-(+)-(2S,3S)-体
塩酸ジルチアゼム

作用	生物活性(シス体)
血管拡張作用	(+)＞(±)＞(−)
平滑筋弛緩作用	(+)＞(±)＞(−)
局所麻酔作用	(+)＝(±)＝(−)
LD_{50}	(+)＝(±)≧(−)

* Ryuzo Yoshioka　田辺製薬㈱　製薬研究所　主任研究員

第4章　キラル医薬中間体開発の最前線

り，この製法開発とコスト低減に多大な時間と労力が費やされてきた．

本稿では，種々のジルチアゼム中間体の物理化学的光学分割をはじめとして，酵素的光学分割，さらには最近の不斉合成プロセスの研究例を紹介し，数々のキラルテクノロジーを駆使して開発されてきたジルチアゼムの工業生産プロセスの一端を紹介したい．

5.2　物理・化学的光学分割

古くから実施されている優先晶析やジアステレオマー塩形成による光学分割法は，光学活性体を得る有用な手段であり，田辺製薬においてもかつて α-アミノ酸などの光学分割に多用してきた[2]．ジルチアゼムの製法においても初期段階からこれらの技術が駆使され，実際に（±）-スレオ-ニトロカルボン酸3のジアステレオマー分割法は長期にわたり実生産プロセスに用いられた[3]．その一方で，実用化にまで至らなかったものの，数々のユニークな製法も開発されてきたので，ここではこれらの研究例もまじえて以下に紹介する．

5.2.1　優先晶析光学分割

優先晶析法はL.Pasteurの門下生D. Gernezによって今日の操作法がつくられたといわれる古典的な分割法である[2]．ジアステレオマー分割法のように高価な光学分割剤を必要とせず，自動化，連続化するのも容易であり，工業的に有利な製法といわれている．したがって，大量生産が必要なジルチアゼムにおいては好適な技術であるといえる．これまでに（±）-スレオ-アミノカルボン酸4のナトリウム塩[4]，シクロヘキシルアミン（CHA）塩[5]およびアルキルエステル誘導体[6]などの優先晶析が報告されている．弊社ではグリシッド酸エステル2[7]およびチアゼピン6の3-アミノ-4-ヒドロキシベンゼンスルホン酸（AHS）塩[8]のユニークな製法を開発した（図1）．

（1）　グリシッド酸エステルの優先晶析分割[7]

図1のジルチアゼム合成ルートのなかで優先晶析光学分割が適用できる化合物として，アニスアルデヒド1とクロロ酢酸メチルとからDarzens反応によって容易に得られるグリシッド酸エステル2が注目された．しかし，2自体はラセミ体と光学活性体の結晶に関して，優先晶析光学分割が適用できないラセミ化合物[2]であった．そこで，著者らはラセミ混合物として結晶化する種々のアリールエステル体について調べた結果，唯一4-クロロ-3-メチルフェニルエステル体（（±）-2CMP）のみがラセミ混合物（Conglomerates）として結晶化することを見いだした．表2に示すように，融点はラセミ体よりも光学活性体が高く，溶解度はTHF溶媒においてラセミ体が光学活性体の約2倍であり，IRスペクトルは両者で一致した．これらの結果から，（±）-2CMPは典型的なラセミ混合物結晶であり，表3に示すようにTHF溶媒を用いて（+）-2CMPと（-）-2CMPとを交互に2.5-7.5%の分割収率で，またDMF溶媒中[7]においても6-9%の分割収率で繰り返し取得することができた．これらの結果はエポキシ誘導体の優先晶析による交互

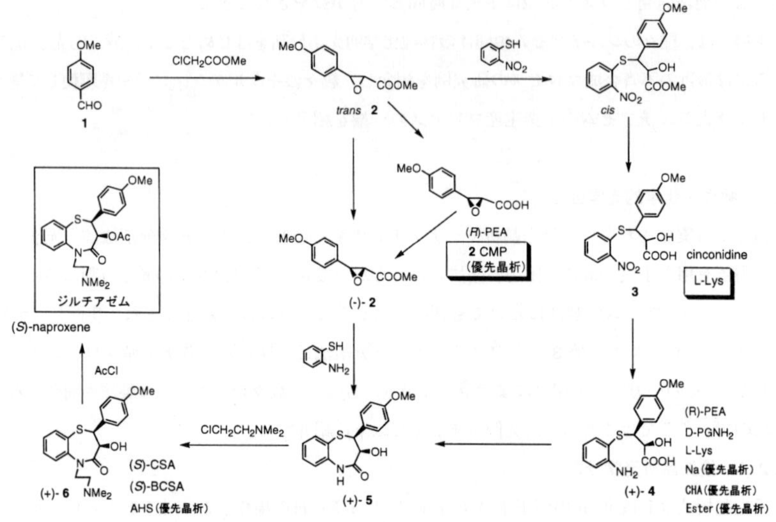

キラル医薬品・医薬中間体の開発

図1 物理化学的光学分割法による光学活性ジルチアゼム中間体の製造

表2 グリシッド酸エステル誘導体の物性値

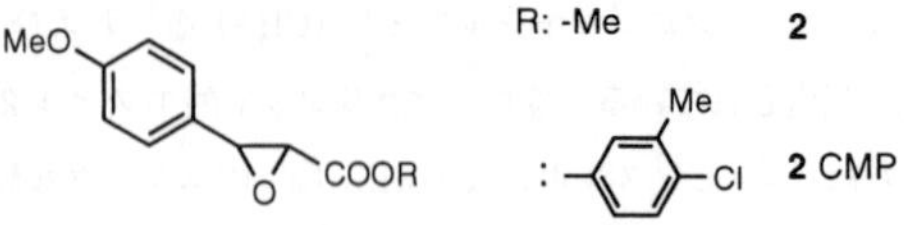

R: -Me　　**2**

: -(Me, Cl 置換ベンジル)　　**2 CMP**

	mp (°C)	Solubility [g / 100 ml solv]		IR spectrum
		20 °C (Toluene)	25°C (THF)	
(±)-**2**	69-71	15.3	-	different
(-)-**2**	87-88	9.2	-	
(±)-**2**CMP	123-124	-	14.0	identical
(-)-**2**CMP	139-141	-	6.7	

分割に初めて成功した例として注目される。

このようにユニークな（±）-2CMPの優先晶析法が確立できたが，工業化研究においてはアリールエステルへの誘導化やチアゼピン 5 への変換などで工程数およびコスト面で現行法よりも有利とはならず，残念ながら工業化までには至らなかった。

第4章 キラル医薬中間体開発の最前線

表3 優先晶析による2CMPの光学分割(THF)[a]

Run	Amount of (±)-2CMP added (g)	Composition of the solution		Separated crystals		Degree of resolution[d] (%) (R)
		(±)-2CMP (g) (A)	Excess (+)- or (-)-2CMP[b] (g) (B)	Yield (g) (C)	Optical purity[c] (%) (D)	
1	—	8.58	0.40 (−)	0.51 (−)	100	2.5
2	0.22	8.58	0.11 (+)	0.35 (+)	98	5.4
3	0.48	8.58	0.24 (−)	0.42 (−)	99	4.2
4	0.36	8.58	0.18 (−)	0.49 (+)	99	7.0
5	0.62	8.58	0.31 (−)	0.64 (−)	91	6.3
6	0.62	8.58	0.28 (+)	0.61 (+)	99	7.5

a) Resolutions were carried out at 25 °C on a 50 ml scale using 3 mg of seed crystals.
b) Values were calculated from an analysis of the separated crystals. *c*) Determined by comparison of the specific rotation of the separated crystals with that of the enantiomerically pure ones.
d) R = (C·D/100−B−0.003)·(2/A)·100.

5.2.2 ジアステレオマー光学分割

　優先晶析法とともに古典的製法といわれるジアステレオマー法は、一世紀半もの長い歴史をもち、未だにキラルテクノロジーの中核をなす重要な分離技術である[2]。ジルチアゼムにおいてもこれまでに数多くの報告例がある。当社で最初に手がけたのは、ラセミ型チアゼピン誘導体 6 を (1S)-(+)-カンファー10-スルホン酸(CSA)でジアステレオマー分割する方法である[9]。その後、(±)-スレオ-ニトロカルボン酸 3 [3, 9]、(±)-スレオ-アミノカルボン酸 4 [10〜12]、さらにはグリシッド酸エステル 2 のカルボン酸体の光学分割[13]も検討された(図1)。また、近年には(1S)-(+)-3-ブロムカンファー9-スルホン酸(BCSA)による 6 の優れた別途分割法も開発された[8]。ここでは紙面の都合で実際に工業化されたニトロカルボン酸 3 の光学分割例を中心に紹介する。

(1) ニトロカルボン酸・L—リジン塩の工業的光学分割[3]

　(±)-スレオ-ニトロカルボン酸 3 は 2-ニトロチオフェノールとトランス-グリシッド酸エステル 2 との付加反応によって高選択的に生成する(±)-3エステル体を加水分解して得られる[14]。この光学分割剤として、安価で入手が容易な塩基性アミノ酸のL-リジンが見いだされた。しかし、当初は表4に示すようにメタノールに対する 3·L-リジン塩の溶解度は極めて小さく、生成した塩を完全に溶解して晶析するという通常の分別晶析法では溶媒が多量に必要なため実用化は難しかった。そこで(±)-3 を 15倍量のメタノールに溶解し、50%L-リジン水溶液を滴下する方法で、L-リジンの使用量(モル比)と分割収率(析出晶の収率×光学純度)との関係を調べた(表5)。その結果、溶解度が非常に低いために、L-リジンを0.5モル比以上用いると、No.9のようにメタノールを大量に使用しない限り、もう一方のジアステレオマー塩の結晶化が急激にはじまり、著しく光学純度が低下することがわかった。一般に、ジアステレオマー法では両ジアステレオマーの溶解度の差によって分割収率が決まると解釈されている。この点から考えると、両塩の溶解度差は約4倍であり、決して大きなものではない。しかし、このように操作法を工夫

することによって，実用的な製法に改善することができた．

以上の結果をもとにして，0.5モル比（No.4）のL-リジンを用いる（±）-3の極めて簡便で効率のよい光学分割法を確立した．この簡便な光学分割法を組み込んだ製造ルートの完成によって，ジルチアゼムの工業生産が可能となり，グローバルに成長した1980年代のジルチアゼムの世界

表4 ニトロカルボン酸3・L-リジン塩の物性値

	融点 (℃)	溶解度 (30℃) (g/100ml MeOH)	$[\alpha]_D^{25}$ (c 1, 0.1N NaOH)	IR Spect (cm^{-1})
(2S,3S)-3・L-リジン	222-223	0.11 0.13[a]	-103.4	3275,1590
(2R,3R)-3・L-リジン	217-220	0.45 0.31[b]	+112.0	3276,1590

a) (2R,3R)-体を同量共存 b) (2S,3S)-体を同量共存

表5 L-リジンを用いる(±)-ニトロカルボン酸3の光学分割

No	L-リジン[a] (モル比)	(-)-(2S,3S)-ニトロカルボン酸3・L-リジン塩				分割収率[e] (%)
		収量[a] (g)	収率[b] (%)	$[\alpha]_D^{25\ c)}$	光学純度[d] (%)	
1	0.15	1.5	100.0	-100.2	97.1	14.7
2	0.30	2.6	87.5	-98.6	95.6	25.1
3	0.38	3.6	95.6	-99.5	96.4	35.1
4	0.50	4.6	92.7	-94.5	91.6	42.0
5	0.60	5.3	89.2	-70.2	69.1	37.0
6	0.70	6.3	90.8	-41.6	42.6	27.1
7	0.85	7.9	93.8	-14.3	17.3	13.8
8	1.00	9.1	91.8	-0.2	4.2	3.9
9	1.00 f)	4.1	41.6	-104.8	98.1	40.8

a)光学分割：(±)-ニトロカルボン酸 7.0g(0.02モル)，MeOH 105ml (15倍量)
b)L-リジン使用量より計算　c) c 1, 0.1N NaOH　d)標品の比旋光度から計算
c)(-)-体取得収率　f)光学分割：MeOH 1400ml (200倍量) 使用

第4章　キラル医薬中間体開発の最前線

的な需要に応える量産体制を整えることができた。田辺製薬ではこの分割ルートで約15年間にわたりジルチアゼムを工業生産し，その光学分割回数は実に1万回を上回ると記録されている。

5.3　合成—酵素ハイブリッドプロセス

キラル物質のなかには，化学的な光学分割法や不斉合成法のみでは対処することが困難な化合物も多く存在する。このような場合に有機合成プロセスに穏やかな生体触媒反応を組み込んだ製法，いわゆるハイブリッドプロセス[15]が有効な場合も少なくない。弊社では1970年代に酵素の固定化法[16]，1980年代には遺伝子組換えによる酵素高生産法[17]を確立して，種々のアミノ酸の工業生産に利用してきた。これらの製造技術はジルチアゼムの中間体に対しても多分に活用され，図2に示すような数々の実用的製法が開発された。ここでは，実生産にまで漕ぎ着けた酵素的不斉加水分解法を中心に，最近のアミド化法やエステル交換法の研究例も紹介する。

5.3.1　不斉加水分解によるグリシッド酸エステルの工業的酵素分割

一般に光学活性体の製造プロセスにおいて，後工程でラセミ化が起こらない限り，なるべく出発原料に近い段階でキラリティーを構築するのが，生産効率，コスト面だけでなく，廃棄物量も少なくて済むので環境保全においても有利である。図2の合成中間体でこれに該当する化合物として，グリシッド酸エステル2が挙げられる。しかし，この化合物は酸・塩基の官能基をもたず，しかもベンゼン環に隣接して反応性に富むオキシラン環を有するため，前項で示したよう

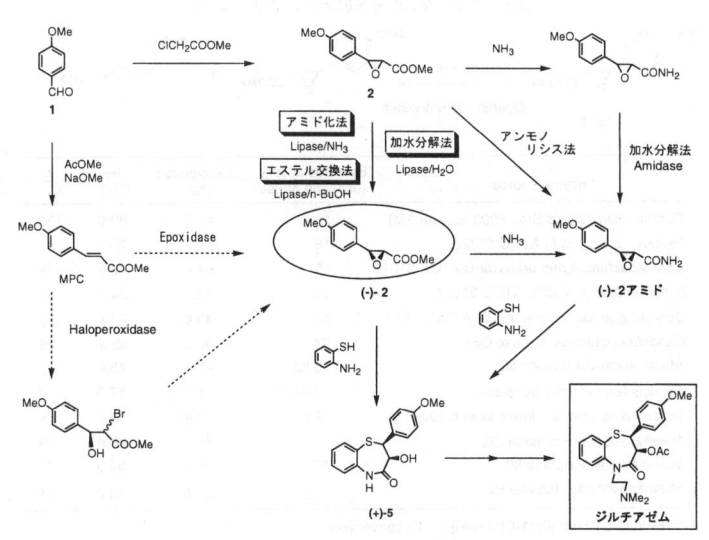

図2　酵素法によるジルチアゼム中間体の製造

に物理化学的光学分割では実用化は難しかった。そこで，酵素反応を利用したハイブリッドプロセスが導入された。

ラセミグリシッド酸エステル（(±)-2）は水に難溶で，しかも水溶液中ではかなり不安定な物質であったが，非極性有機溶媒-水二相系では比較的に安定であることがわかり，この系で市販酵素および当社保存菌株を対象にスクリーニングを行った。その結果，(±)-2のうちの不要な(+)-2を高選択的にエステル加水分解して(-)-2を効率よく与える*Serratia marcescens*(SM)由来のリパーゼを見いだすことができた（表6）[18]。このリパーゼSMの分子量は62,000と推定され，(+)-2の基質に対してトルエン—水二相系で基質親和性K_m350mM，反応速度V_{max}1,700 units/mg proteinの加水分解活性を有し，そのエナンチオマー選択性（E値）は実用性のある100以上の高い値を示した[19]。そこで，このリパーゼSMを用いて加水分解法の工業化研究を行い，まず，装置構造が簡単でかつ良好な界面反応が期待できる撹拌槽型リアクターを検討し，トルエン-水二相系のエマルション型バイオリアクターを開発した[20]。さらに精製工程の簡素化や酵素の有効利用による省力化を図って固定化システムの導入を行い，有機溶媒と水の二液相からなる親水性限外濾過膜にリパーゼを固定化した膜型リアクターの開発にも成功した（図3, 4）[21]。これらのリアクター反応では有機溶媒相中に溶解した(±)-2のうちの(+)-体はリパーゼによって加水分解され，副生したアルデヒドは亜硫酸ナトリウムと付加物を形成して反

表6 2の不斉加水分解酵素のスクリーニング

Enzyme source	Esterase activity (units/mg protein)	Conversion (%)	ee (%)	E
Serratia marcescens Sr41 8000 (Lipase SM)	36	48.2	89.0	135
Pseudomonas putida ATCC 17426	18	44.2	75.1	85
Corynebacterium primorioxydans ATCC 31015	16	44.6	75.6	73
Pseudomonas mutabilis ATCC 31014	13	44.7	74.7	57
Corynebacterium alkanolyticum ATCC 21511	18	45.8	77.4	53
Candida cylindracea (Lipase OF)	34	50.0	82.2	26
Mucor javanicus (Lipase M)	0.82	48.0	75.0	22
Bacillus licheniformis (Alcalase)	0.91	41.2	57.0	17
Rhizopus japonicus (Lipase saiken 100)	2.3	42.8	58.4	15
Bacillus subtilis (Prolatase 27)	-	45.1	62.6	14
Mucor miehei (Palatase M)	27	45.3	60.3	12
Pseudomonas sp. (Lipase P)	0.20	49.8	68.6	11

$E = \ln[(1-C)(1-ee)]/\ln[(1-C)(1+ee)]$ C: conversion

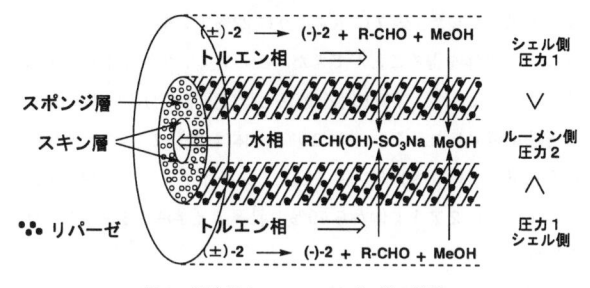

第4章 キラル医薬中間体開発の最前線

図3 親水性ホローファイバー膜の構造

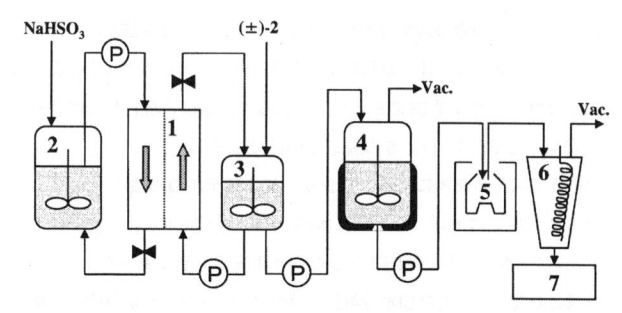

図4 膜バイオリアクターを用いる(−)-2の工業生産工程図
1. 膜バイオリアクター；2. NaHSO₃水溶液；3. トルエン溶液；
4. 晶析タンク；5. ろ過機；6. 減圧乾燥機；7. 製品保管

応と同時に水相中へ除去できるため，反応後有機溶媒を留去するだけで光学純度99.9%以上の(−)-2結晶が43-45%の高い分割収率で取得できた。後者の膜型バイオリアクターを用いた場合には，酵素活性の半減期が撹拌槽型バイオリアクターを用いた場合の30倍に向上し，膜を再生することなく約1ヶ月間の酵素の繰り返し使用が可能となり，(−)-2の効率的な実生産法が確立された。

本製法は57m²の膜面積をもつコンテナーを多数並列したスケールで効率的な工業生産が1993年に実施され，ジルチアゼムの製造原価低減に大きく寄与した。

5.3.2 グリシッド酸エステルのアミド化と酵素的不斉アミド化[22]

グリシッド酸メチルエステル2は皮膚刺激性作用（かぶれ）が強いことが知られている。これは生産作業の大きな障害となるため，エステル体よりも感作性が弱い(−)-2アミド体の製法が検討された。当初著者らは2のアミド化反応は，オキシラン環が容易に開裂するためかなり困難であろうと考えていたが，アンモニアのみならず低級アミンのアミド化も簡便な操作で収率よ

く調製できる条件を見いだした。表7に示すように22%アンモニア／メタノールを用いるとほぼ定量的に (−)−2アミド体を得ることができた。このアミド化法と上記の加水分解法とを組合せて連続反応することによって，不斉加水分解法とほぼ同等の分割収率（43%）で (−)−2アミド体を製造する方法を確立した。この (−)−2アミド体は (−)−2（エステル体）と同様に，金属および酸触媒の存在下，クロロベンゼン中で2-アミノチオフェノール（AMSH）と付加・閉環反応することによって，(−)−2アミド体から79%の収率で光学活性1,5-ベンゾチアゼピン (+)−5を製造することができた。

一方，さらに簡便な別途不斉アミド化法として，(±)−2のトルエン溶液中にアンモニア／tert-ブタノールおよびリパーゼSMを加えて，(+)−2のメチルエステル部分のみを選択的に不斉アミド化し，この反応液から両者の溶解度差を利用して，(−)−2結晶を高収率で取得する方法が検討された[23]。また，(−)−2アミド体の選択的製造法として，(±)−2の酵素的な不斉アンモノリシス法や不斉加水分解法（図2）も開発された。これらの製法は，現行法と組合せることによって人体に優しく安全で効率的な (+)−5 の製造が期待できる。

5.3.3 酵素的不斉エステル交換によるグリシッド酸エステルの製法[24]

グリシッド酸エステル2は前述したように水溶液中では不安定な化合物であることから，加水分解法ではトルエン−水二相系で反応させるという工夫が必要であった。

この点の改善策として，2および加水分解法で用いたリパーゼSMが有機溶媒中で安定であることに着目して，有機溶媒中でのエステル交換による (±)−2 の酵素分割が検討された。すな

表7 グリシッド酸エステル2のアミド化

R	Solvent (quantity)[a]	(equiv)	Reaction conditions		(−)-2amide[b]	
			Temp	Time (h)	Isolated yield (%)	Chemical purity (%)[c]
H	DMF (1.5)	28 % NH_3 / H_2O (10)	rt	2	85	>99
H	MeOH (1.9)	28 % NH_3 / H_2O (10)	rt	5	80	>99
H	MeOH (−)	22 % NH_3 / MeOH (6)	15°C	2.5	95	99
Me	MeOH (5)	40 % $MeNH_2$ / MeOH (5)	10°C	5	82	>99
Et	MeOH (5)	70 % $EtNH_2$ / MeOH (4)	rt	2	92	99

a) Conditions: (−)-2 (10 mmol). Multiple of (−)-2 [solvent: ml / (−)-2: g].
b) In all cases, optical purities were >99%. c) Determined by HPLC analysis.

第4章 キラル医薬中間体開発の最前線

わち，図5（左）に示すように，(±)-2のキシレン溶液中に，n-ブタノールおよびリパーゼSMを加え，30℃で24時間攪拌すると，(+)-2のメチルエステル基のみがn-ブチルエステル基に交換されて(+)-2n-ブチルエステル（2nBu）体が生成する。この物質は油状物で結晶化しないので，反応後単に溶媒を留去するだけで目的とする(−)-2の結晶のみを容易に得ることができる。しかし，通常このようなエステル交換反応には化学平衡が存在するため，後半に反応速度が急激に低下する。本製法の場合も例外ではなく，酵素反応は図6に示すように約60％進行した時点から急速に低下した。

そこで，この課題を克服するため，エステル交換反応と優先晶析分割とを巧みに組合せた手法が考案された。例えば，酵素反応を70％程度まで進行させ，この時点で通常の操作で(−)-2結晶を取得すると，図5（左）に示すように最高でも(±)-2に対して収率35％でしか得られなかったが，−10℃まで徐々に冷却してさらに(−)-2を優先晶析させると，図5（右）のように(+)-2の析出を伴わずに(−)-2のみの晶析が進み，収率を44％にまで高めることができた。既に表2で示したように(±)-2結晶はラセミ化合物であり，通常の系では優先晶析分割はできない。しかし，僅かな物性の違いによる疑ラセミ混合物の場合，添加物，とくに類縁化合物を系内に存在させた場合には，優先晶析分割が可能となる場合もあることが知られている。この場合も，

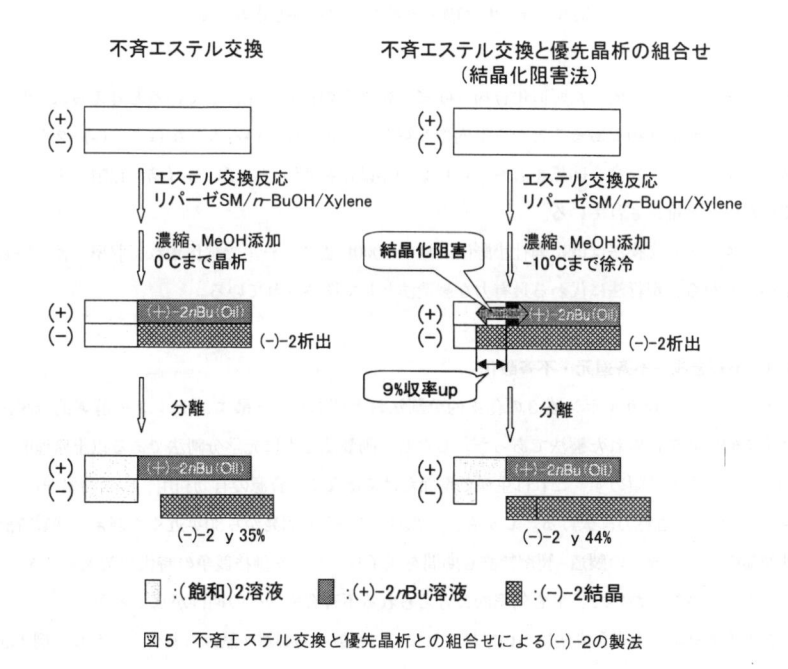

図5 不斉エステル交換と優先晶析との組合せによる(−)-2の製法

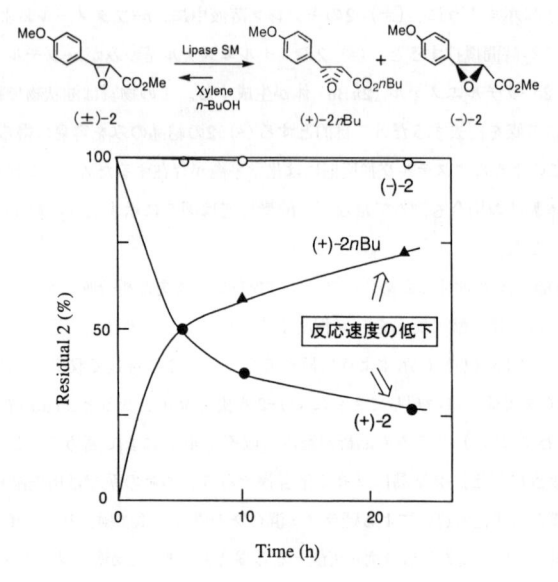

図6 (±)-2の酵素的不斉エステル交換反応の経過

酵素反応によって生成した疑似化合物 (+)-2nBu がこの役割を果たしていると考えられ，とくにこの物質が油状物であることから系内の溶解度を変化させているのみならず，(+)-2 とジアステレオマチックな会合関係をもち，(+)-2 の結晶化をも阻害している（結晶化阻害現象）のではないかと推察されている。

このエステル交換法は既に弊社小野田工場の 3000L 釜スケールで試作され，収率，操作性もよいことから，現行法に代わる最有力な製造法として期待されている。

5.4 不斉合成—不斉還元・不斉酸化

上述したニトロカルボン酸 3 の化学的分割法およびグリッド酸エステル 2 の酵素的分割法は工業的に非常に優れた製法であった。しかし，両製法ともに光学分割法である以上原理的に 50% 以上の収率は望めず，これは生産効率面だけではなく，資源の有効利用，廃棄物処理(環境保全)においても魅力に欠ける。しかも，ヘルベッサー® も開発から 30 年近くを迎え，物質特許は勿論のこと，数々の製造・製剤特許も期間を満了し，バルク価格競争の時代に突入してきた。このような情勢において，最も効率的と考えられる不斉合成法への期待が高まった。

ジルチアゼムの不斉合成法についてはこれまでにも数々の製法が試みられてきており，例えば

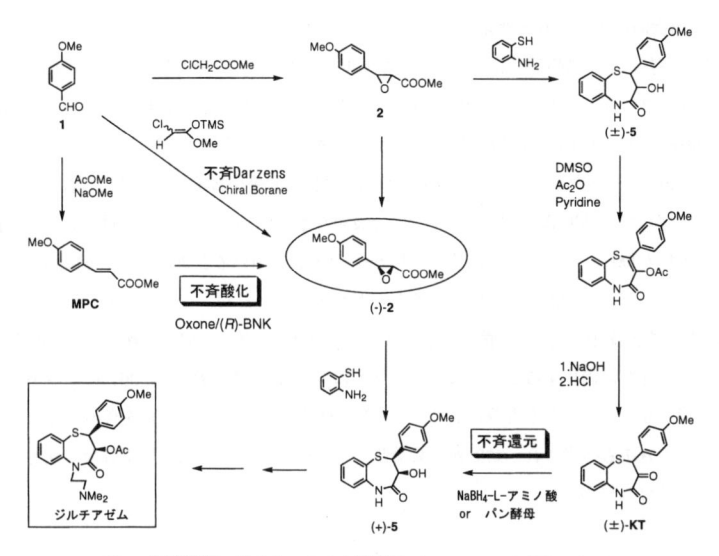

第4章　キラル医薬中間体開発の最前線

図7　不斉還元・酸化法による光学活性ジルチアゼム中間体の製造

不斉を導入する鍵反応として，Darzens反応[25]，エポキシ化[26]，ジヒドロキシル化[27]，Michael付加[28]などが報告されている。しかし，いずれの方法も不斉触媒が高価，選択性が低い，工程数が長い等の問題があり工業化に至った例は知られていない。

当社ではプロキラルな（±）-ケトン（**KT**）のユニークな二つの不斉還元による重要中間体（+）-**5**（（2S, 3S）-**5**）の製法および不斉Darzens[29]や不斉酸化による光学活性グリシッド酸エステル**2**の新規製法を開発した（図7）。

5.4.1　不斉還元による光学活性ベンゾチアゼピン誘導体の製法[30]

図7に示すアルコール体（±）-**5**が実用的な製法によって容易に合成できる点に着目して，（±）-**5**からエノールアセテートを経由して（±）-**KT**を取得する製法が検討された。この（±）-**5**の酸化反応ではS-オキシドの副生をいかに抑えるかが課題であったが，アルコール体（±）-**5**をDMSO／無水酢酸／ピリジンの系で酸化し，エノールアセテートとして単離後，エステルを加水分解することによって（±）-**KT**を高収率で取得する実用的な製法を見いだした。すなわち，この（±）-**KT**は水素化ホウ素ナトリウム（$NaBH_4$）によって非常に良好に還元されて，定量的にシス体の（±）-**5**を与える[31]。ここで（2S, 3S）-**5**を選択的に得るためには，ケトンの還元と同時に隣接した2位の炭素上の立体配置も制御する必要がある。2位の水素はケトンのα位にあるため比較的脱プロトン化しやすく，このエピメリ化の速度が十分であれば目的の（2S,

245

3S)-5 が選択的に生成すると考えた.

この着想を基に不斉修飾剤として光学活性なカルボン酸やアミノ酸を用いて,NaBH$_4$と組み合わせる方法で2つの不斉を一挙に制御できる還元剤を検討した.その結果,NaBH$_4$との不斉修飾剤は無置換のアルキル基を側鎖に有するα-アミノ酸に比較的高いエナンチオ選択性が得られ,これらの側鎖アルキル基の構造と,選択性との間には相関関係があることが認められた.側鎖を直鎖状に延ばしても効果は小さいが,α位に分岐鎖をもつL-バリン,L-イソロイシンでは比較的高い選択性が得られ,さらに嵩高くしたL-*tert*-ロイシン用いると90%の高い選択性(シス体に対し95%ee)で(2S, 3S)-5 が生成することがわかった(表8).さらに,還元反応の経時変化から効果的な添加剤を探索し,酢酸添加によってこの反応が著しく促進されることを発見した.これらの好条件を最適化することにより,光学的に純粋な(2S, 3S)-5 を86%の高収率で得ることが可能となった.また不斉源として用いたL-*tert*-ロイシンはラセミ化を伴うことなく定量的に回収する方法も考案され,動的速度論分割[32](図8)による優れた新規不斉還元法を確立することができた(図9).

表8 NaBH$_4$-アミノ酸を用いる(±)-KTの不斉還元[a]

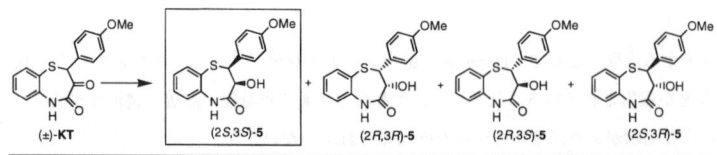

No.	アミノ酸 RCH(NH$_2$)COOH	側鎖基 (R)	転換率[b] (%)	異性体比 5 [b]			
				cis		trans	
				(2S,3S)	(2R,3R)	(2R,3S)	(2S,3R)
1[c]	None		90	46	46	4	4
2	L-Alanine	-CH$_3$	78	46	42	7	5
3	L-α-Aminobutyric acid	-CH$_2$CH$_3$	55	57	21	15	7
4	L-Norvaline	-CH$_2$CH$_2$CH$_3$	52	57	22	14	7
5	L-Norleucine	-CH$_2$CH$_2$CH$_2$CH$_3$	50	57	22	14	7
6	L-Leucine	-CH$_2$CH(CH$_3$)$_2$	58	58	21	14	7
7	L-Valine	-CH(CH$_3$)$_2$	64	74	10	13	3
8	L-Isoleucine	-CH(CH$_3$)CH$_2$CH$_3$	62	74	8	15	3
9	L-*tert*-Leucine	-C(CH$_3$)$_3$	65	89	2	8	1
10	D-*tert*-Leucine	-C(CH$_3$)$_3$	65	2	89	1	8
11	L-Proline	-CH$_2$CH$_2$CH$_2$(N^d)	52	29	1	69	1
12	L-Phenylalanine	-CH$_2$Ph	40	37	31	24	8
13	L-Phenylglycine	-Ph	48	61	19	15	5

a) NaBH$_4$-アミノ酸 (1.5 mmol), (±)-KT(1 mmol), 0 °C, 1 h, THF.   b) HPLC.   c) NaBH$_4$

第4章 キラル医薬中間体開発の最前線

図8 動的速度論分割による(2S, 3S)-5の生成機構

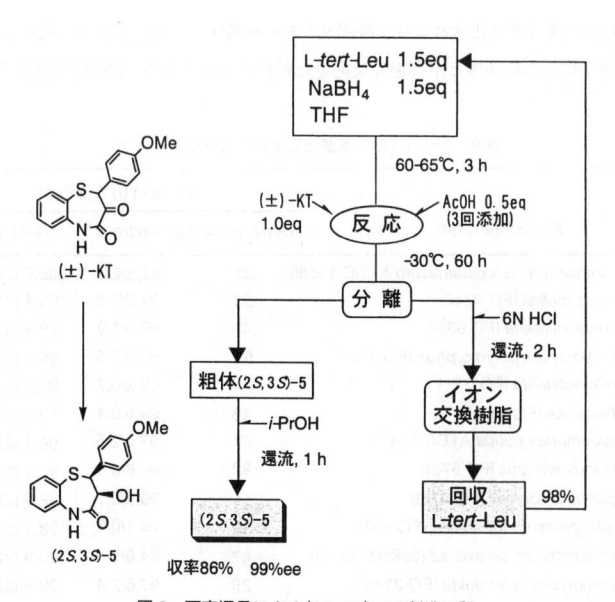

$$\text{NaBH}_4:\ k_1 = k_2$$
$$\text{NaBH}_4\text{-L-}tert\text{-Leu}:\ k_1 \gg k_2$$

図9 不斉還元による(2S, 3S)-5の製造工程

5.4.2 パン酵母不斉還元による光学活性ベンゾチアゼピン誘導体の製法[33～35]

　(±)-KTについては，生化学的手法によって不斉還元ができる製法も並行して検討された。通常(±)-KTを化学的に還元すると理論的に4つの立体異性体が生成するが，種々の酵素・微生物についてスクリーニングを行った結果，反応した微生物の殆どが目的とする(2S,3S)-(2S,3S)-5を選択的に与えた(表9)[32]。その中でもパン酵母は転換率および立体選択性に優れ，しかも市販品として安価且つ入手が容易である点で実用的に有望であると判断された。

　このパン酵母を用いるプロセス検討で最も難題であったのが，(±)-KTが水に難溶であったため，いかにして基質濃度を高めるかであった。まず，溶解補助溶媒として，ジメチルホルムアルデヒド(DMF)の添加を検討した。反応液中にDMFを添加すると溶解度が速やかに上昇し，DMF濃度が10％程度では転換率も80％以上に向上した。しかし，25％以上に高めると酵素の失活あるいは基質のS-オキシド体が副生成して，(2S,3S)-5への転換率が低下することがわかった。この改善策として，DMFの逐次添加を試みたところ，DMFに溶解した(±)-KTを一時間毎に40回に分けて反応系に添加すれば83％の収率で(2S,3S)-5の結晶を得ることが可能となった。しかし，それでも目標とした仕込み濃度の100g/Lに達せず，DMFのみの添加には限界があった。そこで，考案されたのが(±)-KT結晶の非晶質化である。(±)-KTのDMF溶液は反応液中に添加すると乳化状となり，時間とともに凝集する。この凝集体を乾燥し，従来の結晶体および粉末化した結晶体と不斉還元反応を比較検討したところ，図10に示すようにDMFを

表9 (±)-KTの不斉還元微生物のスクリーニング

Microorganisms	Product [(2S, 3S)-5]		
	Conv. yield (%)	cis/trans[a]	ee (%)[b]
Brevibacterium ketoglutamicum ATCC 15588	33	97.8/2.2	95.9 (2S,3S)
Candida melinii IFO 0747	50	97.2/2.8	99.4 (2S,3S)
Candida saitoana IFO 0380	49	99.0/1.0	99.9 (2S,3S)
Debaryomyces polymorphus IFO 1166	51	99.4/0.6	99.9 (2S,3S)
Pichia capsulata IFO 0721	56	99.3/0.7	99.9 (2S,3S)
Pichia pinus IFO 1793	48	99.6/0.4	99.9 (2S,3S)
Pseudomonas putida ATCC 17484	27	97.5/2.5	96.7 (2S,3S)
Rhizopus arrhizus IFO 5780	22	99.6/0.4	95.1 (2R,3R)
Rhizopus japonicus IFO 4758	11	99.9/0.1	99.9 (2R,3R)
Rhodosporidium toruloides IFO 1638	36	99.1/0.9	98.9 (2S,3S)
Saccharomyces cerevisiae (bakers' yeast)	67	94.6/5.4	99.9 (2S,3S)
Streptomyces lavendulae IFO 3145	29	97.6/2.4	99.9 (2S,3S)

a) cis-5 stands for (2S,3S) and (2R,3R)-5. trans-5 stands for (2S,3R) and (2R,3S)-5.
b) ee(%)={(2S,3S) - (2R,3R)} / {(2S,3S) + (2R,3R)} × 100

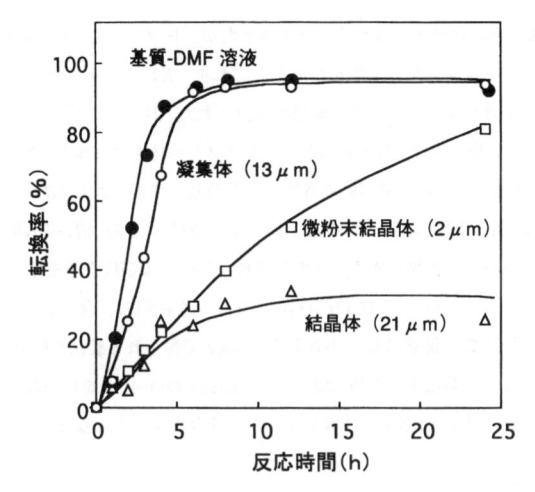

第4章 キラル医薬中間体開発の最前線

図10 (±)-KTから(2S,3S)-5へのパン酵母不斉還元における基質結晶状態の影響
A suspension of bakers' yeast(11.2 g)and(±)-KT(100mg)
in 200mM ethanol(50ml)was aerobically shaken at 30℃.
(±)-KT:●, DMF solution; ○, aggregate; □,fine powder; △, crystals.

逐次添加した場合とほぼ同等に高い転換率で不斉還元ができた。この凝集体は粉末X線結晶解析から(±)-KT結晶がDMFによって非晶質化したものであり,その結果として水に対する溶解度および溶解速度が2倍以上に向上することがわかった。したがって,この凝集体を予め調製することにより,DMFを直接添加することなく100g/Lの高濃度の基質仕込みが可能となり,光学純度99%ee以上の(2S,3S)-5を95%の転換率で製造できる実用的な製法を確立することができた。

上記の合成的および生化学的の二つの不斉還元法は必要な(2S,3S)-5のみが選択的に得られる無駄の少ない不斉合成法であり,不要の異性体などの副生成物も少ないので環境的にも優しい合理的な製法である。

5.4.3 不斉酸化による光学活性グリシッド酸エステルの製法[36〜43]

p-メトキシ桂皮酸メチルエステル(MPC)はアニスアルデヒドと酢酸メチルエステルとからClaisen-Schmidt反応によって容易かつ安価に合成できる(図7)[36]。さらにこの化合物を効率よく不斉エポキシ化できれば(-)-2を一工程で取得できるため実用性が高く注目された。

MPCの不斉エポキシ化として,ヤングら[37]が開発した11員環C_2-対称不斉ケトン触媒がトランスオレフィン類を効果的に不斉酸化できる点に着目し,この不斉ケトン触媒を用いるMPCの不斉酸化が検討された[38]。この工業化検討では不斉触媒である11員環C_2-対称不斉ケトン触

媒（BNK）の合成が実用化の大きなポイントであったが，1-ブロモ-2-メチルナフタレンを出発原料として，ビナフチルジカルボン酸を合成し，これを (R)-シクロヘキシルメチルアミンによって化学的に光学分割するユニークな製法が確立された（図11）[39〜41]。一方，別途法としてビナフチルジカルボン酸のモノエピクロロヒドリンエステル体をコバルト-サレン触媒下で (RS)-アルコール体に誘導し，これを酵素的不斉アシル化分割して得られた (R)-体を酸化するというハイブリッドな (R)-BNKの製法も開発された（図12）[42]。この (R)-BNKを用いて，MPCの不斉酸化反応について，触媒やオキソンの使用量，溶媒および反応諸条件が検討され，MPCに対して5mol%の (R)-BNKおよび1.0当量のオキソンを使用し，含水ジオキサン中で反応させることにより，(−)-2 を収率87%，不斉収率78%ee で得られる製法を確立した（図13）。

ここで本法をさらに工業化するためには，この78%ee の (−)-2 をいかに効率よく光学精製し，同時に不斉触媒の (R)-BNKを回収するかが大きなポイントとなる。

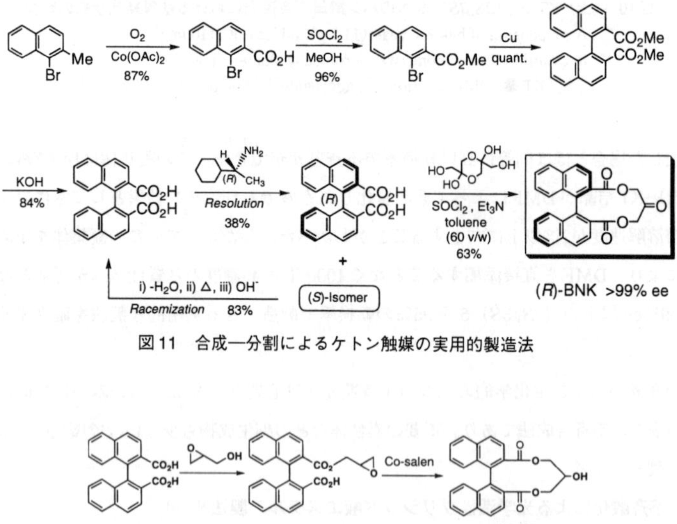

図11 合成―分割によるケトン触媒の実用的製造法

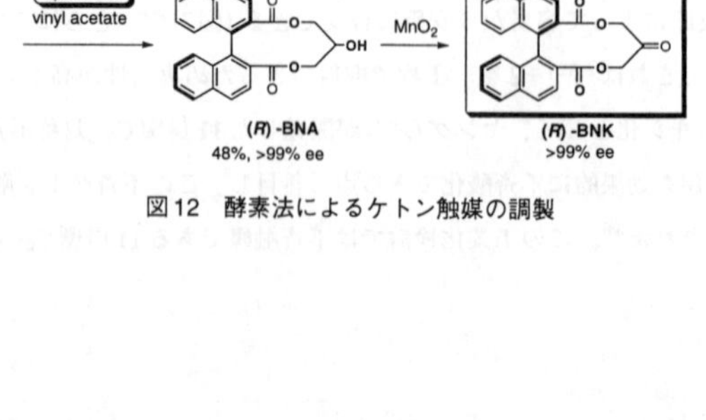

図12 酵素法によるケトン触媒の調製

第 4 章　キラル医薬中間体開発の最前線

図 13　不斉酸化による(−)-2 の合成

この分離精製にイソプロピルエーテルに対して易溶な(−)-2 と難溶な(R)-BNK の大きな溶解度差が注目され，これらを利用した新規な連続溶解晶析という手法が考案された[43]。すなわち，フィルター付の溶解槽（A槽）と晶析槽（B槽）を連結させポンプで循環し，その連結管の一部にリパーゼSMを固定化させたカラムを組み込んだ分離装置が製作された（図14）。このA槽に図13で得られた粗体の78％ee（−）-2 とイソプロピルエーテル，n-ブタノールを仕込み18℃で23時間溶媒を循環させた。その結果，残存する（＋）-2 の殆どがリパーゼSMによってn-ブチルエステルに変換され易溶化した。さらに循環しながら5℃に冷却し両槽の析出結晶をろ過したところ，A槽から不斉触媒（R）-BNKが収率91％で回収され，またB槽からは99％ee以

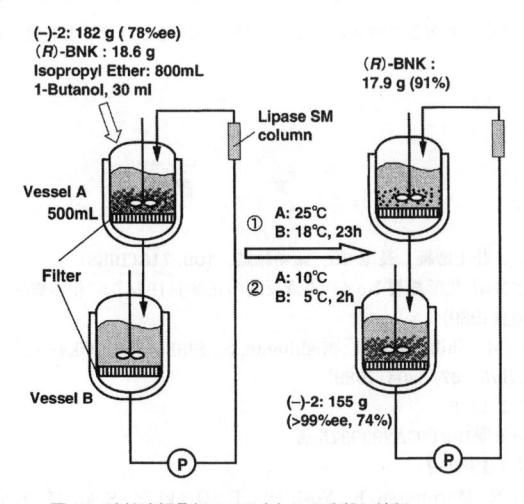

図14　連続溶解晶析による(−)-2 の分離・精製

上の (-)-2 を得た。

この結果，MPCからトータル収率74%で99%ee以上の (-)-2 を取得できる実用的な不斉酸化プロセスを確立できた[44]。

光学活性グリシッド酸エステル2の製法については既に酵素的分割法が実用化されているが，依然として全原料コストに占める2の比率は大きく，無駄の少ない効率的な不斉合成に期待が高まっている。そのため，今後この不斉酸化法は上記で示した酵素的エステル交換法とともに工業化への最有力と期待されている。

5.5 おわりに

以上，ジルチアゼムの工業生産に関連して開発された化学的分割・酵素分割・不斉合成のキラルテクノロジー例を紹介した。これらの開発過程を振り返ると，田辺製薬が長年アミノ酸の工業化研究で培ってきた数々のキラル技術が随所に生かされ，ジルチアゼムの工程改良とコスト低減に大きく寄与してきたことが窺える。冒頭にも触れたように1974年にジルチアゼムが誕生してから既に30年が経過した。名誉なことに，この間の1988年には日本薬学会から第一回目の技術賞を受賞している。これはまさしくジルチアゼムが当時の日本を代表とする画期的な医薬品であり，その技術開発力が高く評価されての結果といえる。ここに紹介したキラル原薬・中間体の製造技術はそれらの一部分に過ぎないが，これらの成果は社内の多数の研究者の協力によって成し遂げられたものである。ここに深く感謝の意を表したい。また，紙面の都合で紹介できなかったが，これらの他にも幾多の興味あるキラル技術が開発されたことも付け加えておきたい。

文献

1) 阿部久二，井上博純，長尾 拓，薬学雑誌，**108**, 716(1988)
2) 日本化学会編〈化学総説 No.4〉「不斉反応の化学」(1974)；〈化学総説 季刊No.6〉「光学異性体の分離」(1989)
3) Senuma, M.; Shibazaki, M.; Nishimoto, S.; Shibata, K.; Okamura, K.; Date, T., *Chem. Pharm. Bull.*, **37**, 3204(1989)
4) 日特開平2-1466
5) カナダ特公開1991-CA2939375-A
6) 日特開平3-188059
7) Yamada, S.; Morimatsu, K.; Yoshioka, R.; Ozaki, Y.: Seko, H., *Tetrahedron: Asymmetry*, **47**, 146(1999)

第4章 キラル医薬中間体開発の最前線

8) Yamada, S.; Yoshioka, R.; Shibatani, T., *Chem. Pharm. Bull.*, **45**, 1922(1997)
9) 井上博純, 竹尾 聡, 河津光高, 釘田博至, 薬学雑誌, **93**, 729(1973)
10) 日特公昭 57-136581
11) 日特公平 4-500528
12) DE3337176(CA101(1984)110549X)
13) 日特開昭60-13775, 日特開昭60-13776
14) Hashiyama, T.; Inoue, H.; Konda, M.; Takeda, M., *J. Chem. Soc., Perkin Trans.* **1**, 1984, 1725.
15) 山田秀明, 土佐哲也, 上野民夫編〈化学増刊119〉「ハイブリッドプロセスによる有用物質生産」, 化学同人刊(1991)
16) 千畑一郎, "固定化酵素", 講談社サイエンティフィク(1975)
17) 木住雅彦, 発酵と工業, **40**, 614(1982)
18) Matsumae, H.; Furui, M.; Shibatani, T., *Ferment. Bioeng.*, **75**, 93(1993)
19) Matsumae, H.; Shibatani, T., *Ferment. Bioeng.*, **77**, 152(1994)
20) Furutani, T.; Furi, M.; Mori, T.; Shibatani, T., *Appl. Biochem. Biotechnol.*, **59**, 319(1996)
21) Matsumae, H.; Furui, M.; Shibatani, T.; Tosa, T., *Ferment. Bioeng.*, **78**, 59(1994)
22) Yamada S.; Tsujioka, I.; Shibatani T,; Yoshioka R., *Chem. Pharm. Bull.*, **47**, 146(1999)
23) 特開平 11-192098
24) 特開平 11-228557, 古谷敏行他, 化学工学会第67年会講演要旨集 I 309(2002)
25) Schwartz, A.; Madan, P. B.; Mohacsi, E.; Coffen, D. L., *J. Org. Chem.*, **57**, 851(1992)
26) Adger, B. M.; Roberts, S. M., *J. Chem. Soc., Perkin Trans.* **1**, 1997, 3501
27) Watson, K. G.; Fung, Matthews, B. R., *J. Chem. Soc., Chem. Commun.*, 1990, 1018
28) Miyata, O.; Shinada, T.; Ninomiya, I.; Naito, T., *Tetrahedron Lett.*, **32**, 3519(1991)
29) Imashiro. R.; Kuroda, T., *Tetrahedron Lett.*, **42**, 1313(2001)
30) Yamada, S.; Mori, Y.; Morimatsu, K.; Ishizu, Y.; Ozaki, Y.; Yoshioka, R.; Nakatani, T.; Seko, H., *J. Org. Chem.*, **61**, 8586(1996)
31) Morimoto, M.; Kohno, H.; Yasuda, K.; Date, T.; Takamura, N.; Sugasawa, S., *Heterocycles*, **30**, 471(1990)
32) Ward, R.S., *Tetrahedron: Asymmetry*, **6**, 1475(1995)
33) Matsumae, H.; Douno, H.; Yamada, S.; Nishida, T.; Ozaki, Y.; Shibatani, T.; Tosa, T., *J. Ferment. Bioeng.*, **79**, 28(1995)
34) 米谷正, 生物工学会誌, **73**, 301(1995)
35) Kometani, T.; Sakai, Y.; Matsumae, H.; Shibatani, T.; Matsuno, R., *J. Ferment. Bioeng.*, **84**, 195(1997)
36) Hatsuda, M.; Kuroda, T.; Seki, M., *Synth. Commun.*, **33**, 427(2003)
37) Yang, D.; Yip. Y.-C.; Tang, M.-K; Zheng, J.-H.; Cheng, K.-K., *J. Am. Chem. Soc.* 1996, **118**, 9806
38) Seki, M.; Furutani, T.; Imashiro, R.; Kuroda, T.; Yamanaka, T.; Harada, N.; Arakawa, H.; Kusama, M.; Hashiyama, T., *Tetrahedron Lett.*, **42**, 8201(2001)
39) Seki, M; Furutani, T.; Hatsuda, M.; Imashiro, R., *Tetrahedron Lett.*, **41**, 2149(2000)
40) Kuroda, T; Imashiro, R.; Seki, M., *J. Org. Chem.*, **65**, 4213(2000)
41) Seki, M.; Yamada, S.; Kuroda, T.; Imashiro, R.; shimizu, T., *Synthesis*, 1677(2000)

42) Furutani, T.; Hatsuda, M.; Shimizu. T.; Seki, M., *Biosci, Biotechnol. Biochem.*, **65**, 180 (2001)
43) Seki, M; Furutani, T.; Imashiro, R.; Kuroda, T.; Yamanaka, T.; Harada, N.; Arakawa, H.; Kusama, M.; Hashiyama, T., *Tetrahedron Lett.*, **42**, 8201 (2001)
44) Furutani, T.; Imashiro, R.; Hatsuda, M.; Seki, M., *J, Org. Chem.*, **67**, 4599 (2002)

展望：光学活性医薬品 —— 20年の歩み

村上尚道*

1 はじめに

E. J. Ariensがラセミ体医薬品中の薬効のない異性体（distomer）を50％の不純物と指摘し，立体化学を無視した薬理，体内動態などの研究をナンセンスであると断じたのは1984年であった[1]。その当時，天然物系および半合成品を除く合成医薬品でキラルな化合物の大部分はラセミ体として使用され，光学活性体の比率は13.7％に過ぎなかった[2, 3]。

それから20年が経過した現在では，新しく上市される合成医薬品のうちキラルなものは僅かな例外を除いてすべて光学活性体であり，2004年にはラセミ体の上市がなく，すべて光学活性体であった。本稿では1983年から2003年までの約20年間に上市された合成医薬品を調査して，光学活性体が増加した実態を明らかにし，その特徴，製法などについて考察する。

2 新薬の上市状況と光学活性な合成品の動向

1983年から2003年までの21年間に毎年世界で初めて上市された新薬の数を構造，製法のタイプ別に集約し，3年ごとにまとめた結果を表1に示す。これらのデータは米国化学会の医薬品化

表1　1983～2003年に上市された新薬

上市年	'83-'85	'86-'88	'89-'91	'92-'94	'95-'97	'98-'00	'01-'03	合計
天然・生物学的製品	6	12	9	12	10	14	20	83
半合成品	23	38	15	27	11	17	13	144
合成品	103	110	81	84	91	75	59	603
アキラル	52	56	38	32	43	29	23	273
ラセミ体	38	37	26	26	19[a]	13[b]	3	162
ジアステレオマー	2	0	2	3	0	0	2	9
光学活性体(A)	11	17	15	23	29	33	31	159
キラル　計(B)	51	54	43	52	48	46	36	330
A/B（％）	21.6	31.5	34.9	44.2	60.4	71.7	86.1	48.2
総計	132	160	105	123	112	106	92	830

a) L-アミノ酸のランダム・コポリマー1品目を含む。
b) ラセミ体のポリマー2品目を含む。

* Hisamichi Murakami　元・山川薬品工業㈱　顧問

キラル医薬品・医薬中間体の開発

学部会(Division of Medicinal Chemistry)が後援して発行されているAnnual Reports in Medicinal Chemistry[4]に1984年以降掲載された"To Market, To Market"の章に基づき、若干の補正を加えて作成した[5]。

表1に示すとおり、この21年間に上市された新薬830品目のうち合成品は603品目（72.6%）であり、その54.7%に当たる330品目がキラルな構造を持つ。さらにその約半数の159品目が光学活性体として販売されている。残りの半数は大部分がラセミ体であるが、複数のキラル中心のうち1個だけが単一でないジアステレオマーが9品目含まれる。

上市の年代別に見るとキラル化合物に占める光学活性体の比率(A/B)は年を追って上昇し、最近の3年間（2001～03年）は86%に達している。表には示していないが、2004年にはラセミ体、ジアステレオマーともに上市されず、キラルな合成新薬10品目はすべて光学活性体であった。

この21年間に毎年上市された新薬の数は1986～88年をピークとして減少傾向にある。1986～88年と最近の2001～03年を比較すると新薬総数が160から92へ（57.5%）、合成品が110から59へ（53.6%）、アキラルな合成品は56から23へ（41.1%）とほぼ半減したのに対し、光学活性な合成品は17から31へと1.8倍に増加した。合成品の4種のタイプの上市数の推移を図1に示す。

これは言うまでもなくAriensらの提言を契機としてFDAをはじめとする各国の審査機関が1980年代末に、ラセミ体を医薬として開発する場合にはその科学的根拠を明らかにすることを求める指針を発表し[6]、それを受けて、以後、新たに開発候補となる化合物は原則として光学活性体が選択されるようになった結果と考えられる。

なお、アキラルな合成品の上市数は最近、新薬全体の減少傾向と同様に減っているが、合成品

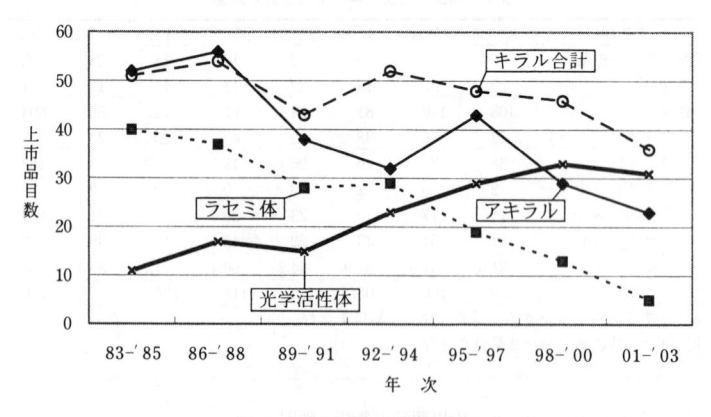

図1 キラル新薬上市数の推移

展望：光学活性医薬品 —— 20年の歩み

中の比率は40%程度の水準を保っている。新しいタイプの薬剤でアキラルな構造をもつものが盛んに開発されており，今後ともこの傾向は続くと考えられる。

一方，天然・生物学的製品は1983年から94年迄の12年間に39品目が上市されたのに対し95年から2003年まで9年間の上市数は44で，年率にして1.5倍増である。これは主として遺伝子組み換え製品および抗体医薬の増加による。これに対し，半合成品は1983～94年に103品目が上市されたが1995～2003年には41品目に減少した（年率53%）。セファロスポリン系抗生物質の開発が終わり，ステロイド誘導体も一段落したことが原因と考えられる。

3　国別および企業別の創薬状況

合成法によるキラルな新薬および光学活性体の創薬状況を国別および企業別に調査した結果を簡単に述べる。表2に創薬された国別および年代別に創薬された新薬の数を示す。

ラセミ体，ジアステレオマーおよび光学活性体からなるキラル新薬は1983年から2003年までの21年間に330品目が上市されたが，国別では日本で創製されたものが90品目と最も多く，米国の85がほぼ並んでおり，イギリスの32，ドイツ27，フランス22，イタリア19と続いている。このうち光学活性体は総数159品目中，米国が57品目（35.8%）と最も多く，日本の39（24.5%）に，イギリス17（10.7%），スイス11（6.9%）が続いて，この4か国で全体の約78%を占めている。米国ではキラル新薬中の光学活性体の比率が67%と最も高く，スイス55%，イギリス53%がこれに次いでいるのに対し，日本の開発品では43%とやや低い。

一方，光学活性体を創製した企業ではMerck社の11品目が最も多く，Hoffmann-La Rocheと

表2　創薬国別の合成法新薬上市数

(1) キラルな新薬の総数									
創薬国	USA	日本	UK	ドイツ	フランス	スイス	イタリア	その他	合計
1983-90	29	33	12	13	13	7	12	16	135
1991-00	39	48	17	13	7	11	7	20	159
2001-03	17	9	3	1	2	2	0	2	36
合計	85	90	32	27	22	20	19	38	330
(2) 光学活性体の数									
創薬国	USA	日本	UK	ドイツ	フランス	スイス	イタリア	その他	合計
1983-90	11	12	3	2	1	4	4	2[a]	39
1991-00	29	20	11	6	4	6	3	10[b]	89
2001-03	17	7	3	0	2	1	0	1[c]	31
合計	57	39	17	8	7	11	7	13	159

a) スウェーデン，ベルギー各1．　b) デンマーク，スウェーデン，フィンランド各2，ベルギー，オーストリア，カナダ，韓国各1．　c) デンマーク

Novartis（合併前の Ciba-Geigy, Sandoz を含む）が各 7 品目，武田薬品 6 品目，小野薬品と AstraZeneca（ICI, Zeneca を含む）がそれぞれ 4 品目で続いている．なお，多国籍企業では創薬を世界各地の拠点で行っているため国別の数字と一致しないケースがあり，本例ではスイスで創薬された数が Roche と Novartis グループの合計より少ない．

4 薬効からみた光学活性医薬

光学活性合成医薬品の薬効はきわめて多岐にわたっている．そのうち比較的数の多い薬効分類とそれに属する新薬の数を表 3 に示した．

1） 最も多数の新薬が属する薬効分類は循環器用薬（33 品目）であり，その約半数が ACE 阻害薬である．このタイプは 1981 年に captopril が初めて登場したのち，enalapril（1984 年）から zofenopril（2000 年）までの 17 品目がこの期間に上市された．すべて不斉中心 2 〜 5 個をもつ光学活性体（ジアステレオマーの fosinopril を含む）である．

新規な血圧降下薬としてアンジオテンシン II 受容体拮抗薬が 1994 年の losartan を筆頭に 6 品目が登場したが valsartan（1996）以外はアキラルまたはラセミ体（candesartan）である．

表 3 主要な薬効分類の光学活性新薬

薬効分類	1983-'91	'92-2000	'01-'03	合計	備考
循環器用薬	12	17	4	33	
ACE 阻害薬	(11)[a]	(6)	(0)	(17)	
その他の降圧薬	(1)	(2)	(1)	(4)	
高脂血症薬	(0)	(2)	(3)	(5)	内，スタチン系 4
血液凝固阻止薬	(0)	(4)	(0)	(4)	
抗ウイルス薬	0	14	5	19	
HIV 逆転写酵素阻害薬	(0)	(5)	(2)	(7)	内，ヌクレオシド 6
HIV プロテアーゼ阻害薬	(0)	(6)	(2)	(8)	
その他	(0)	(3)	(1)	(4)[b]	
抗腫瘍薬	6	9	3	18	内，白金製剤 2
代謝拮抗薬	(3)	(5)	(0)	(8)	ヌクレオシド 7
ペプチド剤	(3)	(2)	(1)	(6)	
抗生物質	4	5	2	11	
中枢神経系用薬	2	4	2	8	内，抗うつ薬 4
緑内障治療薬	0	4	2	6	内，PG 系 4
抗アレルギー薬	0	3	0	3	
小計	24	56	17	97	
総計[c]	43	85	31	159	

a) ジアステレオマー 1 品目（fosinopril）を含む
b) HIV 結合阻害薬（ペプチド）1，CMV 治療薬 2，ヘルペス治療薬 1 品目
c) 表記以外の薬効分類を含む総数を示す

展望:光学活性医薬品——20年の歩み

高脂血症薬もこの分類に属し,atorvastatin(1997年)を始めとする4品目のスタチン系薬剤に加えて,コレステロールの吸収を阻害する新しいタイプ(ezetimibe)が登場した。
2) 抗ウイルス薬19品目がこれに次いでおり,そのうち抗HIV薬が逆転写酵素阻害薬7,プロテアーゼ阻害薬8,新規な作用機序によるウイルス結合阻害薬(enfuvirtide)を合わせて16品目にのぼる。その他の抗ウイルス薬3品目はヘルペス,サイトメガロウイルス網膜炎の治療薬である。1999年に上市されたインフルエンザ治療薬2種は光学活性体であるが,半合成品であり,この表には含まれていない。
3) 抗腫瘍薬が18品目上市されており,内訳はヌクレオシド系の代謝拮抗薬が7,ペプチド系のホルモン剤6,白金錯体2,その他3品目である。注目すべきものとして全合成法によるアントラサイクリン系抗生物質amrubicin(2002),最初のボロン酸誘導体である多発性骨髄腫治療薬のbortezomib(2003)が挙げられる。最近開発されて注目を集めている分子標的薬は概ねアキラルな構造を持っている。
4) 抗生物質11品目が登場している。1980年代にモノバクタム2品目,85年のimipenemから2002年のbiapenem,ertapenemまで5品目のカルバペネム,92年にカルバセフェム系のloracarbefが,97年にはペネム系のfaropenemが上市された。このほかにcilastatin(1985)およびtazobactam(1992)のβ-ラクタマーゼ阻害剤2品目がある。
5) 炭酸脱水酵素阻害剤2品目(dorzolamide,brinzolamide)およびunoprostone(1994)を始めとするプロスタグランジン系4,合計6品目が緑内障治療薬として上市されている。
6) 抗うつ剤ではsertralin(1990),paroxetine(1991)の大型商品に加えて最近ラセミック・スイッチとしてescitalopram(2002)が登場,さらにatomoxetine(2003)がADHD治療薬として上市された。
7) その他,数は少ないが注目すべき新薬として癌の化学療法で使われる制吐薬にramosetron(1996),palonosetron(2003)およびaprepitant(2003)の3品目が,偏頭痛治療薬にzolmitriptan(1997),eletriptan(2001)およびfrovatriptan(2002)が上市されている。これらのタイプの薬はアキラルまたはラセミ体がほとんどであったが,最近は光学活性体が増加している。中でもaprepitantは従来の制吐薬とは異なるNK$_1$受容体拮抗剤であり,後述するように合成法にも特徴がある。
8) 参考までにこれら薬効・構造別の主要グループに属する化合物の不斉中心数の分布を表5に示す。興味あることにヌクレオシド系化合物は初め抗腫瘍薬として開発され,糖部分にリボースまたはアラビノフラノースなど3または4個の不斉をもつものが使われる。抗ウイルス薬としては不斉の数が2以下,不斉をもたないものも使われるが,このタイプはヒトの細胞に取り込まれずウイルスにのみ毒性を発現する。なお,ヌクレオシド系抗腫瘍

薬には発酵生産されたリボ核酸から誘導される化合物が多く，半合成品とすべきものと思われるが，ここでは抗ウイルス薬との対比のため一括して合成品として扱った。

5 光学活性体の構造上の特徴

この21年間に新たに発売された光学活性な合成医薬品についてその不斉中心の数および分子量を調査しておおまかな構造上の特徴とその時間的推移を探った。

5.1 不斉中心の数

まず分子中の不斉中心の数を上市年次別に調査した結果をラセミ体と対比して表4に示す。

1） 光学活性体の不斉中心数は1個から10個以上まで広範囲に分布しているが，7個以上の不斉を持つ化合物16品目中，fomvirsen（オリゴヌクレオチド）およびpolaprezinc（高分子Zn錯体）以外の14品目はペプチドである。

2） 光学活性体で不斉中心1個をもつ化合物は1995年以降，顕著に増加している。1983年から94年までの12年間に14品目が上市されているのに対し，1995年から2003年までの9年間には37品目が登場した（年率3.5倍増）。一方でラセミ体で不斉中心1個の化合物は同じ期間に110から27品目へと激減している（年率約1/3の減少）。

3） 不斉中心2個をもつ光学活性体は1983〜94年に14，1995〜2003年に17品目が上市され，年率にして1.17から1.89品目へ1.6倍の増加が認められる。

4） 1994年迄の期間に上市された光学活性体には不斉中心を3〜6個をもつものが比較的多

表4 光学活性体とラセミ体の比較：不斉中心の数

	上市年	'83-'85	'86-'88	'89-'91	'92-'94	'95-'97	'98-'00	'01-'03	合計
	不斉の数								
光学活性体	1	1	5	2	6	11	17	9	51
	2	2	2	6	4	6	3	9	32
	3	2	3	3	5	3	3	3	22
	4	3	2	2	3	4	4	3	21
	5〜6	1	3	1	2	4	1	5	17
	≧7	2	2	1	3[b]	1	5	2	16
	合計	11	17	15	23	29	33	31	159
	不斉の数								
ラセミ体	1	33	32	22	23	14	10	33	137
	2	4	5	3	1	3	1	0	17
	≧3	1[a]	0	1	2	2[b]	2[c]	0	8
	合計	38	37	26	26	19	13	3	162

a) Enprostil (1985)　b) 1個はポリマー　c) ポリマー

表5 主要タイプの不斉中心数

構造タイプ 不斉数	0	1	2	3	4	5	6	>7	合計
ACE阻害薬	0	0	3[a]	12[b]	0	3	0	0	18
プロテアーゼ阻害薬	0	0	0	2	3	3	0	0	8
ヌクレオシド系									
抗腫瘍薬	0	0	0	2	5	0	0	0	7
抗ウイルス薬	4	2	6	0	0	0	0	0	12
β-ラクタム系抗生物質	0	0	2	2	3	0	2	0	9[c]
プロスタグランディン	0	0	0	1[d]	6[e]	6	1[d]	0	14
ペプチド	0	0	0	0	0	2	0	14[f]	16

a) 1981年上市のcaptoprilを含む。 b) ジアステレオマー1を含む。 c) β-ラクタマーゼ阻害剤2点を除く。 d) ジアステレオマー。 e) ジアステレオマー2およびラセミ体1を含む。 f) アミノ酸8個が4点, 9個5, 10個3, 20個1, 36個1。

く,30品目を数える。その内,プロスタグランジン系,ヌクレオシド系,抗生物質各5,そしてACE阻害薬11品目で,この4タイプが26品目,87%を占めている。一方1995年以降では上記の4タイプが12品目,さらにHIV-プロテアーゼ阻害薬が8品目が登場して,不斉中心3〜6個の化合物30品目の67%を構成する（表5参照）。

5) 一方,ラセミ体は162品目中,不斉中心1個の化合物が137品目（85.1%）を占め,2個が17,3個以上は8化合物に過ぎない。しかも不斉中心を2個以上もつものの大部分はその不斉中心が*cis*-あるいは*trans*-など相対配置が規制された化合物で,完全なラセミ体は1985年以前に特許が公開された比較的古い化合物5品目並びにポリマー3品目に留まる。これは不斉中心の数が多ければ有効な異性体の比率が著しく低下するため当然のことと考えられる。

5.2 分子量

次に分子量について調査した結果を表6に示す。この表では不斉中心を7個以上もつペプチドおよびオリゴヌクレオチド系化合物16品目を除く光学活性体143品目について分子量の区分ごとに,年代ごとに上市された化合物数を,また年代ごとに平均分子量を計算して示した。なお分子量は塩や水和物などについては遊離体の値を用いた。

1) この表からそれほど明確な傾向が読みとれるわけではないが,分子量500以下の化合物が全体の86%を占めており,その平均分子量は約344である。分子量が500を超える比較的大きな化合物が20点あり,その大部分17点は1995年以降に上市されている。

2) 際立って平均分子量が大きい1995〜97年には分子量>500の化合物が7品目登場した。そのうち4品目がHIVプロテアーゼ阻害薬（平均640）,さらに創傷治療薬のprezatide copper acetate（742.3）と筋弛緩薬cisatracurium besilate（929.2）が加わって平均分子量を432

表6 光学活性合成薬の分子量[a, b]

上市年	'83–'85	'86–'88	'89–'91	'92–'94	'95–'97	'98–'00	'01–'03	合計
分子量								
＜200	0	0	0	0	0	1	2	3
200–300	2	6	4	8	9	6	6	41
300–400	4	4	4	4	5	8	9	38
400–500	1	5	6	7	7	9	6	41
500–600	1	0	0	1	2	2	5	11
600–700	1	0	0	0	2	1	0	4
＞700	0	0	0	0	3	1	1	5
合計	9	15	14	20	28	28	29	143[a]
平均分子量	417.1	337.7	350.5	353.2	432.3	390.7	385.6	383.4
Mw＜500の平均分子量	358.3	337.7	350.5	341.4	347.6	349.4	340.4	344.0
Mw＞500(%)[c]	22.2	0.0	0.0	5.0	25.0	14.3	20.7	14.0

a) 不斉中心7個以上のペプチドおよびオリゴヌクレオチドを除く
b) 塩や水和物は遊離体の値を用いる
c) 分子量500以上の医薬数が全体に占める比率

まで大きく引き上げている.

3) 分子量＞500の化合物20品目中,経口投与されるものは13品目で,その内HIVプロテアーゼ阻害薬8,プロドラッグ2 (cytarabine ocfosfate, tenofovir disoproxil fumarate) のほかに atorvastatin (558.6), montelukast (586.5) および aprepitant (534.4) がある.

医薬品の分子量に関しては500を超えるものは生体内の吸収に問題があり,経口医薬品にはなりにくいとされるが (Lipinski's Rule of 5)[7],最近の新薬には経口薬でもこの基準を超えるものがやや増加している.

6 光学活性体の製法

光学活性体を製造するには多くの方法があり,多種多様な構造を持つ光学活性体をいくつかの技術を組み合わせて合成することも広く行われている.本調査で対象とする光学活性医薬品159品目について,その製法,特に不斉の導入方法をいくつかのタイプに整理,分類することは容易でない.ここでは不斉中心1個をもつ化合物と複数の不斉中心をもつものに分けて,それぞれの典型的な製法を示すことにした.

6.1 不斉中心1個の光学活性体の製法

この場合は従来から行われているように,①光学活性中間体 (キラルプール) を用いる方法,

展望:光学活性医薬品——20年の歩み

②合成ルートの適当な段階でラセミ体を光学分割する方法,および③いずれかの段階で各種の不斉合成技術(微生物,酵素を含む)を用いて不斉を導入する方法に大別できる。

ここでキラルプールとは,もともと天然物あるいは発酵法などによって工業的に製造されるアミノ酸,糖類,オキシ酸,アルカロイドなどを指すが,最近では光学分割,不斉合成あるいは微生物を用いる技術などによって製造された光学活性体が複数のメーカーから供給されるようになっており,これらもキラルプールに加えることが妥当と考える。

1983〜2003年に上市された不斉中心1個の新薬51品目について調査した結果,下記のように3種の方法で不斉が導入されている。

キラルプール法 26,光学分割法 21,不斉合成法 4品目

(1) **キラルプール法**

ここでは光学活性中間体を出発原料とするか,あるいは合成ルートの途中でアキラルな本体部分と結合するなどにより不斉中心1個をもつ原体を得る。キラルプールから合成される26品目のうち,天然型アミノ酸を用いる例が最も多く12,非天然型アミノ酸4,光学活性グリシドールとその誘導体6,その他4品目である。その他には(R)-1,2-propandiol,(R)-piperidine-3-carboxylateが含まれる。

(2) **光学分割法**

分割剤を用いるジアステレオマー法によって製造されている新薬が21品目ある。使用される分割剤は酒石酸またはその誘導体(10例),N-アシル-アミノ酸(3例)など酸類が多く,塩基性分割剤を使うのは4例,それもプロキラル・ケトンを光学活性アミンと反応させて得られるジアステレオマーを晶析分離したのち水素化分解して新しい光学活性アミンとする方法が半数を占めている(tamsulosin, ramatroban)。

注目すべきことに2002年に上市されたEscitalopramの製造に擬似移動相(SMB)クロマトグラフィーが採用されたという情報がある[8]。欧米では大型SMB設備の導入が進んでおり,今後ジアステレオマー法からの転換が進む可能性がある。

一般に光学分割は合成工程のできるだけ早い段階で実施することが有利とされるが,実際にはこの21品目中,最初の段階で分割を行うのは5品目に過ぎず,中間段階で8品目,最終段階で行うものが実に8品目に及んでいる。もっとも,その半数は既存のラセミ体医薬を転換したラセミック・スイッチであり(escitalopramもその一つ),比較的安価なラセミ原体が入手できるという事情もあると思われる。

(3) **不斉合成法**

4品目に不斉合成が採用されている。Brinzolamideとmontelukast(ともに1998年)ではいずれもケト基の還元にキラル・ボランIpc_2BClを使用して光学活性アルコールを得る。一方,

esomeprazole（2000年）は最終工程でチオエーテルを微生物（*Penicillium frequentans*）あるいはTi-酒石酸エステル触媒を用いてスルホキシドに不斉酸化する製法が有力である。後者では酸化反応の不斉収率はやや低いがMg塩を製造する段階で光学的に純粋な塩が得られる[9]。注目すべきはMerckが開発した抗HIV薬efavirenz（1998年）であり、キラルなアミノアルコールを触媒としてケトンとアセチレン誘導体を縮合し、98%eeの高い光学収率を達成している。

6.2 複数の不斉中心をもつ光学活性体の製法

不斉中心を2個以上もつ新薬が100品目以上、上市されているが、表4および表5に示すとおり不斉中心7個以上はほとんどがペプチドであり、4～6個の化合物も大部分はプロスタグランジン、β-ラクタム抗生物質など固有の化学構造と合成法を持つグループに属している。ここでは、不斉中心2ないし3個の化合物を対象として代表的な製法を調査した。

不斉中心を医薬原体分子に導入する方法により三つのグループに分けてその例を示す。

A. 複数の光学活性中間体を逐次結合する製法

2あるいは3個の光学活性体（キラルプール）を逐次結合する製法である。

単純な例として免疫増強剤pidotimod（1993年）はL-pyroGluと（*R*）-thiazolidine-4-carboxylateを縮合して、CNS刺激薬taltirelin（2000年）はL-HisとL-ProNH$_2$を縮合、ついでL-dihydro-orotic acid誘導体と縮合する。

B. 相対配置が規制されたラセミ体の光学分割

cis-、*trans*-などの相対配置をもつラセミ体を合成し、分割剤を用いて光学分割する。

Droxidopa（1989年）、dexmethylphenidate、voriconazole（2002年）はこの方法で造られる。

C. 光学活性中間体の不斉を利用して第2の不斉中心をつくる方法

1) 光学活性体とアキラルな中間体の反応によって生成するジアステレオマーを晶析またはクロマトグラフィーなどによって分離する製法（ジアステレオマー分離）。

ACE阻害薬のenalaprilではジペプチドL-Ala-L-Proをethyl 2-oxo-4-phenyl-butanoateと反応させ、得られるジアステレオマー混合物（生成比62：38）を晶析分離して所望の（*S,S,S*）-体を得る。

逆にquinaprilなどはethyl 2-bromo-4-phenylbutanoateをL-Alaと縮合して生成するジアステレオマー混合物から分離したN-(*S*)-1-(ethoxycarbonyl)-3-phenylpropyl-L-Alaを各種の光学活性環状アミンと縮合して製造する。

2) 上記の方法で、反応によっては非常に高い選択率で所望のジアステレオマーが生成することがある（ジアステレオ選択的反応）。

HIVプロテアーゼ阻害薬indinavir（1996年）の例ではaminoindanolから誘導したアミド

に臭化アリル，ついでNISを反応させて光学純度の高い新しい2個の不斉をもつエポキシド中間体を高収率で得ている（7.1項参照）。

3） さらに所望のジアステレオマーが生成する選択率は低くても，新たに生成する不斉中心で異性化が起きる可能性があり，異性体間の溶解度，結晶性の差があるときは溶解度が小さい異性体，すなわち難溶性ジアステレオマー側に平衡を移動させ，晶析を分離して高収率で目的物を取得できる（不斉転換あるいは異性化晶析法）。

Tadalafil（2003年）ではD-Trpエステルとアルデヒドを縮合して得られる環状ジアステレオマーが容易に異性化することを利用して溶媒の選択によってほとんど定量的に所望の活性体に変換することに成功している（7.3項参照）。

Aprepitant（2003年）ではこの方法に加えて，次に述べる立体選択的還元反応により，3個の不斉中心を持つ化合物の工業生産に成功した（7.2項参照）。

4） 固体触媒上の水素化反応では基質分子の形状により立体選択的な反応が起きる。これを利用して光学活性体に第2の不斉を導入することが可能である（立体選択的還元反応）。上述のaprepitantではcis-置換モルホリンから誘導したイミンをPd/C触媒を用いて水素化し，第3の不斉を構築する。

5） 隣接基の関与による立体選択的反応。3,5-位に水酸基をもつジヒドロキシアルカン酸（HMG-CoA還元酵素阻害剤の側鎖）の合成で，Sandoz社によって開発されたβ-位に水酸基をもつケト基をEt_2BOMeの存在下に$NaBH_4$で還元してcis-ジオールを得る方法が広く使われている[10]。

成功例が必ずしも多くはないが，キラルプールあるいは不斉還元などの方法で導入される不斉を活かして，分割剤を含む特別の不斉試薬を使わずに第2，第3の不斉を構築する効率の高い方法である。特に3）の異性化晶析法では結晶化と異性化（エピメリ化）が同時に進行する条件を求めて広範囲の反応条件を徹底的に追及することが成功の鍵となるようだ。

7　ジアステレオ選択的反応および異性化晶析の例

前節で述べた立体選択的反応および異性化晶析を活用した新薬合成の成功例を2，3紹介する。

7.1　HIVプロテアーゼ阻害薬 Indinavir（Crixivan™）

本品はMerck社が1996年に上市した不斉中心5個を持つ化合物である。多数の製法が考案されたが，最終的には（1S,2R）-1-aminoindan-2-ol（1）から2段階の立体選択的反応によって4個の不斉をもつエポキシド 4 を合成し，これを（S）-ピペラジン誘導体 5（光学分割法による）

と縮合する製法が採用された[11]。1および5についてもいくつかの新製法が開発されているが，ここではエポキシド4について述べる。

図2に示すとおり，1をアシル化，ついでアセトニド化して得られる2を臭化アリルと反応させると97：3の選択率で(S)-3が95％の収率で得られる。これを精製せずに酢酸イソプロピルとNaHCO₃溶液の2相系でNaI存在下にNCSと反応させ，生成するヨードヒドリンを塩基で処理することによりエポキシド4が収率99％（ジアステレオマー比97：3）で得られる。再結晶して純粋な4とする[12]。初めは2を光学活性グリシジルトシレートと反応させる製法が有力であったが，副反応が多く，収率が上がらないため上記の方法が採用されることになった。

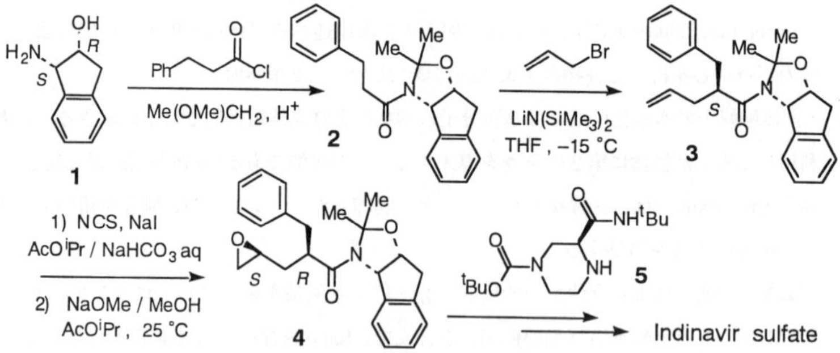

図2 Indinavir鍵中間体の製法

7.2 制吐薬（NK₁受容体拮抗剤）Aprepitant（Emend™）

これもMerck社の開発品であり，新しい作用機序に基づく新薬であるだけでなく，合成的にも新規な手法が用いられていて興味深い。本化合物の構造的特徴はcis-置換モルホリン-アセタール骨格とそれに結合した3-オキソ-1,2,4-トリアゾール環にある。本化合物についてはいくつかの製法が考案されているが，最終的にモルホリン環の第1の不斉を異性化晶析によって構築したのち立体選択的水素化によって第2の不斉を導入する巧妙な製法が完成された[13]。

ラクタム-ラクトール6を不斉還元によって合成した(R)-フェニルエタノール7と反応させるとラクタム-アセタール8が55：45のジアステレオマー混合物としてほぼ定量的収率で得られる。所望の(R,R)-8は結晶性が優れているのに対し(R,S)-8は低融点の化合物であることが見出され，8の異性化が徹底的に検討された。その結果，ヘプタン中で3,7-dimethyl-3-octanolのカリウム塩の存在下に，種晶を加えて低温で処理することにより，異性体比96：4まで異性化が進行し，結晶を分離して光学純度＞99％の(R,R)-8が通算収率83-85％で得られた。しかも原料として光学純度91％eeの7を使用しても，収率は若干下がるが＞99％eeの(R,R)-8が得ら

れる，すぐれた方法である．

次の段階で Grignard 試薬と反応させると，やや複雑な過程を経て環状イミン 9 が生成する．反応液にメタノールと 2 当量の p-トルエンスルホン酸を加えたのち，5%Pd/C を触媒として水素化し，目的物10を塩酸塩として単離する（収率91%/(R,R)-8）．6から10まで，少なくとも 5 段階の反応であるが生成物の単離は (R,R)-8と10の 2 回だけである．こののち，モルホリン環の窒素原子上に3-オキソ-1,2,4-トリアゾール環を構築して合成が完了する．

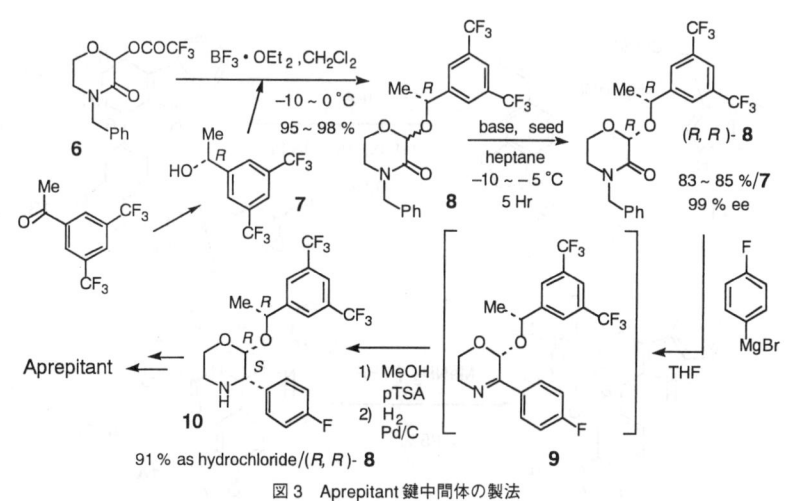

図3 Aprepitant 鍵中間体の製法

7.3 PDE₅ 受容体拮抗薬 Tadalafil（Cialis™）

男性機能不全（ED）改善薬として話題を呼んだ PDE₅ 受容体拮抗薬は 1998 年に Pfizer の sildenafil が上市されたのに続き，2003 年には vardenafil（Bayer）と taladafil（LillyICOS）が登場した．

これら 3 品目中，sildenafil と vardenafil の構造は良く似て，ともにアキラルであるが，tadalafil の構造はかなり異なり，2 個の不斉中心を持つ光学活性体である[14]．この化合物はもともと ICOS との共同研究のなかで Glaxo 社のフランスの研究所で高血圧など循環器系治療薬として発明され，ED としての薬効も見出していたが，Glaxo は 1997 年に開発を断念した．その後 ICOS が Lilly と協力して承認に漕ぎ着けた経緯がある．

Tadalafil の製法は基本的には Glaxo で発明されたルートに従うが[15]，D-トリプトファンのメチルエステルとピペロナールの Pictet-Spengler 反応によって生成するピペラジン誘導体13が容

易に異性化すること，さらに所望の (R,R)-体がIPAに難溶であることがLilly ICOSの研究者によって見いだされ，異性化晶析によって目的物を高収率で取得できる工業プロセスが完成した[14, 16]。図4に示すように11と12をIPA中で反応させ，生成する13 (cis/trans 6：4) を長時間還流下に加熱することにより異性化して (R,R)-体の結晶が92%の収率で得られる。原料メチルエステルの塩酸塩を使うことによりTFAの添加が不要となるなどの改良もあるが，溶媒の選択が画期的な改良をもたらした好例である。

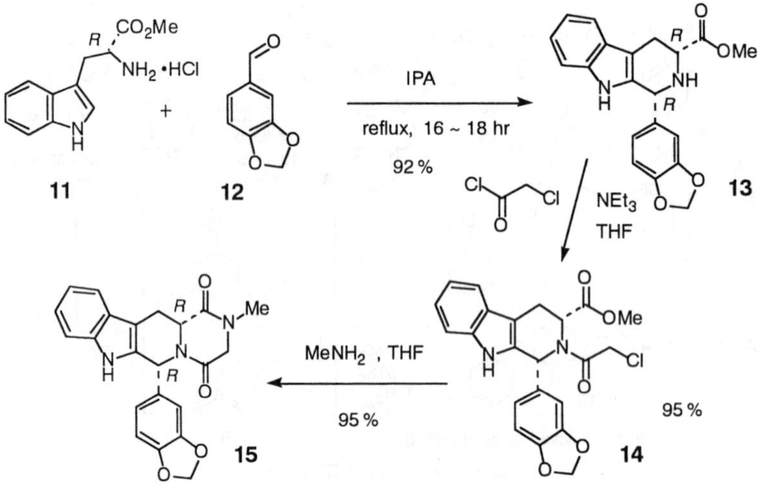

図4 Tadalafilの製法

8 おわりに

1990年代後半以降，ラセミ体から光学活性体への転換が着実に進み，今日ではキラルな医薬品は光学活性体として開発，上市することが当然となった。

新薬の分子構造は顕著に複雑化し，不斉中心の数，分子量ともに大きい化合物が増加しているが，各種の制約からこれ以上複雑化，巨大化が進むとは思われない。

光学活性体を製造する技術は今のところ従来のキラルプール法と光学分割法が主力となっているが徐々に変化が見えている。遷移金属錯体触媒を用いる不斉合成法および酵素，微生物を用いる方法は光学活性中間体の製法として既に確固たる位置を占め，広義のキラルプールの製造に実用されている。これらの製法は技術の確立に時間がかかるため，新薬の開発段階では採用が容易

展望：光学活性医薬品──20年の歩み

でないが，市場性のあるキラルプールの製造，ジェネリック化が予想される大型商品の製法革新などに今後益々広く使われるものと考えられる。特に最近では不斉合成を工業化する際に障害となる問題点の解決を意図した新しい技術の開発も行われているので今後の発展に注目したい[17]。

複数の不斉中心をもつ化合物ではキラルプールなどの不斉を活かして分子内のジアステレオ選択的反応，あるいは異性化晶析などを利用して効率よく第2，第3の不斉を構築する技術の成功例が増えている（6.2.C参照）。これらの手法は標的分子の構造によって成否が決まるものであるが，一方では非常に地道で徹底した研究によって初めて実用化が可能となる技術でもある。

一方ではSMB法カラム分離設備の導入が海外では進んでいると言われ，開発期間が極めて短い上に，分離効率の優れたキラル・カラムが存在するときは高い生産性も期待されるので，今後製造段階でもキラル分離手法として多用される可能性がある。

最近20年間の光学活性合成医薬の動きを展望する機会を与えられながら十分な解析ができたとは思えないが，何らかの参考にしていただくことができれば幸いである。

文　　献

1) E. J. Ariens, *Eur. J. Clin. Pharmacol.*, **26**, 663-668(1984)
2) E. J. Ariens *et al., Biochem. Pharmacol.*, **37**, 9-18(1988)
3) J. S. Millership *et al., Chirality*, **5**, 573-6(1993)
4) *Annual Reports in Medicinal Chemistry*, Vol. 19(1984)-Vol. 37(2002), Academic Press; Vol. 38-39(2003-2004) Elsevier Inc.
5) 村上尚道，「世界の新薬 1991-2000」，シーエムシー出版，pp. 439(2002)；村上尚道，ファインケミカル，**32**,(7), 26；(8), 71；(10), 21；(13), 22；(15), 27；(17), 30；(19), 23；(21), 42 (2003); **33**,(8), 54；(10), 49；(11), 56；(12), 46(2004)
6) W. H. DeCamp, *Chirality*, **1**(1), 2-6(1989)
7) 長野哲雄ほか編，創薬化学，東京化学同人，p. 171-6(2004)
8) A. M. Rouhi, *Chem. & Eng. News*, Jun 14, 2004, p. 52
9) A. M. Rouhi, *Chem. & Eng. News*, May 5, 2003, p. 56
10) Oljan Repic, "Principles of Process Research and Chemical Development in the Pharmaceutical Industry", p. 87, John Wiley & Sons, Inc. (1998)
11) 新開一朗，「キラルテクノロジーの工業化」，中井　武，大橋武久監修，シーエムシー出版，p. 211(1998)
12) P. E. Maligres *et al., Tetrahedron Lett.*, **36**, 2195(1995)；*Ibid., Tetrahedron*, **52**, 3327 (1996)
13) Karel M. J. Brands *et al., J. Am. Chem. Soc.*, **125**, 2129-2135(2003)

14) Peter. J. Dunn, *Org. Process Res. Dev.*, **9**(1), 88-97(2005)
15) A. Daugan *et al.*, *J. Med. Chem.*, **46**(21), 4525-4532, 4533-4542(2003)
16) Mark W, Orme *et al.*, WO 2004/011 463(to Lilly ICOS); *CA* **140**, 146 170m.
17) 林雄二郎, 有機合成化学協会誌, **63**,(5), 464-477(2005)

《CMCテクニカルライブラリー》発行にあたって

弊社は、1961年創立以来、多くの技術レポートを発行してまいりました。これらの多くは、その時代の最先端情報を企業や研究機関などの法人に提供することを目的としたもので、価格も一般の理工書に比べて遙かに高価なものでした。

一方、ある時代に最先端であった技術も、実用化され、応用展開されるにあたって普及期、成熟期を迎えていきます。ところが、最先端の時代に一流の研究者によって書かれたレポートの内容は、時代を経ても当該技術を学ぶ技術書、理工書としていささかも遜色のないことを、多くの方々が指摘されています。

弊社では過去に発行した技術レポートを個人向けの廉価な普及版《CMCテクニカルライブラリー》として発行することとしました。このシリーズが、21世紀の科学技術の発展にいささかでも貢献できれば幸いです。

2000年12月

株式会社　シーエムシー出版

キラル医薬品・医薬中間体の研究・開発　(B0931)

2005年 7月29日　初　版　第1刷発行
2010年 7月23日　普及版　第1刷発行

監　修　大橋　武久　　　　　　　　　Printed in Japan
発行者　辻　　賢司
発行所　株式会社　シーエムシー出版
　　　　東京都千代田区内神田1-13-1　豊島屋ビル
　　　　電話 03 (3293) 2061
　　　　http://www.cmcbooks.co.jp

〔印刷　倉敷印刷株式会社〕　　　　　© T. Ohashi, 2010

定価はカバーに表示してあります。
落丁・乱丁本はお取替えいたします。

ISBN978-4-7813-0249-2 C3043 ¥4200E

本書の内容の一部あるいは全部を無断で複写（コピー）することは、法律で認められた場合を除き、著作者および出版社の権利の侵害になります。

CMCテクニカルライブラリーのご案内

ナノサイエンスが作る多孔性材料
監修／北川 進
ISBN978-4-7813-0189-1　　　　B915
A5判・249頁　本体3,400円＋税（〒380円）
初版2004年11月　普及版2010年3月

構成および内容：【基礎】製造方法（金属系多孔性材料／木質系多孔性材料 他）／吸着理論（計算機科学 他）【応用】化学機能材料への展開（炭化シリコン合成法／ポリマー合成への応用／光応答性メソポーラスシリカ／ゼオライトを用いた単層カーボンナノチューブの合成 他）／物性材料への展開／環境・エネルギー関連への展開
執筆者：中嶋英雄／大久保達也／小倉 賢 他27名

ゼオライト触媒の開発技術
監修／辰巳 敬／西村陽一
ISBN978-4-7813-0178-5　　　　B914
A5判・272頁　本体3,800円＋税（〒380円）
初版2004年10月　普及版2010年3月

構成および内容：【総論】【石油精製用ゼオライト触媒】流動接触分解／水素化分解／水素化精製／パラフィンの異性化【石油化学プロセス用】芳香族化合物のアルキル化／酸化反応【ファインケミカル合成用】ゼオライト系ピリジン塩基類合成触媒の開発【環境浄化用】NO_x選択接触還元／$Co-\beta$によるNO_x選択還元／自動車排ガス浄化【展望】
執筆者：窪田好浩／増田立男／岡崎 肇 他16名

膜を用いた水処理技術
監修／中尾真一／渡辺義公
ISBN978-4-7813-0177-8　　　　B913
A5判・284頁　本体4,000円＋税（〒380円）
初版2004年9月　普及版2010年3月

構成および内容：【総論】膜ろ過による水処理技術 他【技術】下水・廃水処理システム 他【応用】膜型浄水システム／用水・下水・排水処理システム（純水・超純水製造／ビル排水再利用システム／産業廃水処理システム／廃棄物最終処分場浸出水処理システム／膜分離活性汚泥法を用いた畜産廃水処理システム 他／海水淡水化施設 他
執筆者：伊藤雅喜／木村克輝／住田一郎 他21名

電子ペーパー開発の技術動向
監修／面谷 信
ISBN978-4-7813-0176-1　　　　B912
A5判・225頁　本体3,200円＋税（〒380円）
初版2004年7月　普及版2010年3月

構成および内容：【ヒューマンインターフェース】読みやすさと表示媒体の形態的特性／ディスプレイ作業と紙上作業の比較と分析【表示方式】表示方式の開発動向（異方性流体を用いた微粒子ディスプレイ／摩擦帯電型トナーディスプレイ／マイクロカプセル型電気泳動方式 他）／液晶とELの開発動向【応用展開】電子書籍普及のためには 他
執筆者：小清水実／眞島 修／高橋泰樹 他22名

ディスプレイ材料と機能性色素
監修／中澄博行
ISBN978-4-7813-0175-4　　　　B911
A5判・251頁　本体3,600円＋税（〒380円）
初版2004年9月　普及版2010年2月

構成および内容：液晶ディスプレイと機能性色素（課題／液晶プロジェクターの概要と技術課題／高精細LCD用カラーフィルター／ゲスト-ホスト型液晶用機能性色素／偏光フィルム用機能性色素／LCD用バックライトの発光材料 他／プラズマディスプレイと機能性色素／有機ELディスプレイと機能性色素／LEDと発光材料／FED 他
執筆者：小林駿介／鎌倉 弘／後藤泰行 他26名

難培養微生物の利用技術
監修／工藤俊章／大熊盛也
ISBN978-4-7813-0174-7　　　　B910
A5判・265頁　本体3,800円＋税（〒380円）
初版2004年7月　普及版2010年2月

構成および内容：【研究方法】海洋性VBNC微生物とその検出法／定量的PCR法を用いた難培養微生物のモニタリング 他【自然環境中の難培養微生物】有機性廃棄物の生分解処理と難培養微生物／ヒトの大腸内細菌叢の解析／昆虫の細胞内共生微生物／植物の内生窒素固定細菌 他【微生物資源としての難培養微生物】EST解析／系統保存化 他
執筆者：木暮一啓／上田賢志／別府輝彦 他36名

水性コーティング材料の設計と応用
監修／三代澤良明
ISBN978-4-7813-0173-0　　　　B909
A5判・406頁　本体5,600円＋税（〒380円）
初版2004年8月　普及版2010年2月

構成および内容：【総論】【樹脂設計】アクリル樹脂／エポキシ樹脂／環境対応型高耐久性フッ素樹脂および塗料／硬化方法【塗料設計】塗料の流動性／顔料分散／添加剤【応用】自動車用塗料／アルミ建材用電着塗料／家電用塗料／缶用塗料／水性塗装システムの構築 他【塗装】【排水処理技術】塗装ラインの排水処理
執筆者：石倉慎一／大西 清／和田秀一 他25名

コンビナトリアル・バイオエンジニアリング
監修／植田充美
ISBN978-4-7813-0172-3　　　　B908
A5判・351頁　本体5,000円＋税（〒380円）
初版2004年8月　普及版2010年2月

構成および内容：【研究成果】ファージディスプレイ／乳酸菌ディスプレイ／酵母ディスプレイ／無細胞合成系／人工遺伝子系【応用と展開】ライブラリー創製／アレイ系／細胞チップを用いた薬剤スクリーニング／植物小胞輸送工学による有用タンパク質生産／ゼブラフィッシュ系／蛋白質相互作用領域の迅速同定 他
執筆者：津本浩平／熊谷 泉／上田 宏 他45名

※ 書籍をご購入の際は、最寄りの書店にご注文いただくか、㈱シーエムシー出版のホームページ（http://www.cmcbooks.co.jp/）にてお申し込み下さい。

CMCテクニカルライブラリー のご案内

超臨界流体技術とナノテクノロジー開発
監修／阿尻雅文
ISBN978-4-7813-0163-1　　B906
A5判・300頁　本体4,200円＋税（〒380円）
初版2004年8月　普及版2010年1月

構成および内容：超臨界流体技術（特性／原理と動向）／ナノテクノロジーの動向／超臨界流体を利用したナノ微粒子創製／超臨界水熱合成／マイクロエマルションとナノマテリアル 他／ナノ構造制御／超臨界流体材料合成プロセスの設計（超臨界流体を利用した材料製造プロセスの数値シミュレーション 他）／索引

執筆者：猪股　宏／岩井芳夫／古屋　武 他42名

スピンエレクトロニクスの基礎と応用
監修／猪俣浩一郎
ISBN978-4-7813-0162-4　　B905
A5判・325頁　本体4,600円＋税（〒380円）
初版2004年7月　普及版2010年1月

構成および内容：【基礎】巨大磁気抵抗効果／スピン注入・蓄積効果／磁性半導体の光磁化と光操作／配列ドット格子と磁気物性 他【材料・デバイス】ハーフメタル薄膜とTMR／スピン注入による磁化反転／室温強磁性半導体／磁気抵抗スイッチ効果 他【応用】微細加工技術／Development of MRAM／スピンバルブトランジスタ／量子コンピュータ 他

執筆者：宮崎照宣／高橋三郎／前川禎通 他35名

光時代における透明性樹脂
監修／井手文雄
ISBN978-4-7813-0161-7　　B904
A5判・194頁　本体3,600円＋税（〒380円）
初版2004年6月　普及版2010年1月

構成および内容：【総論】透明性樹脂の動向と材料設計【材料と技術各論】ポリカーボネート／シクロオレフィンポリマー／非複屈折脂環式アクリル樹脂／全フッ素樹脂とPOFへの応用／透明ポリイミド／エポキシ樹脂／スチレン系ポリマー／ポリエチレンテレフタレート 他【用途展開と展望】光通信／光部品用接着剤／光ディスク 他

執筆者：岸本祐一郎／秋原　勲／橘本昌和 他12名

粘着製品の開発
—環境対応と高機能化—
監修／地畑健吉
ISBN978-4-7813-0160-0　　B903
A5判・246頁　本体3,400円＋税（〒380円）
初版2004年7月　普及版2010年1月

構成および内容：総論／材料開発の動向と環境対応（基材／粘着剤／剥離剤および剥離ライナー）／塗工技術／粘着製品の開発動向と環境対応（電気・電子関連用粘着製品／建築・建材関連用／医療関連用／表面保護用／粘着ラベルの環境対応／構造用接合テープ）／特許から見た粘着製品の開発動向／各国の粘着製品市場とその動向／法規制

執筆者：西川一哉／福田雅之／山本宣延 他16名

液晶ポリマーの開発技術
—高性能・高機能化—
監修／小出直之
ISBN978-4-7813-0157-0　　B902
A5判・286頁　本体4,000円＋税（〒380円）
初版2004年7月　普及版2009年12月

構成および内容：【発展】【高性能材料としての液晶ポリマー】樹脂成形材料／繊維／成形品【高機能性材料としての液晶ポリマー】電気・電子機能（フィルム／高熱伝導性材料）／光学素子（棒状高分子液晶／ハイブリッドフィルム）／光記録材料【トピックス】液晶エラストマー／液晶性有機半導体での電荷輸送／液晶性共役系高分子 他

執筆者：三原隆志／井上俊英／真壁芳樹 他15名

CO_2固定化・削減と有効利用
監修／湯川英明
ISBN978-4-7813-0156-3　　B901
A5判・233頁　本体3,400円＋税（〒380円）
初版2004年8月　普及版2009年12月

構成および内容：【直接的技術】CO_2隔離・固定化技術（地中貯留／海洋隔離／大規模緑化／地下微生物利用）／CO_2分離・分解技術／CO_2有効利用【CO_2排出削減関連技術】太陽光利用（宇宙空間利用発電／化学的水素製造／生物的水素製造）／バイオマス利用（超臨界流体利用技術／燃焼技術／エタノール生産／化学品・エネルギー生産 他）

執筆者：大隅多加志／村井重夫／富澤健一 他22名

フィールドエミッションディスプレイ
監修／齋藤弥八
ISBN978-4-7813-0155-6　　B900
A5判・218頁　本体3,000円＋税（〒380円）
初版2004年6月　普及版2009年12月

構成および内容：【FED研究開発の流れ】歴史／構造と動作【FED用冷陰極】金属マイクロエミッタ／カーボンナノチューブエミッタ／横型薄膜エミッタ／ナノ結晶シリコンエミッタ BSD／MIMエミッタ／転写モールド法によるエミッタアレイの作製【FED用蛍光体】電子線励起用蛍光体【イメージセンサ】高感度撮像デバイス／赤外線センサ

執筆者：金丸正剛／伊藤茂生／田中　満 他17名

バイオチップの技術と応用
監修／松永　是
ISBN978-4-7813-0154-9　　B899
A5判・255頁　本体3,800円＋税（〒380円）
初版2004年6月　普及版2009年12月

構成および内容：【総論】【要素技術】アレイ・チップ材料の開発／磁性ビーズを利用したバイオチップ／表面処理技術 他／検出技術開発／バイオチップの情報処理技術【応用・開発】DNAチップ／プロテインチップ／細胞チップ（発光微生物を用いた環境モニタリング／免疫診断用マイクロウェルアレイ細胞チップ／ラボオンチップ

執筆者：岡村好子／田中　剛／久本秀明 他52名

※ 書籍をご購入の際は、最寄りの書店にご注文いただくか、
㈱シーエムシー出版のホームページ（http://www.cmcbooks.co.jp/）にてお申し込み下さい。

CMCテクニカルライブラリーのご案内

水溶性高分子の基礎と応用技術
監修／野田公彦
ISBN978-4-7813-0153-2　　　B898
A5判・241頁　本体3,400円＋税（〒380円）
初版2004年5月　普及版2009年11月

構成および内容：【総論】概説【用途】化粧品・トイレタリー／繊維・染色加工／塗料・インキ／エレクトロニクス工業／土木・建築／用廃水処理【応用技術】ドラッグデリバリーシステム／水溶性フラーレン／クラスターデキストリン／極細繊維製造への応用／ポリマー電池・バッテリーへの高分子電解質の応用／海洋環境再生のための応用 他
執筆者：金田　勇／川副智行／堀江誠司 他21名

機能性不織布
―原料開発から産業利用まで―
監修／日向　明
ISBN978-4-7813-0140-2　　　B896
A5判・228頁　本体3,200円＋税（〒380円）
初版2004年5月　普及版2009年11月

構成および内容：【総論】原料の開発（繊維の太さ・形状・構造／ナノファイバー／耐熱性繊維 他）／製法（スチームジェット技術／エレクトロスピニング法 他）／製造機器の進展【応用】空調エアフィルタ／自動車関連／医療・衛生材料（貼付剤／マスク）／電気材料／新用途展開（光触媒空気清浄機／生分解性不織布）他
執筆者：松尾達樹／谷岡明彦／夏原豊和 他30名

RFタグの開発技術Ⅱ
監修／寺浦信之
ISBN978-4-7813-0139-6　　　B895
A5判・275頁　本体4,000円＋税（〒380円）
初版2004年5月　普及版2009年11月

構成および内容：【総論】市場展望／リサイクル／EDIとRFタグ／物流【標準化，法規制の現状と今後の展望】ISOの進捗状況 他【政府の今後の対応方針】ユビキタスネットワーク 他【各事業分野での実証試験及び適用検討】出版業界／食品流通／空港手荷物／医療分野 他【諸団体の活動】郵便事業への活用 他【チップ・実装】微細RFID 他
執筆者：藤浪　啓／藤本　淳／若泉和彦 他21名

有機電解合成の基礎と可能性
監修／淵上寿雄
ISBN978-4-7813-0138-9　　　B894
A5判・295頁　本体4,200円＋税（〒380円）
初版2004年4月　普及版2009年11月

構成および内容：【基礎】研究手法／有機電極反応論 他【工業的利用の可能性】生理活性天然物の電解合成／有機電解法による不斉合成／選択的電解フッ素化／金属錯体を用いる有機電解合成／電解重合／超臨界CO_2を用いる有機電解合成／イオン性液体中での有機電解反応／電極触媒を利用する有機電解合成／超音波照射下での有機電解反応
執筆者：跡部真人／田嶋稔樹／木瀬直樹 他

高分子ゲルの動向
―つくる・つかう・みる―
監修／柴山充弘／梶原莞爾
ISBN978-4-7813-0129-7　　　B892
A5判・342頁　本体4,800円＋税（〒380円）
初版2004年4月　普及版2009年10月

構成および内容：【第1編　つくる・つかう】環境応答（微粒子合成／キラルゲル 他）／力学・摩擦（ゲルダンピング材 他）／医用（生体分子応答性ゲル／DDS応用 他）／産業（高吸水性樹脂 他）／食品・日用品（化粧品 他）他【第2編　みる・つかう】小角X線散乱によるゲル構造解析／中性子散乱／液晶ゲル／熱測定・食品ゲル／NMR 他
執筆者：青島貞人／金岡鍾局／杉原伸治 他31名

静電気除電の装置と技術
監修／村田雄司
ISBN978-4-7813-0128-0　　　B891
A5判・210頁　本体3,000円＋税（〒380円）
初版2004年4月　普及版2009年10月

構成および内容：【基礎】自己放電式除電器／ブロワー式除電装置／光照射除電装置／大気圧グロー放電を用いた除電／除電効果の測定機器 他【応用】プラスチック・粉体の除電と問題点／軟X線除電装置の安全性／液晶パネル製造工程における除電技術／湿度環境改善による静電気障害の予防 他【付録】除電装置製品例一覧
執筆者：久本　光／水谷　豊／菅野　功 他13名

フードプロテオミクス
―食品酵素の応用利用技術―
監修／井上國世
ISBN978-4-7813-0127-3　　　B890
A5判・243頁　本体3,400円＋税（〒380円）
初版2004年3月　普及版2009年10月

構成および内容：食品酵素化学への期待／糖質関連酵素（麹菌グルコアミラーゼ／トレハロース生成酵素 他）／タンパク質・アミノ酸関連酵素（サーモライシン／システイン・ペプチダーゼ 他）／脂質関連酵素／酸化還元酵素（スーパーオキシドジスムターゼ／クルクミン還元酵素 他）／食品分析と食品加工（ポリフェノールバイオセンサー 他）
執筆者：新田康國／三宅英雄／秦　洋二 他29名

美容食品の効用と展望
監修／猪居　武
ISBN978-4-7813-0125-9　　　B888
A5判・279頁　本体4,000円＋税（〒380円）
初版2004年3月　普及版2009年9月

構成および内容：総論（市場 他）／美容要因とそのメカニズム（美白／美肌／ダイエット／抗ストレス／皮膚の老化／男性型脱毛）／効用と作用物質／ビタミン／アミノ酸・ペプチド・タンパク質／脂質／カロテノイド色素／植物性成分／微生物成分（乳酸菌、ビフィズス菌）／キノコ成分／無機成分／特許から見た企業別技術開発の動向／展望
執筆者：星野　拓／宮本　達／佐藤友里恵 他24名

※書籍をご購入の際は、最寄りの書店にご注文いただくか、㈱シーエムシー出版のホームページ（http://www.cmcbooks.co.jp/）にてお申し込み下さい。